AF462779

FLORE MÉDICALE

DÉCRITE

PAR MM. CHAUMETON, POIRET,
CHAMBERET

PEINTE

PAR Mme E. P......... ET PAR M. J. TURPIN

NOUVELLE PUBLICATION

32e LIVRAISON.

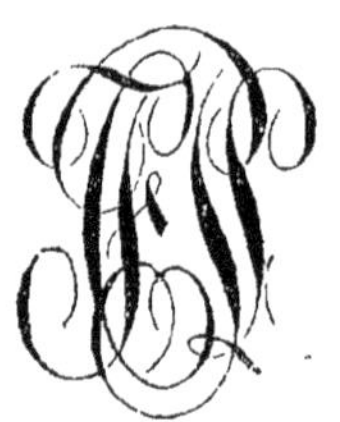

PARIS
IMPRIMERIE DE C. L. F. PANCKOUCKE
CHEVALIER DE L'ORDRE ROYAL DE LA LÉGION D'HONNEUR
RUE DES POITEVINS, N° 14

M DCCC XXX.

120. bis.

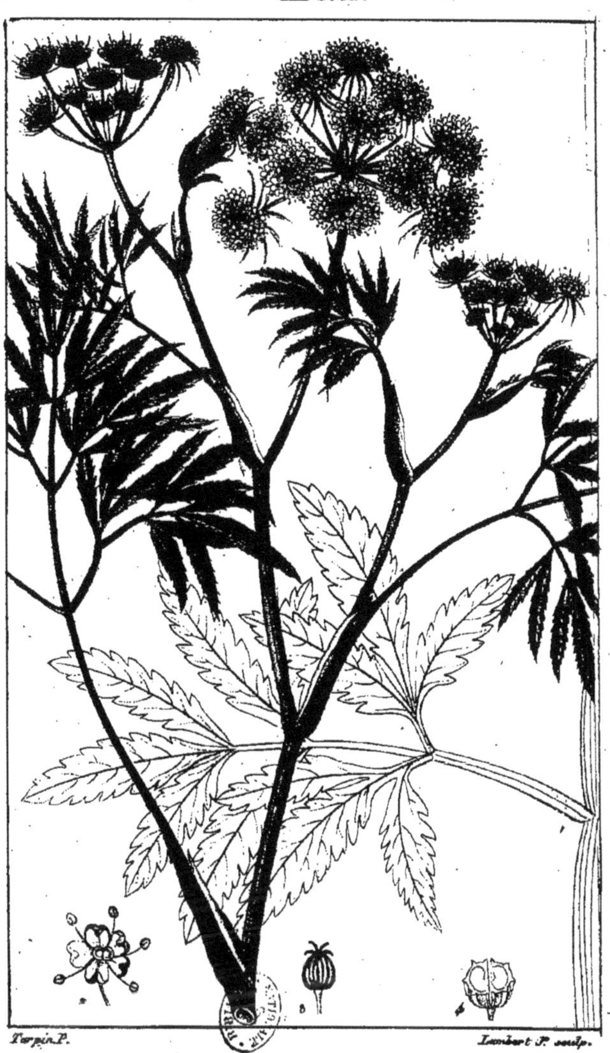

CIGUË AQUATIQUE.

a. Z. Z.

CIGUË AQUATIQUE.

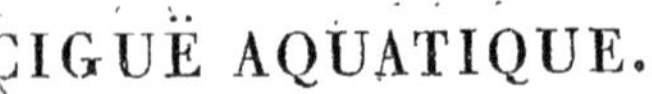

Latin	SIUM PALUSTRE ALTERUM FOLIIS SERRATIS; Tournefort, clas. 7, *ombellifères.* CICUTA VIROSA; *umbellis oppositifoliis, petiolis marginatis, obtusis;* Linné, clas. 5, *pentandrie digynie.* CICUTARIA AQUATICA; *foliis duplicato-pinnatis, foliolis serratis, involucellis umbellulâ longioribus;* Lamarck, *Encycl. méth.* Jussieu, clas. 12, ord. 2, *ombellifères.*
Italien	CICUTA AQUATICA.
Espagnol	CICUTA AQUATICA.
Français	CIGUE AQUATIQUE; CICUTAIRE AQUATIQUE, Lamarck; CIGUE VIRULENTE, Gilibert.
Anglais	WATER-HEMLOCK.
Allemand	WASSERSCHIERLING; WUETTERICH; WUETSCHERLING.
Hollandais	WATER-SCHEERLING.
Suédois	SPRANGORT.

Il a déjà été fait mention de cette plante à l'article de la *grande ciguë*, avec laquelle elle ne peut être confondue. Elle est tout aussi dangereuse. Ce sont sans doute ses qualités délétères qui lui ont fait improprement donner le nom de ciguë, et son habitation sur le bord des étangs et des fossés aquatiques, celui de *ciguë aquatique :* on applique aussi très-souvent la même dénomination au *phellandrium aquaticum*, L., autre plante très-vénéneuse, et qui croît dans les mêmes lieux.

Ses racines sont épaisses, remplies d'un suc jaunâtre, creuses en partie, garnies de fibres nombreuses.

Ses tiges assez fortes, droites, glabres, fistuleuses et rameuses, hautes de deux ou trois pieds.

Ses feuilles amples, alternes, pétiolées, deux et trois fois ailées, composées de folioles sessiles, lancéolées, vertes, glabres, longues d'environ un pouce, dentées en scie, un peu aiguës.

Les fleurs sont blanches, disposées en ombelles, lâches, presque régulières; point d'involucre universel, excepté quelquefois une seule foliole étroite.

Les involucres partiels, composés de plusieurs folioles étroites, plus longues que les ombellules; cinq pétales ovales, entiers, presque égaux, courbés au sommet; cinq étamines; deux styles.

Le fruit est un peu court, ovale, cannelé, composé de deux semences convexes en dehors, à cinq petites côtes très-entières, et non dentées ou tuberculeuses. (P.)

Toutes les parties de la ciguë aquatique répandent, surtout dans l'état frais, une odeur analogue à celle de l'ache, quoique plus piquante et plus nauséeuse. Sa saveur, selon Peyrilhe, n'est point désagréable comme celle de la grande ciguë, et se rapproche un peu de celle du persil. Sa racine plus âcre, plus vénéneuse que ses autres parties, contient une substance charnue, blanche, celluleuse, dont le goût se rapproche de celui du panais, avec lequel on l'a souvent confondue. Outre le suc âcre, jaunâtre que son écorce renferme, Wepfer a remarqué sur les blessures des grandes tiges de petites agglomérations d'une matière bleuâtre, transparente, visqueuse, qui est d'une légère âcreté.

D'après les expériences de Gadd, la ciguë aquatique fournit par la distillation un principe volatil narcotique d'une odeur très-désagréable, très-pénétrante, et un résidu à peu près inerte, qui n'a produit aucun accident chez un oiseau auquel il a été donné comme aliment. On a remarqué en outre qu'elle communique aux eaux stagnantes dans lesquelles elle végète, un liquide gras et huileux qui paraît fort vénéneux. Toutefois ces données font vivement désirer des recherches chimiques plus précises sur cette plante vireuse.

Gunner rapporte que la racine de cette ciguë est employée en Norwège à la nourriture des chèvres, et comme remède pour les cochons. Gmelin pensait qu'elle n'était point vénéneuse pour les chevaux, mais les expériences de Gadd sont contraires à cette opinion. Elle est du reste extrêmement délétère pour l'homme et pour la plupart des animaux. Trois bœufs ont péri en Suède après en avoir mangé; deux autres bœufs ont succombé en Finlande pour avoir bu seulement de l'eau chargée du liquide huileux qui émane de sa tige. Linné semble lui attribuer la grande mortalité qui eut lieu à Tornéo en Laponie, parmi les bestiaux. Wepfer a expérimenté qu'elle est extrêmement dangereuse pour les chiens. Ses feuilles, quoique beaucoup moins vireuses que sa racine fraîche, ont donné la mort à des oies; Boerhaave citait dans ses leçons l'histoire d'un jardinier qui éprouva des vertiges pour en avoir coupé en certaine quantité. Wepfer, Schenck, Riedlin, et plusieurs autres observateurs, ont rapporté des exemples d'empoisonnement par la racine de ciguë aquatique, soit chez des adultes, soit chez des enfans. La plupart des individus qui avaient accidentellement avalé de cette racine, ont succombé après avoir éprouvé les symptômes les plus graves, tels qu'éblouissemens, obscurcissement de la vue, vertiges, céphalalgie quelquefois aiguë et déchirante; démarche vacillante, agitation, anxiété précordiale, cardialgie, sécheresse de la gorge, soif ardente, éructations, vomissemens de matières verdâtres; serrement tétanique des mâchoires; respiration fréquente, entrecoupée; lipothymies, léthargie, froid des extrémités; délire furieux, convulsions; attaques d'épilepsie, particulièrement chez les enfans. Après la mort, on a généralement trouvé la surface intérieure de l'estomac et de l'intestin, rouge, enflammée, quelquefois même corrodée ou gangrénée dans les endroits qui étaient en contact avec quelques morceaux de racine. Chez quelques sujets, le foie, et surtout les poumons, offraient un état de phlogose ou une infiltration sanguine; le cœur était flasque, ses cavités remplies d'un sang noir et fluide; les vaisseaux du cerveau étaient gorgés de sang, et ses ventricules renfermaient un peu de sérosité. A l'extérieur la plupart des cadavres étaient dans l'état naturel; quelques-uns seulement offraient des taches livides, ou des espèces d'ecchymoses. Le vomissement, sollicité surtout par des moyens mécaniques et par l'ingestion d'une grande quantité d'eau tiède, dès les premiers momens et avant que l'inflammation de l'estomac se soit développée, ensuite les boissons acides et mucilagineuses, sont les principaux moyens à employer contre cet empoisonnement, qui du reste a la plus grande analogie avec celui que produit la belladone.

Depuis très-long-temps la ciguë aquatique est en usage comme topique dans le traitement de différentes maladies de la peau et du système nerveux. On l'appliquait jadis en cataplasmes sur les abcès qui se manifestent dans le *waren endémique de Westphalie*. Les habitans de la Sibérie guérissent, dit-on, les dartres syphilitiques, les névralgies sciatiques et les rhumatismes au moyen de frictions faites avec la racine de cette plante réduite en pulpe. Les mêmes moyens sont employés au Kamschatka dans le lumbago.

Quoique ces faits, et surtout les qualités délétères de la ciguë aquatique, doivent lui faire présumer des propriétés médicales très-actives, on manque de données positives sur sa manière d'agir comme médicament. Un malade auquel Bergius avait prescrit la décoction de cette ciguë pour un usage extérieur, en but quatre livres dans l'espace de deux heures sans en éprouver aucun effet. Une femme affectée de cancer a fait très-long-temps usage du suc épaissi de cette plante sans en éprouver ni bien ni mal. Toutefois, Murray redoute tellement ses qualités vireuses, qu'il n'a jamais osé l'administrer intérieurement. Linné, dont l'opinion est ici d'un grand poids, lui supposait plus d'énergie qu'au *conium maculatum*, plante avec laquelle elle a du reste une grande analogie d'action, et c'est par son conseil qu'elle a remplacé cette dernière dans la pharmacopée danoise.

Par les progrès de l'âge, et surtout par la dessiccation, la racine de cette ciguë perd son âcreté et même ses propriétés nuisibles, au point qu'en Finlande on la donne à manger aux bestiaux avec du sel.

Dans les pharmacies, comme dans la plupart des livres de matière médicale, la ciguë aquatique a été et se trouve encore souvent confondue avec la grande ciguë, *conium maculatum*, L., quelquefois même avec d'autres plantes telles que l'*æthusa cypianum*, et le *phellandrium aquaticum*, L. Sans cesse les auteurs de thérapeutique les prennent indistinctement l'une pour l'autre et appliquent à toutes ce qui ne convient qu'à l'une d'elles : cette mauvaise manière de procéder, une des principales causes de la divergence d'opinions et de la confusion qui règne depuis si long-temps dans l'histoire médicale de ces plantes redoutables, nous oblige à réunir ici la bibliographie des deux ciguës dont nous venons de parler.

WEPFER (JEAN-JACQUES), *Cicutæ aquaticæ historia et noxæ, commentario illustratæ;* in-4°. *Basileæ*, 1679. — *Id.*, 1716. — *Id., curâ Theodori Zwinger;* in-8°. fig. *Lugduni Batavorum*, 1733.

Cet ouvrage précieux contient, sous un titre modeste, le détail des expériences nombreuses et très-importantes faites sur des animaux vivans, ainsi que le résultat de l'autopsie cadavérique.

DRESIG (SIGISMOND-FRÉDÉRIC), *De cicutâ Atheniensium pœnâ publicâ, Diss. inaug. resp. Steger;* in-4°. *Lipsiæ*, 1734.

CIGUE AQUATIQUE.

STOERCK (Antoine), *Libellus quo demonstratur cicutam non solum usu interno tutissimè exhiberi, sed et simul remedium valdè utile in multis morbis qui huc usque curatu impossibiles dicebantur;* in-8°. *Vindobonæ*, 1760.

L'auteur publia l'année suivante un second Opuscule, ensuite un Supplément, destinés à confirmer de plus en plus les vertus merveilleuses de la ciguë dans les cas désespérés, et notamment dans les affections cancéreuses. Ces divers écrits ont été traduits en français et en allemand, célébrés par l'ignorance, la crédulité ou la flatterie. Mais l'expérience *raisonnée* a démenti les promesses fastueuses de l'illustrissime archiâtre; et le judicieux observateur Alibert a relégué pour jamais la ciguë parmi les substances rarement efficaces, et souvent très-nuisibles.

QUARIN (Joseph), *Tentamina de cicutâ;* in-8°. *Vindobonæ*, 1761.

ORTEGA (Casimir-Gomez), *De cicutâ commentarius;* in-8°. *Matriti*, 1761.

LEBER (Ferdinand), *Abhandlung von der Nutzbarkeit, etc.;* c'est-à-dire, Traité de l'utilité de la ciguë en chirurgie; in-8°. Vienne en Autriche, 1762.

HOFMANN (Christophe-Louis), *Vom Gebrauche des Schierlings;* c'est-à-dire, De l'usage de la ciguë; in-8°. Munster, 1762.

SALOMON (Joel), *De cicutæ agendi modo in corpus humanum, ejusque inde deductâ virtute medicâ, Diss.* in-4°. *Halæ*, 1763.

ERHART (Pr.-Jos.), *De cicutâ, Diss.* in-4°. *Argentorati*, 1763.

LANGE (Jean-Henri), *Dubia cicutæ vexata, Diss. inaug. resp. Mueller;* in-4°. *Helmstadii*, 1764.

L'auteur de cette Dissertation combat par des raisonnemens et par des faits les assertions hasardées de Stoerck et de ses nombreux partisans.

HAEN (Antoine de), *Epistola de cicutâ;* in-8°. *Viennæ Austriæ*, 1765.

Dans cette Lettre adressée au docteur Tralles de Breslau, de Haen prétend que les propriétés médicales de la ciguë sont inférieures à celles de l'eau tiède.

VIVENZI (J.), *De cicutâ commentarius;* in-8°. *Neapoli*, 1767.

HARTMANN (Pierre-Emmanuel), *Diss. quâ insignem cicutæ Stœrckianæ efficaciam medicam singulari quâdam observatione comprobat;* in-4°. *Trajecti ad Viadrum*, 1772.

SCHINDLER (Michel), *Observationes circà usum conii maculati et mali citrei in scorbuto aliisque morbis, Diss.* in-4°. *Ulmæ*, 1791.

EXPLICATION DE LA PLANCHE.

(La plante est de grandeur naturelle.)

1. Portion d'une feuille adulte.
2. Fleur entière grossie.
3. Fruit entier de grandeur naturelle.
4. Le même coupé horizontalement, grossi.

121.

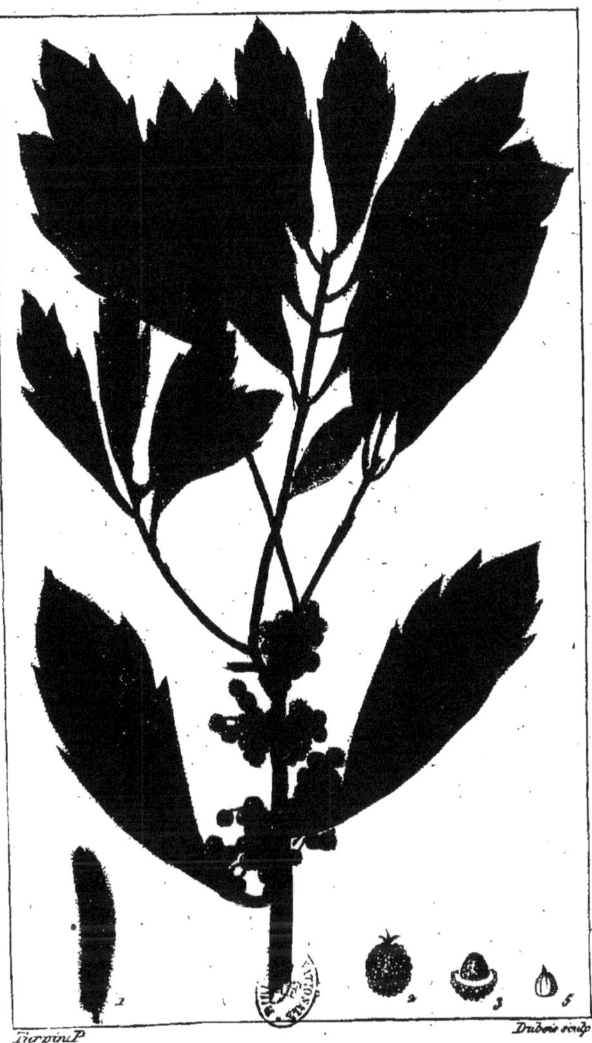

CIRIER.

a. ll.

CXXI.

CIRIER.

Latin..........	MYRICA CERIFERA; *foliis lanceolatis, subserratis, caule arborescente;* Linné, *diœcie tétrandrie.* Jussieu, clas. 15, ord. 4, *amentacées.*
Italien..........	ALBERO DELLA CERA.
Espagnol........	ARBOL DE LA CERA.
Français........	CIRIER.
Anglais.........	CANDLEBERRY MYRTLE.
Allemand........	KERZENBEERSTRAUCH.
Hollandais.......	KAARSBEZIEN-BOOM.
Suédois..........	WAXTRÆD.

La découverte de l'Amérique nous a procuré la connaissance de cet intéressant arbuste, dont les baies fournissent aux naturels de ce pays une sorte de cire végétale, jusqu'alors inconnue aux Européens. Les lieux humides et marécageux de la Caroline et de la Louisiane sont la patrie de cette plante aujourd'hui cultivée dans plusieurs jardins de l'Europe.

Le caractère essentiel du genre consiste dans des fleurs dioïques; les fleurs mâles sont réunies en chatons garnis d'écailles; une fleur pour chaque écaille; point de corolle; environ quatre étamines, les anthères à deux lobes : les fleurs femelles en chatons semblables aux fleurs mâles, sur des individus séparés; point d'étamines; deux styles; une baie renfermant une seule semence.

Cet arbrisseau est très-rameux, haut de six pieds, revêtu d'une écorce grisâtre; ses rameaux sont légèrement velus vers leur sommet.

Ses feuilles sont alternes, médiocrement pétiolées, longues de deux ou trois pouces, larges d'un demi-pouce et plus, lancéolées, aiguës, dentées en scie à leur moitié supérieure, entières et rétrécies à leur base.

Les fleurs disposées en chatons courts, axillaires, sessiles; leurs écailles lisses, mais non luisantes; quatre à cinq étamines sous chaque écaille dans les fleurs mâles; dans les femelles un ovaire ovale, supérieur, surmonté de deux styles filiformes et de deux stigmates aigus.

Les fruits consistent en de petites baies globuleuses, à peine de la grosseur d'un pois, uniloculaires, monospermes, couvertes d'une poudre blanche grenue, un peu onctueuse; réunies sur de petites grappes latérales et sessiles.

Le *myrica gale* que nous possédons en France, qui croît à Saint-Léger dans les environs de Paris et dans les contrées septentrionales de l'Europe, est du même genre que le cirier. Il ne fournit point de cire; mais ses fruits, de même que toutes les parties de la plante, sont un peu aromatiques. Ses feuilles sont grisâtres, lancéolées, persistantes, élargies et dentelées à leur partie supérieure. On a cru pendant quelque temps que cet arbrisseau était le véritable thé de la Chine. Aujourd'hui on est revenu de cette erreur. (P.)

Lorsqu'il fait chaud et quand on les froisse, toutes les parties du cirier répandent une odeur résineuse qui porte à la tête, mais qui n'a rien de dangereux, et qui est même agréable. Lorsqu'on les mâche, elles ont une saveur astringente, et, selon M. Tollard, elles contiennent du tannin.

Des propriétés physiques aussi manifestes doivent faire présumer avec quelque fondement que cet arbrisseau recèle des vertus dont la thérapeutique pourra peut-être quelque jour tirer parti. M. Thiébaut de Berneaud rapporte que la liqueur où ce végétal a bouilli, et d'où l'on a retiré la cire, coulée et évaporée en consistance d'extrait, arrête les dysenteries les plus opiniâtres. Cette proposition, extraite d'un mémoire de M. Alexandre, inséré parmi ceux de l'Académie des Sciences, mérite d'être confirmée par l'observation, et doit servir à donner l'éveil aux praticiens zélés et aux observateurs qui seront placés dans des circonstances favorables pour soumettre les différentes parties du cirier à une série d'expériences cliniques.

D'après l'analogie qui existe entre la cire que l'on retire de ce végétal et celle que fournissent les abeilles, il est probable qu'on pourrait l'employer aux mêmes usages pharmaceutiques et économiques. Il est permis de croire par conséquent qu'elle pourra servir à la préparation du cérat, et entrer avec avantage dans la composition des différentes espèces d'emplâtres dont cette dernière constitue un des principaux ingrédiens. Dans les pays où elle est commune, il serait économique de l'employer pour cirer les meubles et les parquets.

Déjà depuis long-temps on s'en sert à Charlestown et autres contrées d'Amérique, pour faire des bougies, qui répandent en brûlant une odeur agréable, mais auxquelles on reproche de donner une lumière triste, à cause de leur couleur verte. Si ce léger inconvénient ne tient pas à d'autres causes, il est très-facile d'y remédier, puisqu'il est reconnu que cette cire peut être parfaitement blanchie au moyen du chlore (acide muriatique oxigéné).

Pour retirer la cire végétale de la surface des graines du *myrica cerifera*, autour desquelles elle forme une sorte de pellicule grisâtre, mince, farineuse, les habitans de la Louisiane placent les fruits de cet arbuste sous une claie ou dans un sac de toile, au fond d'un vase rempli d'eau bouillante. La matière cireuse se fond par l'action de la chaleur, et vient gagner la surface du liquide d'où on la retire pour les usages auxquels on la destine. Une livre de graines donne environ deux onces de cire. On en trouve deux variétés dans le commerce : une jaune, l'autre verte. Fourcroy pense que celle-ci est obtenue la dernière et par une forte ébullition qui détache en même temps une partie de la matière extractive de la semence.

Il ne faut pas confondre cette *cire végétale* avec la *cire verte*, dont on fait un fréquent usage dans les arts, qui est quelquefois employée en chirurgie, et dans l'emploi de laquelle il est toujours essentiel, selon la remarque de Fourcroy, de se rappeler sa composition, à cause des accidens qu'elle peut produire : cire jaune, deux livres; poix résine, deux onces; térébenthine, six onces; vert-de-gris, trois onces.

Des botanistes et des agriculteurs, dit M. Tollard, attachant une idée fausse à l'effet que produisent les odeurs qui s'échappent des végétaux sur la salubrité de l'air, charmés par les émanations odorantes du cirier, proposèrent la plantation de cet arbre en Pensylvanie, dans les lieux marécageux où croupissent des eaux impures et d'où s'élèvent des gaz délétères, dans l'intention de les assainir. Ils oubliaient que les plantes odorantes aromatisent l'air, mais qu'elles ne le purifient qu'à la manière des plantes insipides; et, sous ce rapport, on ne peut accorder aucune préférence au cirier pour désinfecter les lieux marécageux. Mais, puisqu'il se plaît au bord des eaux, il ne doit pas en être exclus et peut y figurer utilement à côté des autres arbustes aquatiques.

Le *myrica gale*, végétal du même genre, vulgairement désigné sous le nom de *galé*, *myrte bâtard*, *piment royal*, a une odeur forte, aromatique, étourdissante, nidoreuse, qui paraît être la base des propriétés médicales très-actives dont Peyrilhe le croyait doué. On ne l'a cependant employé jusqu'à présent qu'à l'extérieur dans le traitement de la gale et contre les pous. On s'en sert pour teindre en jaune; on l'a quelquefois employé à la place du houblon dans la fabrication de la bière.

EXPLICATION DE LA PLANCHE.

(La plante est de grandeur naturelle.)

1. Chaton.
2. Fruit entier grossi.
3. Le même, dont on a enlevé une partie de la chair, afin de mettre à découvert le noyau.
4. Embryon isolé.

122.

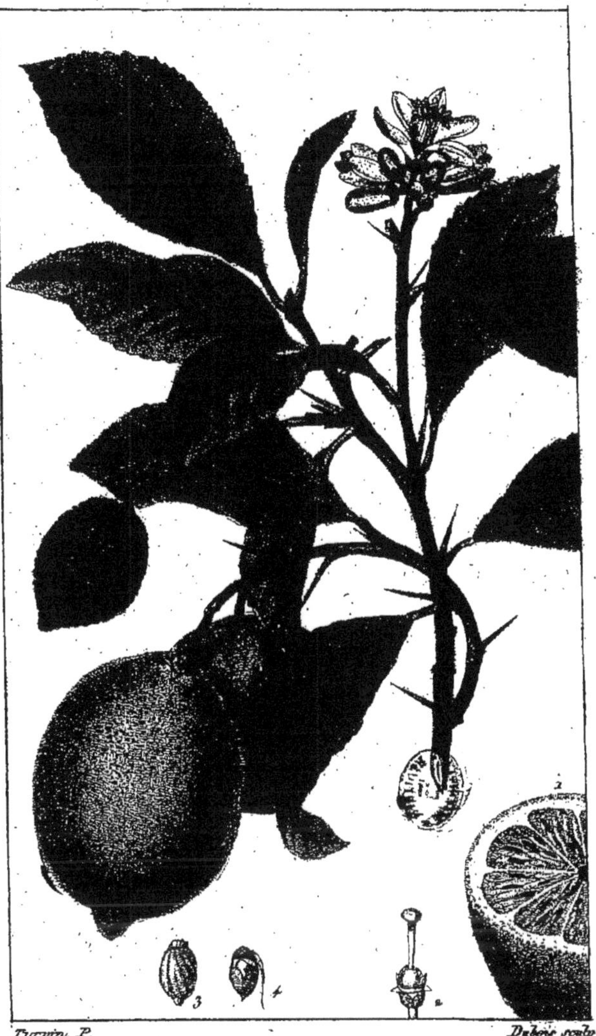

Turpin. P. Dubois sculp

CITRONNIER.

CXXII.

CITRONNIER.

Grec.	κιτρια ; μηλεα μηδικη, Théophraste.
Latin.	MALUS MEDICA ; Bauhin, Πιναξ, lib. 11, sect. 6. CITREUM VULGARE ; Tournefort, clas. 21, *arbres rosacés.* CITRUS MEDICA ; *petiolis linearibus ;* Linné, clas. 18, *polyadelphie icosandrie.* Jussieu, clas. 13, ord. 10, *orangers.*
Italien.	CEDERNO ; CEDRO.
Espagnol.	LIMON.
Français.	CITRONNIER.
Anglais.	CITRON-TREE.
Allemand.	ZITRONENBAUM.
Hollandais.	CITROENBOOM ; LIMOENBOOM.
Suédois.	CITRON.
Polonais.	CYTRYNA.

Les botanistes ont placé avec raison dans le même genre, comme espèces très-voisines, le citronnier et l'oranger, le premier n'étant distingué du second que par la forme de son fruit plus allongé, un peu ovale, terminé par une protubérance plus ou moins saillante, par une saveur différente, par ses feuilles plus aiguës et dont le pétiole est bien plus ailé : dans l'un et l'autre les fleurs offrent un calice à cinq divisions ; cinq pétales, environ vingt étamines, dont les filamens comprimés sont réunis à leur base en plusieurs faisceaux ; un ovaire supérieur, surmonté d'un style et d'un stygmate en tête ; une baie partagée dans sa longueur en plusieurs cloisons membraneuses, entourée d'une écorce épaisse, glanduleuse, contenant des pepins cartilagineux.

Le citronnier ne parvient dans nos jardins qu'à une hauteur médiocre : dans l'état sauvage son tronc s'élève quelquefois jusqu'à soixante pieds, et ses branches sont hérissées d'épines.

Les racines sont blanches en dedans, couvertes en dehors d'une écorce jaunâtre, fortes et ramifiées.

Son tronc est droit, revêtu d'une écorce d'un vert pâle ; son bois, blanc et dur : il se divise en rameaux nombreux, étalés, avec ou sans épines.

CITRONNIER.

Les feuilles alternes pétiolées, luisantes, coriaces, d'une belle couleur verte, ovales, lancéolées, aiguës, entières, ou un peu denticulées à leur contour : leur pétiole court, point ou presque point ailé.

Les fleurs sont blanches, odorantes, réunies en bouquets vers l'extrémité des rameaux; leur calice court, épais, à cinq dents obtuses; les pétales allongés, presque elliptiques; les filamens droits, en alène; les anthères allongées; le style épais, de la longueur des étamines; le stigmate globuleux.

Le fruit est une baie un peu allongée, recouverte d'une écorce épaisse, ridée, raboteuse, d'un jaune pâle, chargée de vésicules, d'où s'échappe une huile essentielle; elle est connue sous le nom de *zeste* de citron.

Le citronnier paraît être originaire de la Médie et de l'Assyrie, et a été connu des anciens : il est même à présumer que les fruits qu'ils nommaient *mala aurea* se rapportent plus au citronnier qu'à l'oranger, ce dernier n'ayant été découvert que dans des temps postérieurs. (*Voyez* ORANGER).

De nombreuses variétés ont été produites par la culture de cet arbre précieux. Les principales sont connues sous les noms de *limon*, de *bergamotte*, de *cedrat*, et se distinguent par leur forme, leur odeur, leur saveur, et quelquefois aussi par leur port et la figure des feuilles. (P.)

Le citron a une belle couleur jaune-pâle, une odeur suave et fragrante. La saveur de son écorce est chaude, aromatique, très-amère. Son suc est au contraire d'une acidité très-piquante et très-agréable. Ses semences, caractérisées par des propriétés physiques encore différentes, sont âcres, et d'une amertume qui a quelques rapports avec celle de l'acide prussique.

Les propriétés médicales des différentes parties de ce fruit acide ne varient pas moins que leurs propriétés physiques. L'écorce, par son amertume prononcée, et par l'huile essentielle que renferment les nombreux points saillans dont elle est extérieurement parsemée, est tonique, stomachique, carminative. On peut l'employer avec avantage dans l'atonie du canal intestinal et de l'estomac, pour faciliter la digestion, pour favoriser l'expulsion des vents. On s'en sert comme d'un excellent masticatoire dans la puanteur de l'haleine, dans le relâchement des gencives. Son infusion chaude peut être utile dans les affections catarrhales anciennes, dans les fleurs blanches et dans la chlorose, et constitue une boisson avantageuse dans les affections nerveuses, dans les fièvres muqueuses, dans la plupart des fièvres intermittentes, dans les fièvres putrides. Enfin, elle a été quelquefois administrée en infusion chaude, comme sudorifique, et en poudre, contre les vers.

L'acidité franche, agréable et très-prononcée du suc de citron, le rend en général préférable à tous les autres acides végétaux pour calmer la soif, et pour former, par son association avec l'eau, le sucre et autres substances, une boisson rafraîchissante, délayante, diurétique, etc., etc, qui est aussi agréable que salutaire à la plupart des malades. Nous ne pouvons qu'applaudir ici à l'usage presque universel qu'on en fait dans presque tous les besoins de la vie. Mais si son usage modéré donne de l'activité au système digestif et excite l'appétit, nous remarquerons avec l'illustre Fourcroy que son abus a l'inconvénient d'épuiser rapidement les forces de l'estomac et d'altérer les fonctions digestives.

Les fièvres aiguës ne sont pas les seules maladies dans lesquelles le suc de citron ait été employé avec succès. Il est d'une grande efficacité dans les cas d'empoisonnement par les narcotiques et par les substances âcres et vénéneuses, comme la ciguë, la pomme épineuse, etc. On l'oppose avec avantage aux embarras des premières voies de caractère bilieux; il fait disparaître les nausées, les dégoûts; des vomissemens bilieux ont souvent cédé à son usage; il a été administré avec succès contre l'ictère, contre les calculs biliaires et autres maladies du foie. Au rapport de Michaelis, il a quelquefois apaisé les coliques bilieuses. Whytt a vu des palpitations nerveuses, rebelles à tous les autres moyens, céder comme par enchantement à quelques cuillerées de ce suc. Fernel le met au rang des lithontriptiques; et quoique, selon nous, cette propriété soit plus que douteuse, on ne peut s'empêcher de lui reconnaître une action prononcée sur les reins, et la faculté d'augmenter la sécrétion de l'urine. Il peut également provoquer la sueur, lorsque le corps est soumis à une douce température. Mon ami, le docteur Albarracin, médecin de Grenade, a tiré parti de cette dernière propriété du suc de citron,

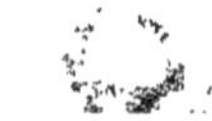

pour traiter, avec succès, la maladie vénérienne sous le ciel brûlant du midi de l'Espagne sans autre secours. Le suc de citron est surtout recommandable par ses bons effets dans le scorbut. On l'emploie avec un égal succès dans les fièvres ardentes, bilieuses, putrides, malignes, dans le typhus, dans la fièvre jaune et dans la peste du Levant. On lui a même abusivement attribué la vertu de prévenir la contagion de ces dernières maladies, et c'est dans cette vue que les Égyptiens, les Grecs et autres peuples méridionaux ont coutume, dans les temps d'épidémies, de porter sur eux un citron entouré de clous de gérofle, avec l'attention de le flairer souvent et de le mâcher de temps en temps. Le suc de citron peut être également utile en boisson dans les douleurs néphrétiques, et dans les inflammations de la plupart des organes de la tête et de l'abdomen. Mais, comme l'impression des acides excite ordinairement la toux, on doit s'en abstenir dans la pleurésie, la pneumonie et autres phlegmasies du poumon, de la glotte et de la trachée. Selon Fourcroy, on emploie encore le suc de citron, pour guérir les aphtes et les petits ulcères de l'intérieur de la bouche, des lèvres, du palais, des amygdales, lorsqu'il est nécessaire de borner les effets de l'éruption aphteuse.

La manière la plus ordinaire d'employer le suc de citron à l'intérieur est de l'étendre d'une certaine quantité d'eau et de l'adoucir avec le sucre. Cette préparation, que l'on connaît sous le nom de *limonade*, peut être faite de plusieurs manières différentes. La plus simple, et souvent la meilleure, consiste à exprimer un citron coupé par le milieu, dans l'eau, jusqu'à ce que celle-ci ait pris le degré d'acidité qu'on désire; on l'aromatise avec du sucre qu'on a frotté sur son écorce et qui s'est chargé de son huile volatile. En laissant tremper dans l'eau les tranches de citron muni de son écorce, on fait une limonade un peu amère, qui peut avoir quelquefois son avantage. On diminue la force et l'acidité de ce suc en le faisant bouillir dans l'eau pour préparer ce qu'on nomme une *limonade cuite*. Ces divers procédés sont à peu près indifférens dans la plupart des cas; cependant le premier est préférable dans les maladies inflammatoires, dans les affections bilieuses, aiguës et calculeuses; le second convient mieux chez les personnes qui ont l'estomac faible, qui digèrent mal,

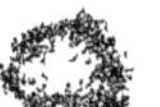

ainsi que dans les fièvres muqueuses, putrides, malignes, dans les affections nerveuses, etc.

Le suc de citron n'est pas d'un usage moins utile dans les différens besoins de la vie, que dans le traitement des maladies. C'est un assaisonnement des plus sains et des plus agréables de la plupart de nos alimens. Il entre comme condiment dans presque toutes les sauces et dans beaucoup de mets dont il relève le goût. En Grèce, en Italie, en Espagne et autres contrées méridionales, on l'associe constamment à toutes les viandes rôties, à tous les ragoûts, au poisson, au gibier dont il rend la saveur plus agréable. En l'associant en diverses proportions au sucre, au vin, à l'eau-de-vie, les limonadiers en préparent des limonades, du punch, des sorbets, des glaces, dont on fait une grande consommation dans les grandes villes. Les confiseurs le mêlent au sucre et en font des sirops, des conserves, divers genres de confitures, et des espèces de candis secs ou des tablettes acidules, propres à calmer la soif quand on les laisse fondre dans la bouche.

Dans l'art de la toilette, le suc de citron est employé à l'extérieur pour nettoyer la peau, et enlever les corps étrangers qui ternissent son éclat. Mais Fourcroy remarque avec raison que si l'on s'en sert pour faire disparaître les boutons du visage ou autres éruptions cutanées, on s'expose à tous les accidens qui résultent de l'action des répercussifs. Il n'est pas moins dangereux de s'en servir pour nettoyer les dents, puisqu'en dissolvant le phosphate calcaire de l'émail, il les ramollit, les corrode, les déchausse et finit par les faire tomber.

L'écorce de citron, soit fraîche, soit sèche, est employée sous le nom de *zeste* à une foule d'usages pharmaceutiques, soit en poudre, soit en infusion. On en prépare une teinture alcoolique qui, à la dose de quelques gouttes, est tonique et très-excitante, et qu'on administre comme telle, soit seule, avec du sucre, soit associée à des potions excitantes, à des juleps cordiaux, et qu'on fait souvent entrer dans des électuaires du même genre. On en fait aussi un sirop amer et aromatique, d'un usage très-commode.

L'huile volatile de l'écorce de citron, dont plusieurs villes d'Italie font un grand commerce, s'obtient soit par des moyens mécaniques, soit par la distillation. Dans le premier cas elle est plus aromatique,

123.

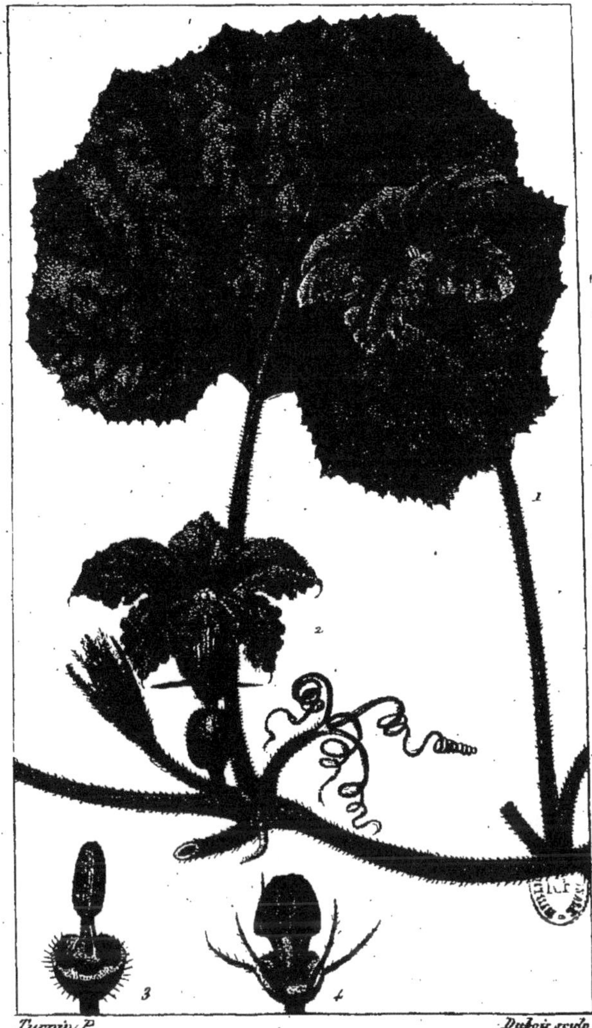

Turpin P. *Dubois sculp.*

CITROUILLE

a. l. l.

CXXIII.

CITROUILLE.

Grec.	σικυα.
Latin.	CUCURBITA MAJOR ROTUNDA; *flore luteo, folio aspero*; Bauhin, Πιναξ, lib. 8, sect. 4. Tournefort, clas. 1, *campaniformes*. CUCURBITA PEPO; *foliis lobatis, pomis lævibus*; Linné, clas. 21, *monœcie syngénésie*. Jussieu, clas. 15, ord. 2, *cucurbitacées*.
Italien.	ZUCCA.
Espagnol.	CALABAZA.
Français.	CITROUILLE.
Anglais.	CITRUL; GREATER ROUND GOURD; POMPION; PUMPKIN.
Allemand.	MANDELKUERBIS; PFEBENKUERBISS, Gmelin.
Hollandais.	POMPOEN.
Suédois.	POMPA.
Polonais.	DYNIA; BANIA.

Des fruits d'une grosseur monstrueuse, nourris par une simple plante herbacée et rampante, produits par des fleurs femelles que fécondent, par l'émission de leur pollen, des fleurs mâles nées sur des pédoncules séparés, mais sur le même individu, tels sont les phénomènes qu'offrent à notre admiration les citrouilles, les potirons, les pastèques, et plusieurs autres espèces appartenant au même genre, qui se distingue par des fleurs monoïques ou de deux sortes, les unes, mâles, composées d'un calice divisé à son limbe ou cinq découpures en alène, droites ou renversées; d'une corolle adhérente au calice campanulé, en cinq découpures, ovales, aiguës, un peu crépues; de trois étamines courtes, les filamens libres à leur base, réunis à leur sommet; les anthères rapprochées en un seul corps : les fleurs femelles sont semblables aux fleurs mâles, mais les filamens sont stériles, réunis en anneaux à leur base, pourvus d'un ovaire inférieur, surmonté d'un style court et de trois stigmates fourchus : une grosse baie charnue à trois ou cinq loges, non pulpeuse, renfermant des semences elliptiques, renflées à leurs bords, entières ou échancrées à leur sommet. C'est particulièrement par les semences entourées d'un bourrelet, et par les loges non pulpeuses, que les citrouilles se distinguent comme genre des concombres.

CITROUILLE.

Ses racines sont courtes, fibreuses, peu touffues.

Ses tiges rampent au loin sur la terre : elles sont sarmenteuses, hérissées, rameuses, garnies de vrilles.

Les feuilles sont fort amples, alternes, pétiolées, arrondies, un peu en cœur, dentées à leur contour, un peu anguleuses, presque pubescentes, douces au toucher.

Les fleurs sont axillaires, de couleur jaune un peu pâle, portées sur des pédoncules courts, durcis, renflés, striés à la maturité des fruits. La corolle se rétrécit à sa base en forme d'entonnoir; elle offre dans son centre une cavité recouverte en partie par la base des étamines; le limbe droit, divisé en cinq découpures veinées, ovales, aiguës, un peu crépues à leur contour.

Le fruit est ovale ou un peu arrondi, point comprimé à ses deux extrémités, comme celui du potiron, de couleur jaune panachée de vert; très-variable, par le mélange de ces deux couleurs, par sa grosseur et sa forme.

Cette espèce présente, ainsi que toutes les autres, des variétés à l'infini, très-difficiles à bien caractériser : les plus remarquables sont la *citrouille musquée* ou la *melonnée*, dont la chair est ferme, la saveur musquée, très-agréable; les *fausses oranges* et *fausses coloquintes* ont les fruits sphériques, d'une grosseur médiocre; leur chair est jaunâtre, un peu amère. Dans les *barbaresques*, les fruits sont plus gros, plus fermes, souvent bosselés à l'extérieur, d'un jaune panaché de vert; ils sont plus allongés dans les *giraumons*; aplatis à leur sommet, tuberculés, formant une sorte de couronne dans les *pastissons* ou *bonnets de prêtre*, *couronne impériale*, *artichaut d'Espagne*, etc. Mais il est une foule de variétés intermédiaires qui altèrent les caractères.

On distingue comme espèces appartenant au même genre, 1°. la *calebasse* ou *gourde des pélerins*, à feuilles molles, lanugineuses, à fleurs blanches, très-évasées; les fruits en forme de bouteille; ou très-allongés et en forme de trompette, dans la *courge trompette*; 2°. la *pastèque* distinguée par ses feuilles plus profondément découpées, par ses fruits, lisses, ovales ou orbiculaires : les pastèques dont la chair est fondante portent le nom de *melons d'eau*, les espèces offrent, comme la précédente, des variétés très-nombreuses. (P.)

123 *bis.*

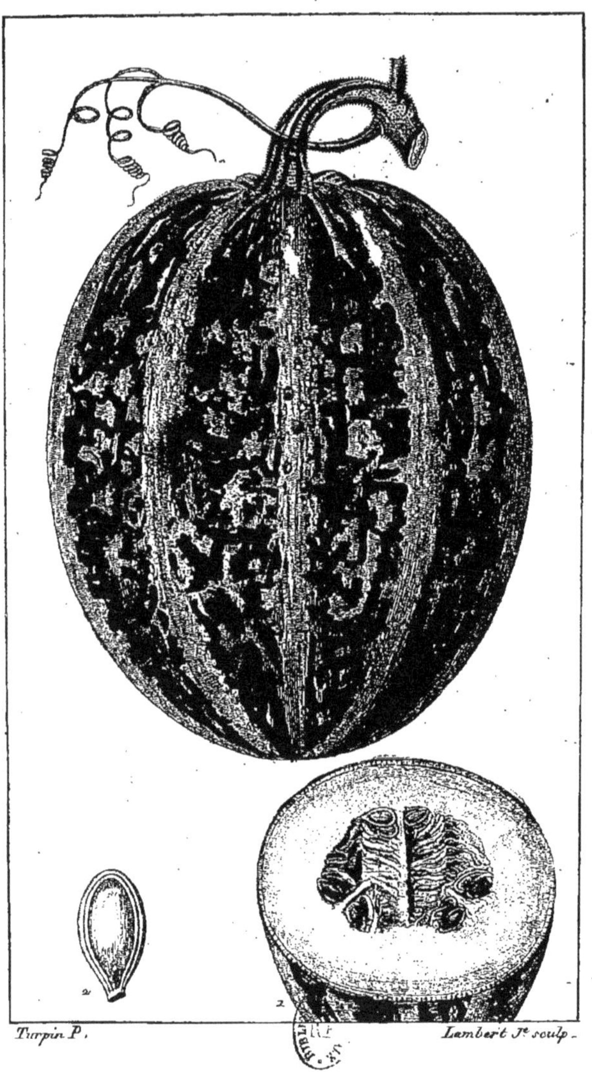

Turpin P. Lambert J^e sculp.

CITROUILLE.

CITROUILLE.

Le volumineux fruit de la citrouille renferme, sous une écorce dure, lisse et comme ligneuse, une chair jaunâtre, pulpeuse, ferme, remplie d'un suc insipide. Son odeur est fade, sa saveur fraîche, légèrement nauséabonde, désagréable pour quelques personnes, tandis que d'autres y trouvent un goût légèrement sucré.

Quoique Hippocrate ait reconnu une propriété réfrigérante et détersive dans la substance insipide de la citrouille, elle est beaucoup plus recommandable par ses qualités nutritives que par ses vertus médicamenteuses. Réduite en pulpe, on l'a quelquefois employée avec succès en épithèmes sur la tête pour calmer les céphalalgies; on s'en est également servi dans la brûlure, dans les douleurs des yeux; comme topique émollient et réfrigérant, on peut l'appliquer aux cataplasmes sur des phlegmons, sur certaines tumeurs douloureuses, et sur les parties enflammées dans tous les cas où il faut diminuer la chaleur et la tension locales; mais à l'intérieur on en fait rarement un usage médical.

Ses semences, placées au rang des quatre semences froides majeures à raison de l'eau et de l'huile douce qui entrent dans leur composition, sont regardées à juste titre comme calmantes, adoucissantes, rafraîchissantes, laxatives, et, comme telles, on en prépare des *émulsions* très-utiles dans les fièvres ardentes, dans les phlegmasies très-aiguës, et particulièrement dans la phrénésie, dans la néphrite, dans la gonorrhée intense, contre l'ischurie, les calculs des reins, et dans tous les cas où l'on a pour but d'opérer une médication atonique.

Leur dose est ordinairement d'une once pour une ou deux livres d'émulsion; on peut y ajouter de l'eau d'orge, y mêler du sucre, de l'eau de fleurs d'oranger. On y associe des sirops de différens genres, et l'opium même, pour les rendre plus calmantes.

Les parfumeurs préparent, avec les semences de cette cucurbitacée, des pâtes qui ont une grande réputation dans l'art de la toilette, pour amollir, adoucir la peau et enlever les taches cutanées. L'huile douce qu'on en retire est employée à différens usages cosmétiques; on s'en sert aussi pour brûler.

La citrouille, lorsqu'elle est cuite, fournit un aliment aqueux, doux, rafraîchissant, dont on fait un grand usage dans certaines contrées. Elle convient aux jeunes gens, aux tempéramens sanguins et bilieux ; mais on lui reproche avec raison d'être flatulente ; sous ce rapport, elle est peu propre aux estomacs faibles et aux personnes qui mènent une vie sédentaire. On la mêle avec le lait, le beurre, le sucre, la fécule ; on en fait d'excellentes soupes, des beignets et un grand nombre de mets agréables et délicats que l'art culinaire peut varier à l'infini. On peut, selon Scopoli, en la mêlant avec de la farine de froment, en faire du pain. Coupée par morceaux et desséchée au four, on s'en sert dans quelques cuisines pour donner au bouillon la couleur brun-doré que quelques personnes recherchent.

Dans les pays où la citrouille est commune, on s'en sert avec avantage pour engraisser les cochons. Les vaches et plusieurs autres animaux domestiques s'en trouvent bien, et l'économie rurale pourrait ainsi en tirer parti sous ce rapport.

EXPLICATIONS.

PLANCHE 123.

(La plante est réduite au quart de sa grandeur naturelle.)

1. Fleur mâle.
2. Fleur femelle.
3. Fleur mâle, dont on a coupé circulairement le calice et la corolle, afin de faire voir les étamines réunies.
4. Pistil d'une fleur femelle.

PLANCHE 123 *bis*.

(Ce fruit est réduit au tiers de grandeur naturelle.)

1. Coupe horizontale dans laquelle on distingue une seule loge, trois placentas pariétaux, portant chacun deux séries de graines.
2. Graine ou pépin de grandeur naturelle.

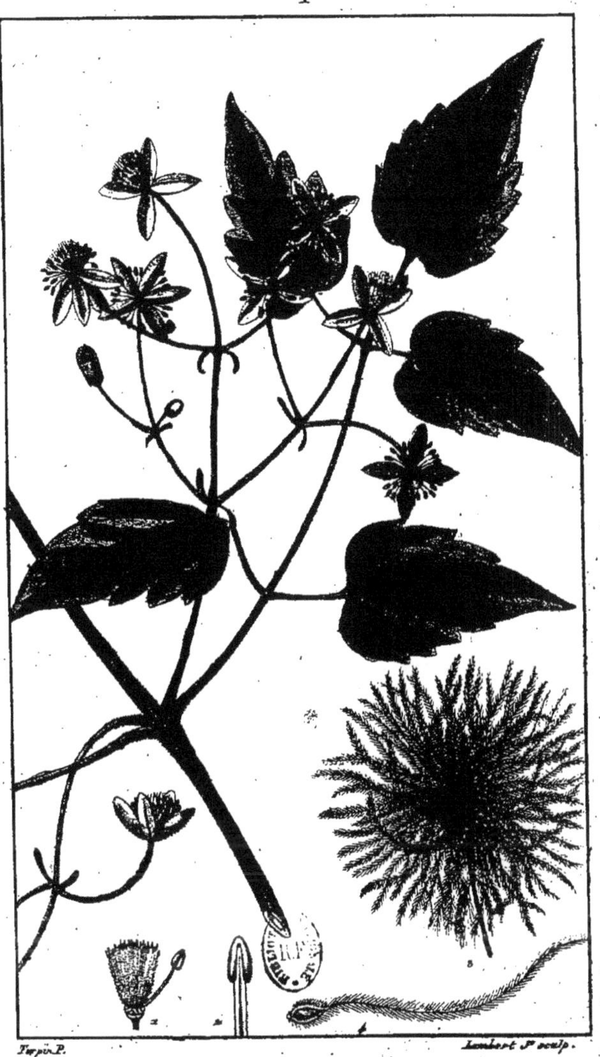

CLEMATITE.

a.l.l.

CXXIV.

CLÉMATITE.

Grec.	κληματιτις[1].
Latin.	CLEMATITIS SYLVESTRIS LATIFOLIA ; Bauhin, Πιναξ, lib. 8, sect. 2. Tournefort, clas. 6, *rosacées*. CLEMATIS VITALBA ; *foliis pinnatis, foliolis cordatis, scandentibus ;* Linné, clas. 13, *polyandrie polygynie ;* Jussieu, clas. 13, ord. 1, *renonculacées.*
Italien.	CLEMATIDE ; CLEMATITE.
Espagnol.	CLEMATITE ; MUERMERA.
Français.	CLÉMATITE ; HERBE AUX GUEUX.
Anglais.	TRAVELLER'S JOY ; VIRGIN'S BOWER ; WILD CLIMBER.
Allemand.	WALDREBE.
Hollandais.	LYNEN.

LORSQUE, vers le milieu de l'été, nous dirigeons nos pas le long des haies, vers les décombres et les vieux murs, souvent une odeur douce et suave vient flatter agréablement notre odorat : elle est produite par les fleurs de la clématite, arbrisseau grimpant dont les tiges sarmenteuses s'entrelaçant avec les plantes qui les avoisinent[2], s'étendent en longs festons, retombent en guirlandes, ou forment des touffes épaisses de verdure et de fleurs.

Les rameaux sont nombreux, rudes, anguleux, quelquefois longs de six pieds.

Les feuilles, très-variables dans leur forme, sont opposées, pétiolées, toutes ailées, composées ordinairement de cinq folioles pédicellées, presque ovales, en cœur, aiguës à leur sommet, vertes, glabres à leurs

[1] Je présume avec Bauhin que la κληματιτις de Dioscorides est effectivement notre clématite. Sprengel n'est pas de cet avis ; il pense que la κληματιτις désigne la *clematis viticella*, L., tandis que la *clematis vitalba* se rapporte au δαφνοειδες du naturaliste grec.

[2] La clématite a reçu cette dénomination, parce que, comme les rameaux sarmenteux de la vigne (κληματα), elle grimpe et s'entortille autour des corps voisins.

ulcères sordides, etc., etc. Mais en accordant aux assertions de cet auteur la confiance qu'elles méritent, il faut convenir que les propriétés médicales de cette plante ont besoin d'être constatées par de nouvelles expériences cliniques.

FLOREMBENI (Pamphile), *Epistola ad Mathiolum de Dioscoridis altera clematide.* Parmi les *Epistolæ medicinales Mathioli;* in-fol. Prague, 1561.

STOERCK (Antoine), *Libellus quo demonstratur herbam veteribus dictam flammulam Jovis posse tuto et magnâ cum utilitate exhiberi ægrotantibus;* in-8°. fig. *Vindobonæ*, 1769.

Stoerck assure que la dessiccation enlève à la plante (*clematis recta*, L.) une grande partie de son âcreté, et que, dans cet état, administrée extérieurement et à l'intérieur, elle offre un remède très-puissant contre les tumeurs squirrheuses, les ulcères les plus sordides, et même carcinomateux, le cancer des mamelles, etc. Mais on sait à quoi s'en tenir sur les assertions, parfois mensongères, de l'archiâtre autrichien et de ses prôneurs.

MUELLER (Jean-Abraham), *De clematide vitalbâ Linnei, ejusque usu medico, Diss.* in-4°. *Erlangæ*, 1786.

EXPLICATION DE LA PLANCHE.

(La plante est de grandeur naturelle.)

1. Pistils à la base desquels on a laissé une étamine.
2. Étamine grossie.
3. Fruits réunis en tête.
4. Fruit isolé.

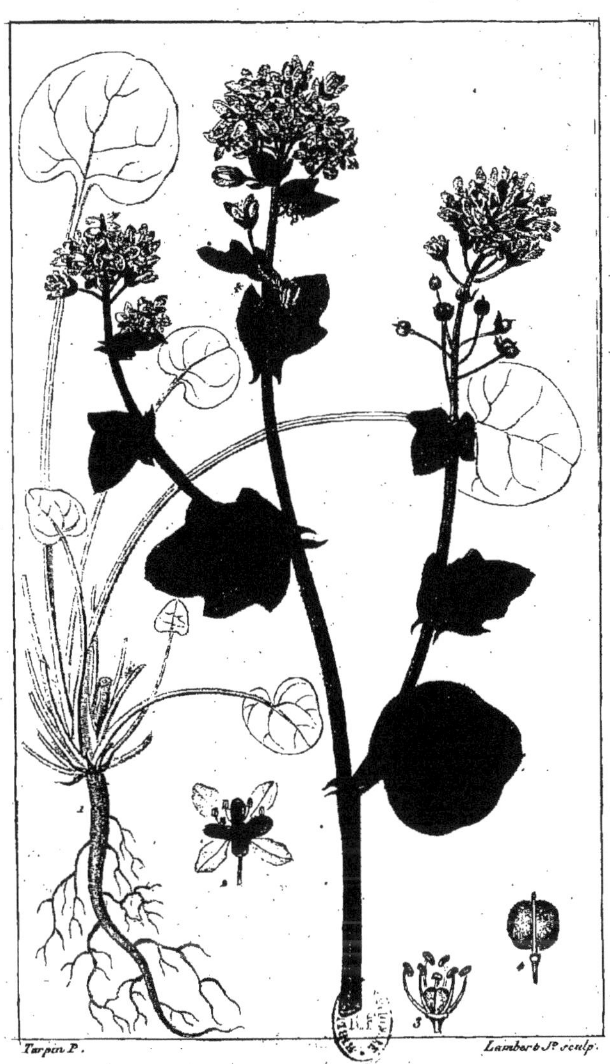

COCHLÉARIA.

CXXV.

COCHLÉARIA.

Latin	COCHLEARIA FOLIO SUBROTUNDO; Bauhin, Πιναξ, lib. 3, sect. 2. Tournefort, clas. 5, *cruciformes*. COCHLEARIA OFFICINALIS; *foliis radicalibus cordato-subrotundis, caulinis oblongis, subsinuatis;* Linné, clas. 15, *tétradynamie siliculeuse*. Jussieu, clas. 13, ord. 3, *crucifères*.
Italien	COCLEARIA.
Espagnol	COCHLEARIA.
Français	COCHLÉARIA; HERBE AUX CUILLERS.
Anglais	SCURVY-GRASS; SCRUBY-GRASS.
Allemand	LOEFFELKRAUT; LOEFFELKRESSE; LOEFFELBLATT.
Hollandais	LEPEL-KRUID; LEPEL-BLAD.

Née dans la fange des marais ou sur les bords de la mer, cette plante, dépourvue des agrémens extérieurs qui fixent les regards, eût été à peine remarquée sans les qualités précieuses qui la font rechercher pour les maladies scorbutiques. Il ne paraît pas qu'elle ait été connue des anciens. Dodonée est le premier qui en ait traité avec quelques détails. Elle appartient à la famille des crucifères. Un calice composé de quatre folioles concaves; quatre pétales ouverts en croix; six étamines, dont deux plus courtes; un style court; de petites siliques globuleuses, presque entières au sommet, à deux valves épaisses, obtuses, relevées en bosse, à deux loges renfermant une ou deux semences : tel est le caractère essentiel de ce genre.

Les racines sont allongées, blanchâtres, un peu épaisses, garnies de fibres nombreuses, capillaires.

Ses tiges faibles, un peu anguleuses, couchées à leur partie inférieure, plus ou moins redressées.

Les feuilles de forme variable; les radicales longuement pétiolées, nombreuses, arrondies, épaisses, succulentes, un peu concaves; celles de la tige très-médiocrement pétiolées, plus petites, un peu anguleuses; les supérieures sessiles, amplexicaules, ovales, un peu aiguës, pourvues à chacun de leurs bords d'une dent aiguë.

COCHLÉARIA.

Ses fleurs sont blanches, petites, réunies en bouquets plus ou moins touffus à l'extrémité des rameaux; leur calice est glabre, à quatre folioles caduques, la corolle presque une fois plus grande que le calice; un ovaire ovale, surmonté d'un style court, persistant.

Son fruit est une petite silique courte, assez grosse, un peu globuleuse, ordinairement entière à son sommet.

Le genre cochléaria renferme une autre espèce également employée en médecine, connue sous le nom de *grand raifort* ou *raifort sauvage* (*cochlearia armoracia*, Lin.). Il se distingue par ses grosses racines, par ses grandes feuilles radicales très-longues, droites, crénelées; celles de la tige incisées, pinnatifides. Il croît sur les bords des ruisseaux. (P.)

Le cochléaria présente une odeur forte et piquante qui suffit quelquefois pour exciter l'éternuement et l'écoulement des larmes. Sa saveur est chaude, amère, irritante et âcre. Il renferme une huile volatile d'une odeur pénétrante, qui frappe vivement l'odorat et agit avec énergie sur le système nerveux. Il contient aussi une certaine quantité de soufre et d'azote, principes qui établissent une sorte d'analogie entre les plantes crucifères et les matières animales, à l'exemple desquelles le cochléaria se putréfie promptement en répandant de l'ammoniaque et une puanteur extrême.

Plusieurs observateurs rapportent qu'à la suite de différens voyages de long cours, des marins en proie aux affections scorbutiques les plus graves ont été guéris aussitôt après leur débarquement sur des plages fertiles en cochléaria par le seul usage de cette plante. On doit attribuer sans doute une partie de ces succès à la pureté de l'air, aux alimens frais, à l'eau salubre, aux exercices du corps, et autres conditions favorables, sous l'heureuse influence desquelles ces malades se sont trouvés placés après leur débarquement. Toutefois le cochléaria tient à juste titre un des premiers rangs parmi les antiscorbutiques. La nature semble se complaire à le multiplier dans les contrées où le scorbut est le plus fréquent et porté au plus haut point d'intensité, comme dans les îles de la mer du Sud et sur les plages du Groënland. Cette plante salutaire n'agit pas seulement avec une grande efficacité contre la plupart des affections scorbutiques : tous les médecins s'accordent à la regarder comme stimulante, tonique, apéritive, incisive, diurétique, etc. On l'emploie journellement avec plus ou moins de succès dans les engorgemens atoniques des viscères abdominaux, dans les hydropisies avec relâchement, contre l'hypochondrie, la paralysie, les scrofules et la leucorrhée; Desbois de Rochefort prétend même l'avoir vue réussir dans les calculs urinaires. Son usage a été souvent suivi de succès dans les affections chroniques de l'estomac et du poumon accompagnées d'atonie. Moi-même j'ai eu occasion de constater son efficacité chez une femme âgée et leucophlegmatique, contre un catarrhe pulmonaire chronique qui avait résisté pendant près d'un an à tous les autres moyens. On peut en retirer de grands avantages dans l'œdème et la cachexie, à la suite des fièvres muqueuses et des fièvres intermittentes. Comme emménagogue, on peut l'administrer avec confiance aux femmes dont la peau est flasque et décolorée, et chez lesquelles l'aménorrhée est le résultat d'une faiblesse, soit générale, soit locale. Son esprit ardent est souvent employé dans le traitement du rhumatisme chronique, et de diverses maladies de la peau. Comme topique, on s'en sert contre les ulcères atoniques de cet organe et contre les aphtes. Enfin, ses feuilles sont fréquemment en usage comme masticatoire pour remédier au gonflement des gencives chez les scorbutiques. A raison de ses qualités vivement stimulantes, le cochléaria ne convient cependant point, en général, aux personnes qui sont sujettes aux rougeurs du visage, aux palpitations, aux superpurgations, aux douleurs de tête; ni à ceux dont les organes pulmonaires sont doués d'une grande sensibilité, ou qui sont sujets à la toux et à l'hémoptysie. Dans tous ces cas, il est nécessaire de s'en abstenir, à moins qu'on ne mitige son action en l'unissant au lait, au petit-lait, au bouillon de veau, de poulet, ou autre moyen propre à adoucir l'âcreté de ses principes volatils. Très-souvent aussi dans le scorbut, il est utile de l'associer aux acides végétaux. C'est ainsi que Sydenham l'administrait fréquemment avec le suc d'orange et de citron, et qu'au Groënland on l'associe ordinairement à l'oseille.

Les feuilles sont les seules parties du cochléaria dont on fasse usage en médecine : mais il faut qu'elles soient fraîches et récemment cueillies. Nonobstant l'assertion contraire de quelques auteurs, les semences de cette plante crucifère jouissent de la vertu antiscorbutique à un trop faible degré, pour qu'on puisse y avoir recours.

On fait mâcher les feuilles de cochléaria pour nettoyer les dents et pour fortifier les gencives. On en exprime un suc que l'on prescrit clarifié, depuis trente-deux grammes (une once), jusqu'à vingt-cinq décagrammes (huit onces) par jour, même au delà, et qui entre dans la composition de différens élixirs odontalgiques. L'eau distillée de ces mêmes feuilles fait partie de plusieurs topiques et autres préparations pharmaceutiques excitantes. L'*esprit ardent* qu'on en retire s'obtient par la distillation des feuilles de cette crucifère, avec la racine de raifort sauvage sur l'alcool : mais son extrême âcreté ne permet de l'employer qu'à très-petite dose. Cette même plante est la base du sirop antiscorbutique fréquemment en usage dans les maladies des enfans, depuis une once jusqu'à quatre onces par jour. On peut en faire des infusions dans l'eau, dans le lait, le petit-lait, dans l'huile, le vinaigre, dans le vin, dans la bière et dans l'alcool, et en préparer ainsi diverses boissons plus ou moins utiles selon les circonstances où l'on se trouve. Enfin on fait entrer la plante qui nous occupe avec l'oseille, l'orge et autres substances diverses dans les bouillons de viande dont on fait usage dans certaines contrées où le scorbut est comme endémique. Il ne faut pas perdre de vue que les principes du cochléaria étant très-volatils, cette plante perd toutes ses vertus par l'ébullition.

Dans plusieurs pays on mange le cochléaria en salade. En Islande on en prépare différens mets avec le lait, le petit-lait, le beurre, etc.; et on le conserve en le disposant par couches avec diverses substances aromatiques, du sel, etc., pour s'en servir comme condiment.

MOELLENBROCK (valentin-andré), *Cochlearia curiosa cum figuris et indice locupletissimo, quo libro agitur de cochleariæ nomine, descriptione, differentiis, ejus loco natali, et tempore, qualitatibus et virtutibus, de præparatis ex eâ in genere et in specie*, etc.; in-8°. *Lipsiæ*, 1674; *Ibid.* 1746, traduit en anglais par Thomas Shirley, in-8°. Londres, 1677.

Une fastidieuse prolixité, la détermination peu exacte des différentes espèces de cochléaria, et une polypharmacie indigeste caractérisent cet ouvrage.

EXPLICATION DE LA PLANCHE.

(La plante est de grandeur naturelle.)

1. Racine et feuilles radicales au trait.
2. Fleur entière grossie.
3. Pistil et étamines.
4. Fruit ou silicule sphérique.

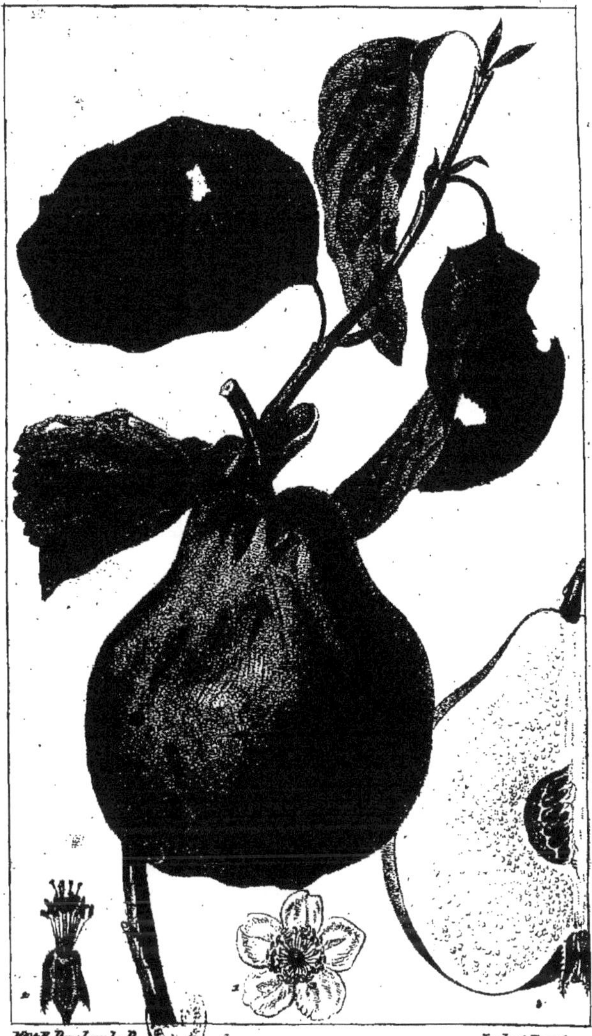

COIGNASSIER.

a.Z.Z.

CXXVI.

COIGNASSIER.

Grec. . . . . κυδώνιος; χρυσομηλεα.

Latin. . . . .
- MALUS COTONEA SYLVESTRIS; Bauhin, Πιναξ, lib. 11, sect. 6.
- CYDONIA VULGARIS; Tournefort. clas. 21, *arbres rosacés.*
- PYRUS CYDONIA; *foliis integerrimis, floribus solitariis;* Linné, clas. 12, *icosandrie pentagynie.*
- CYDONIA; Jussieu, clas. 14, ord. 10, *rosacées.*

Italien. . . . . COTOGNO.

Espagnol. . . . . MEMBRILLO; MEMBRILLERO.

Français. . . . . COIGNASSIER; COGNASSIER.

Anglais. . . . . QUINCE-TREE.

Allemand. . . . . QUITTENBAUM.

Hollandais. . . . . . . QUEEPEEREN-BOOM; QWEEPEEREN-BOOM.

Polonais. . . . . PIGWA.

Le coignassier, connu depuis long-temps, aujourd'hui naturalisé en Europe, et que l'on trouve dans son état sauvage dans nos départemens méridionaux, est originaire de l'île de Crète. D'après le témoignage de Pline, il était très-commun dans les environs de l'ancienne ville de Cydon, dont il porte le nom. Tournefort en avait fait un genre particulier que les agriculteurs ont conservé, et que Linné a réuni à son genre *pyrus*. En effet, le coignassier ne diffère du poirier que par ses fruits, revêtus d'un léger duvet et très-odorans.

Son tronc est légèrement tortueux et s'élève peu; il se divise en rameaux diffus, cotonneux dans leur jeunesse, de couleur brune à mesure qu'ils vieillissent.

Les feuilles sont molles, alternes, pétiolées, ovales, très-entières, vertes en dessus, blanches et cotonneuses en dessous.

Les fleurs sont blanches avec une teinte rougeâtre, axillaires, solitaires, médiocrement pédonculées; elles offrent un calice velu, à cinq découpures légèrement dentées à leurs bords; une corolle assez grande; cinq pétales concaves un peu arrondis, insérés sur le calice, ainsi que les étamines au nombre de vingt et plus : l'ovaire est pubescent, surmonté de cinq styles.

Le fruit est une pomme charnue, jaunâtre, ombiliquée à son sommet, très-odorante, couverte d'un duvet fin, contenant, dans le centre d'une pulpe ferme et charnue, cinq loges cartilagineuses, connues sous le nom de pépins, qui renferment une seule semence. La forme des fruits diffère selon les variétés : ils sont plus ou moins gros, arrondis ou en forme de poire, d'autres fois très-allongés. (P.)

Ces fruits, désignés par les Latins sous le nom de *mala cydonia*, *mala cotonea, mala cana*, et en français sous celui de *coings*, exhalent une odeur suave, fragrante, qui adhère fortement aux substances qui en sont parfumées, et s'y conserve long-temps. Leur saveur âpre, austère, un peu acide et très-astringente, s'affaiblit avec le temps, disparaît en partie par la dessiccation, et se transforme par la cuisson en un goût sucré, aromatique et extrêmement agréable. Quoique les chimistes n'aient pas complètement analysé les principes constituans du coing, ils y ont découvert la présence de l'acide malique. Ses pépins renferment, sous une écorce brune et coriace, une substance blanche, douce, mucilagineuse, tellement abondante qu'une drachme de ces semences donne la consistance du blanc d'œuf à quatre onces d'eau.

A cause de l'odeur vivement pénétrante et de l'extrême âpreté du coing, M. Alibert pense que ce fruit est plus propre à servir de médicament que d'aliment. Selon M. Biett, le suc qu'on en exprime jouit d'un certain degré d'utilité, dans la débilité des organes digestifs, et particulièrement dans les diarrhées atoniques. Geoffroy parle de ce fruit comme d'un excellent stomachique; il lui attribue même la propriété d'arrêter le vomissement, le cours du ventre, le crachement de sang, la ménorrhagie, le flux trop abondant des hémorrhoïdes, etc. Sans admettre comme autant de vérités des assertions aussi exagérées, les propriétés toniques et astringentes de ce fruit acerbe peuvent faire présumer avec quelque raison l'utilité de son emploi dans le traitement de ces différentes maladies, lorsqu'elles sont exemptes d'inflammation, et qu'elles tiennent à un état d'atonie et de relâchement; mais il faut convenir que ses propriétés médicales n'ont pas encore été constatées par un assez grand nombre d'observations cliniques. Toutefois le vin aromatique que l'on prépare dans les pharmacies, soit en faisant fermenter le suc de coing avec le miel, soit par la macération de ce fruit coupé en tranches dans le vin lui-même, peu être d'un usage aussi utile qu'agréable aux personnes faibles, aux vieillards, aux convalescens. La gelée, le rob et le sirop de coing qu'on prépare avec le suc de ce fruit, associé au sucre et convenablement évaporé, ont les mêmes avantages. Ce sirop peut être même rendu plus tonique en y ajoutant diverses substances aromatiques, ainsi que cela a lieu dans le sirop de coing composé, dont la dose est de trente à cent vingt-cinq grammes (une à quatre onces) par jour. Le suc de coing entre dans la composition de divers élixirs toniques et cordiaux, ainsi que dans la teinture de mars cydoniée. En faisant bouillir dans l'huile ce fruit coupé en tranches avant sa maturité, on obtient une huile astringente qui était jadis employée à différens usages extérieurs.

Les semences du coing sont d'un emploi bien plus fréquent et bien plus utile. Les Arabes paraissent être les premiers qui en aient fait un usage médical. Leur mucilage doux et visqueux a toutes les qualités adoucissantes, lubréfiantes, rafraîchissantes de la gomme arabique, et peut être employé aux mêmes usages. On s'en sert avec succès comme topique dans le traitement de la brûlure, pour panser les gerçures des lèvres et les crevasses des mamelles. On en fait des collyres adoucissans, très-utiles dans l'ophthalmie et autres maladies des yeux. Il entre dans la composition de différens gargarismes, et pourrait remplacer la gomme arabique dans les potions, les juleps et les loochs où l'on emploie cette substance. On en prépare des lavemens émolliens d'un grand avantage dans la dysenterie et contre les douleurs hémorrhoïdales. Dans les pharmacies, le mucilage des semences de coing est fréquemment employé pour favoriser l'incorporation et la solution des résines et des gommes-résines avec différens médicamens.

Chez les anciens, le fruit du coignassier était consacré à Vénus et regardé comme l'emblème du bonheur et de l'amour. Dans quelques contrées étrangères aux progrès du luxe, et où les traces de la simplicité des mœurs primitives ne sont point entièrement effacées, il jouit encore de nos jours d'une sorte de vénération, et les femmes le conservent avec un soin religieux pour parfumer leurs armoires et leurs vêtemens. Les ménagères, les cuisiniers et les confiseurs, en l'associant au sucre et à différens aromates, en composent des gelées, des pâtes et des compotes d'excellent goût.

COIGNASSIER.

Les jardiniers et les agronomes cultivent le coignassier en grand dans des pépinières, et le préfèrent au poirier sauvageon pour greffer toutes les espèces de poirier, parce que les fruits qui en résultent sont plus précoces et beaucoup plus beaux que lorsque cet arbre a été greffé sur sauvageon.

CLAF (Cyriaque-Luc de), *De ligni cotonei naturâ, viribus et facultatibus libellus;* in-4°. *Ingolstadii*, 1580.

JUNG (George-Sébatien), χρυσομηλον, *seu malum aureum, hoc est cydonii collectio, decorticatio, enucleatio, præparatio*, in-8°. *Vindobonæ*, 1673.

Cette monographie est rédigée selon les formes surannées de l'Académie des curieux de la nature.

EYSEL (Jean-Philippe), *De medicamentis ex malo cydoniato paratis, Diss. inaug. resp. Plock;* in-4°. *Erfordiæ*, 1717.

HEISTER (Laurent), *De cydoniis, eorumque eximio usu medico Diss. inaug. resp. Joan. Adam. Bauer;* in-4°. *Helmstadii*, 1744.

ALIBERT (Jean-Louis), Considérations physiologiques sur le fruit du coignassier.

— Mémoire sur l'usage économique et médical du fruit du coignassier.

Ces deux excellens Mémoires, insérés dans divers Recueils, ont été traduits en plusieurs langues.

EXPLICATION DE LA PLANCHE.

(Le fruit et le rameau de feuilles qui l'accompagne sont réduits à la moitié de leur grandeur naturelle.)

1. Fleur entière.
2. Calice, étamines et pistils.
3. Coupe longitudinale d'un fruit, pour faire voir que chacune des cinq grandes loges contient dix ou douze graines empilées les unes au dessus des autres, sur deux rangées.

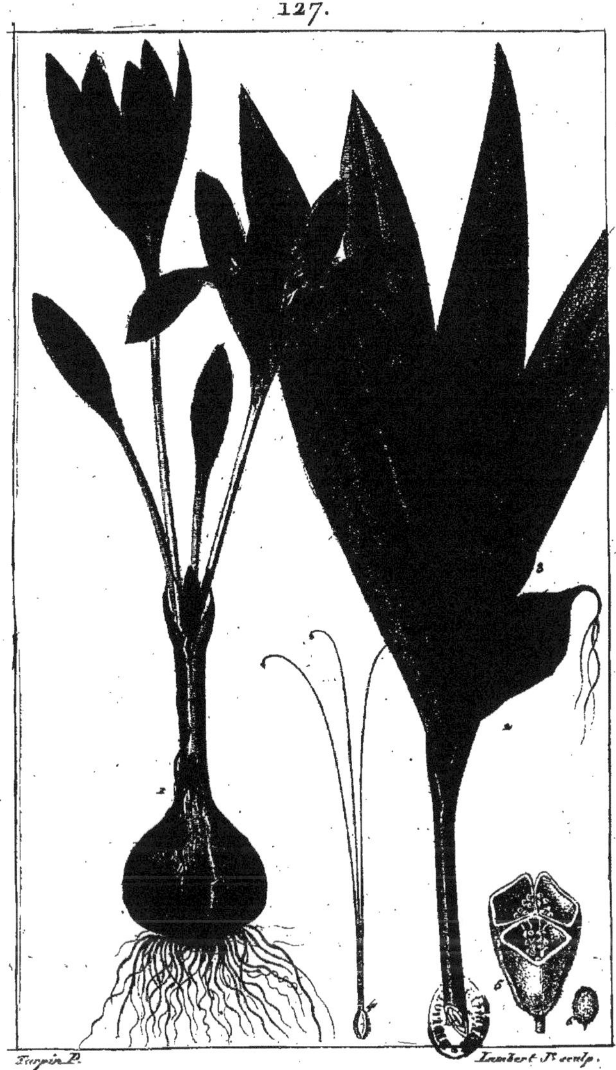

COLCHIQUE.

a. l. l.

CXXVII.

COLCHIQUE.

Grec.	κολχικον, Dioscorides; εφημερον, Théophraste.
Latin.	COLCHICUM COMMUNE; Bauhin, Πιναξ, lib. 2, sect. 3, Tournefort, clas. 9, *liliacées*. COLCHICUM AUTUMNALE; *foliis planis, lanceolatis, erectis;* Linné, clas. 6, *hexandrie trigynie*, Jussieu, clas. 8, ord. 3, *joncs*.
Italien.	COLCHICO; GIGLIO MATTO; STROZZA-CANE.
Espagnol.	COLCHICO; QUITAMERIENDAS.
Français.	COLCHIQUE; TUE-CHIEN.
Anglais.	MEADOW-SAFFRON; TUBEROOT.
Allemand.	ZEITLOSE; LICHTBLUME.
Hollandais.	TYDELOOSEN; NAAKTE-VROUWEN.
Suédois.	NAGNA JUNGFRUR.
Polonais.	CIMOWIT; Erndtel.

VERS la fin des beaux jours d'été, brille au loin dans nos prairies humides une fleur voisine de la famille des lys, assez semblable au safran [1]. Avant-courrière de l'automne, son apparition attriste plus qu'elle ne réjouit. Avec quel plaisir nous la verrions se montrer si elle fleurissait au printemps; mais les idées accessoires qu'elle fait naître flétrissent son éclat. L'époque de sa floraison nous offre de plus un phénomène remarquable. Ses fleurs sorties immédiatement du collet de la racine, munies à leur base d'une spathe cylindrique fendue d'un côté, et presque entièrement enfoncée en terre; ces fleurs, dis-je, paraissent seules sans feuilles et sans tiges à l'approche de l'automne. L'ovaire placé au fond du tube de la corolle est toujours profondément enterré : fécondé par les étamines, il reste en cet état pendant tout l'hiver sous la neige et la glace presque sans végétation : au printemps suivant, les fruits sortent de terre avec une touffe de grandes et longues feuilles.

Les racines sont composées d'un grand nombre de fibres touffues,

[1] Très-commune dans la Colchide, cette fleur doit sa dénomination à ce pays si fécond en plantes vénéneuses.

entrelacées, placées sous une bulbe arrondie, charnue, blanchâtre en dedans, enveloppée de quelques tuniques brunes.

Les feuilles, sorties immédiatement de la racine, sont grandes, planes, d'un assez beau vert, très-glabres, lancéolées, aiguës, très-entières, longues de six à dix pouces et plus, larges au moins d'un pouce, engaînées à leur base, et réunies trois ou quatre ensemble.

Les fleurs d'un rouge pâle sont composées d'un long tube cylindrique sortant de la bulbe, terminé par un limbe campanulé, à six divisions profondes, lancéolées, obtuses, longues au moins d'un pouce et demi. Six filamens attachés à l'orifice du tube soutiennent des anthères allongées et vacillantes. L'ovaire est situé au fond du tube, sur la bulbe des racines; il s'en élève trois longs styles filiformes, terminés par autant de stigmates crochus.

Le fruit sessile consiste en une capsule à trois loges, à trois lobes droits, un peu aigus, réunis à leur partie inférieure, s'ouvrant longitudinalement à leur face interne, renfermant un grand nombre de semences petites, arrondies. (P.)

Les propriétés physiques du colchique varient considérablement selon l'âge de la plante, les différentes saisons de l'année, le pays où on la cultive, et peut-être aussi selon son état de fraîcheur ou de siccité. En été, toutes les parties de cette plante, la bulbe surtout, exhalent une odeur forte et nauséabonde. Sa saveur fade et insipide selon Bergius et Haller, douceâtre au rapport de Geoffroy, chaude et irritante d'après la plupart des auteurs de matière médicale, est tellement âcre, suivant Stoerck, qu'elle détermine une forte sensation de brûlure sur le palais, dans la gorge et sur la langue, dont elle semble engourdir et paralyser les mouvemens. La chimie ne nous a point encore éclairés suffisamment sur les principes constituans de la bulbe de colchique; toutefois les émanations volatiles qui s'en échappent lorsqu'on la coupe, affectent vivement l'odorat, la gorge et les poumons : elles sont douées d'une telle âcreté qu'elles stupéfient souvent les doigts des manipulateurs. Son suc exprimé dépose un sédiment copieux qui contient beaucoup de fécule amilacée. On en retire en outre un extrait résineux et un extrait aqueux très-âcre et très-amer.

Les bestiaux ne touchent point aux feuilles de colchique qu'ils rencontrent dans les prairies. Desséchées et mêlées au foin, elles ont déterminé de graves accidens chez différens herbivores qui en avaient accidentellement avalé. Ainsi Murray a vu de violentes douleurs d'entrailles et un abondant flux de sang se manifester chez des cerfs et des daims domestiques, dans le fourrage desquels il se trouvait de ces feuilles desséchées; et, après la mort, l'estomac et les intestins de ces animaux ont offert de profondes traces d'inflammation et de gangrène. Les fleurs de colchique ne sont pas moins vénéneuses que les feuilles; au rapport de Scopoli, elles ont donné la mort à un veau qui a succombé à une violente inflammation de l'intestin avec météorisme, deux jours après en avoir mangé. Murray rapporte que deux drachmes de la racine de la même plante, données avec de la viande à un chien affamé, ont produit de violens vomissemens, un abondant flux d'urine, des déjections sanglantes et douloureuses et une mort cruelle, à la suite de laquelle l'estomac et les intestins ont paru enflammés et gangrénés. Les qualités vénéneuses du colchique n'ont pas été inconnues aux anciens. Galien et Dioscorides le regardaient comme un poison violent. Ludovici a vu un paysan mourir d'une violente superpurgation après en avoir ingéré. Les Turcs se procurent une ivresse extatique et une sorte de stupidité, par l'usage de la macération vineuse de cette plante. Van Swiéten, Garidel, Peyer et autres ont observé divers cas d'empoisonnement produits par son usage. Stacret, après avoir avalé une petite quantité du suc de la bulbe de colchique, a éprouvé lui-même des angoisses, des lipothymies, de vives douleurs et autres symptômes alarmans qui lui firent craindre pour sa vie; il fit usage du vinaigre dans cette conjoncture, et s'en trouva bien. Depuis on a confirmé les avantages de ce liquide dans cette espèce d'empoisonnement. Toutefois, lorsque le colchique a été ingéré depuis peu, le vomissement est le moyen le plus efficace auquel on puisse avoir recours pour prévenir ou faire cesser les accidens qui en sont la suite. Les liquides mucilagineux en boisson et en lavemens, ainsi que les boissons acidules, sont ensuite très-avantageux.

La bulbe de colchique, la seule partie de cette plante dont on fasse usage en médecine, a joui d'une grande vogue comme amulette; on a bien eu la folie de croire qu'il suffisait de la porter suspendue au cou pour se préserver de la peste, des fièvres putrides, de la dysenterie et des épidémies les plus dangereuses. De graves et crédules auteurs, tels que Vittelmus, Wedelius, Azenert, etc., n'ont pas craint d'exciter la risée des hommes éclairés, en lui attribuant sérieusement une puissante vertu prophylactique contre toutes sortes d'épidémies, dans lesquelles elle ne peut avoir d'autre avantage que celui d'inspirer la confiance et une sorte de sécurité utiles aux esprits faibles qui croient à son efficacité. A l'extérieur plusieurs auteurs ont employé avec succès la bulbe de colchique contre les verrues. J. Bauhin la recommande comme topique pour guérir radicalement les hémorrhoïdes, et indique sa décoction comme propre à détruire les morpions (*pediculi inguinales*). Mais on possède une foule de moyens beaucoup plus doux contre ces insectes : et l'on sait avec quelle circonspection il faut procéder à la suppression des hémorrhoïdes.

Les propriétés vénéneuses du colchique ont long-temps détourné les médecins de son emploi à l'intérieur; cependant Zach, Krapf, Plenck, Marges, Planchon, Dumonceau, Ehrman, Juncker et autres modernes, en ont fait un utile emploi dans l'asthme humide, dans la leucophlegmatie, l'hydrothorax, l'ascite et autres espèces d'hydropisies. Stoerck a reconnu qu'elle augmente singulièrement la sécrétion des urines, et c'est sous ce dernier rapport qu'on y a le plus ordinairement recours, quoique rien ne prouve sa supériorité sur beaucoup d'autres diurétiques moins dangereux. Tout récemment, M. Want a préparé une teinture de colchique qu'il regarde comme un puissant anti-arthritique. En attendant que les observations cliniques aient constaté cette dernière propriété, on ne doit employer le colchique qu'à très-petite dose et avec beaucoup de prudence.

En substance on pourrait le donner, par exemple, cinq à douze décigrammes (d'un à six grains) par jour, en commençant par la plus petite dose qu'on augmenterait ensuite successivement. Mais comme cette poudre se détériore avec le temps, et agit avec trop de violence lorsqu'elle est fraîche, on a plus souvent recours au *vinaigre colchique*, que l'on prépare en faisant macérer trente-deux grammes (une once) de bulbe récente dans un demi-kilogramme (une livre) de bon vinaigre. En ajoutant à ce vinaigre un kilogramme (deux livres) de miel, et en agitant le mélange à un feu doux, on obtient l'*oxymel colchique* dont la dose est de trente-deux à cent vingt grammes (une à quatre onces) par jour, soit dans un julep, soit dans une boisson appropriée.

La bulbe de colchique, comme les racines de bryone et de manioc, contient une grande quantité de fécule amilacée, qui, séparée par des lavages réitérés du principe âcre et vireux auquel elle est unie, peut être employée avec avantage comme aliment, et servir à tous les usages économiques auxquels on emploie la fécule de pomme de terre.

WEDEL (George-Wolfgang), *Experimentum curiosum de colchico veneno et alexipharmaco simplice et composito*, Diss. in-4°. *Ienæ*, 1718.

WILHELM (Christophe-Louis), *Colchicum als ein souderbares*, etc.; c'est-à-dire, Le colchique présenté comme un remède efficace contre la peste; in-4° Leipsick, 1721.

« Les prétentions de l'auteur, dit Haller, ne reposent sur aucune observation exacte. »

STOERCK (Antoine), *Libellus quo demonstratur colchici autumnalis radicem non solùm tutò posse exhiberi hominibus, sed et ejus usu interno curari quandòque morbos difficillimos qui aliis remediis non cedunt;* in-8°. fig. *Vindobonæ*, 1763. Id. in-8°. fig. *Amstelodami*, 1763. — Traduit en allemand par Salomon Schinz; in 8°. Zurich, 1764. — Traduit en français par Achille Guillaume Lebègue de Presle, qui a joint à cette version celle des Observations de Locher et de de Haen sur les propriétés médicales des feuilles d'oranger et du vinaigre distillé; in-12. fig. Paris, 1764.

KRATOCHWILL (Charles), *De radice colchici vulgaris*, *Diss.* in-4°. *Francofurti ad Viadrum*, 1764.

EHRMAN (Jean-Chrétien), *De colchico autumnali*, *Diss.* in-4°. *Basileæ*, 1772.

Baldinger a inséré cette Dissertation dans le cinquième volume de son *Sylloge selectiorum opusculorum.*

MELANDRI (Jérôme) et MORETTI (Joseph), *Analisi chimica delle radici di cariofilata*, etc.; c'est-à-dire, Analyse chimique des racines de bénoîte et de colchique d'automne, avec quelques recherches analytiques sur le raisin d'ours; in-8°. Pavie, 1805.

EXPLICATION DE LA PLANCHE.

(La plante est réduite à la moitié de sa grandeur naturelle.)

1. État dans lequel cette plante paraît dans les prés vers la fin de l'automne.
2. La même plante en fruit, telle qu'elle se montre au printemps suivant.
3. Capsule ouverte naturellement.
4. Pistil composé d'un ovaire trigone, surmonté de trois longs styles filiformes.
5. Fruit ou capsule coupé horizontalement.
6. Graine isolée.

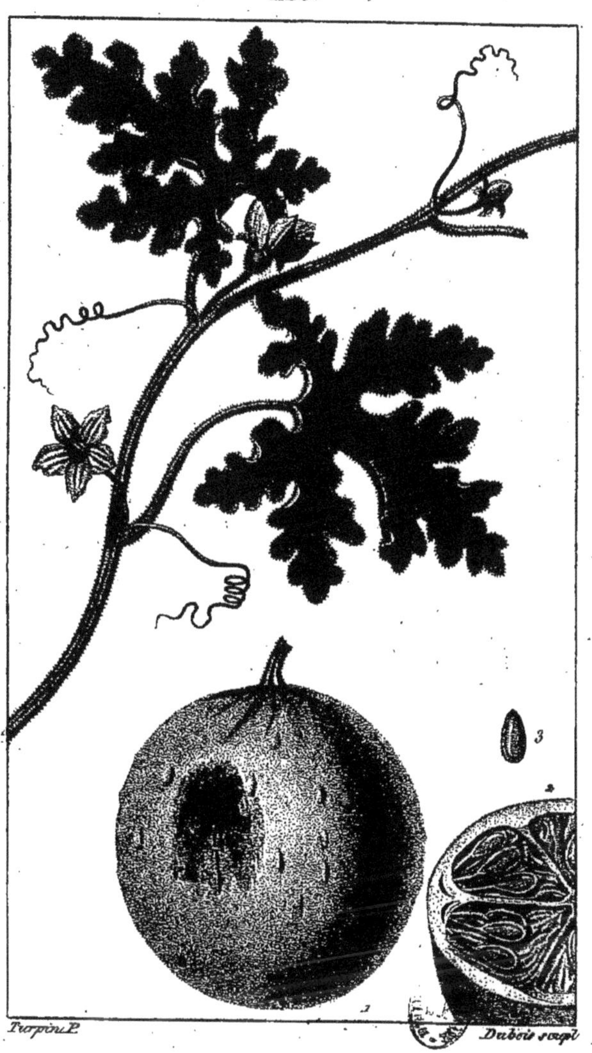

COLOQUINTE

CXXVIII.

COLOQUINTE.

Grec. . . . . κολυκυνθις; κολοκυνθα αιγος; κολοκυνθα αλεξανδρινη; σικυα πικρα.

Latin. . . . . COLOCYNTHIS FRUCTU ROTUNDO MAJOR; Bauhin, Πιναξ, lib. 8, sect. 4. Tournefort, clas. 1, *campaniformes*.
CUCUMIS COLOCYNTHIS; *foliis multifidis, pomis globosis, glabris*; Linné, clas. 21, *monœcie syngénésie.* Jussieu, clas. 5, *cucurbitacées.*

Italien. . . . . COLOQUINTIDA.

Espagnol. . . . . COLOQUINTIDA; TUERA OFFICINAL, Ortega.

Français. . . . . COLOQUINTE; CONCOMBRE AMER.

Anglais. . . . . COLOQUINTIDA; BITTER APPLE.

Allemand. . . . . KOLOQUINTE.

Hollandais. . . . . . . KOLOQUINT; WILDE KAUWOERDE; KWINT-APPEL; BITTER APPEL.

Suédois. . . . . COLOQUINT.

Cette plante originaire du Levant et des îles de la Grèce avait été observée par les anciens botanistes. La description que Dioscorides en a donnée, quoique très-courte, ne peut s'appliquer à aucune autre plante de la famille des cucurbitacées. L'extrême amertume de ses fruits, leur action sur l'économie animale seraient seules suffisantes pour la faire distinguer des autres espèces de concombres, dont elle offre le caractère générique, exposé à l'article *concombre*, et que par cette raison je ne répéterai point ici.

Ses racines sont épaisses, blanchâtres, à peine rameuses, garnies de nombreuses fibres; ses tiges rampantes, tortueuses, ramifiées, anguleuses, hérissées de poils courts, munies de vrilles.

Ses feuilles alternes, pétiolées, ovales en cœur, quelquefois lancéolées, profondément divisées en lobes irréguliers obtus, vertes en dessus, blanchâtres et parsemées de poils courts à leur face inférieure.

Ses fleurs sont petites, jaunâtres, solitaires, pédonculées, situées dans les aisselles des feuilles, les unes mâles, pourvues de trois étamines; les autres femelles, renfermant un ovaire surmonté d'un style court et de trois stigmates fourchus.

Les fruits sont presque globuleux, un peu variables, ordinairement de la grosseur d'une forte pomme, d'abord verts, puis jaunâ-

COLOQUINTE.

TODE (Jean-clément), *Drasticorum in genere atque colocynthidis in specie vindictas sistens, Diss. inaug. resp. Jens. Kofoed;* in-4°. *Hafniæ*, 1 *septemb.* 1790.

EXPLICATION DE LA PLANCHE.

(La plante est de grandeur naturelle.)

1. Fruit entier, un peu plus petit que nature.
2. Le même coupé horizontalement.
3. Graine isolée.

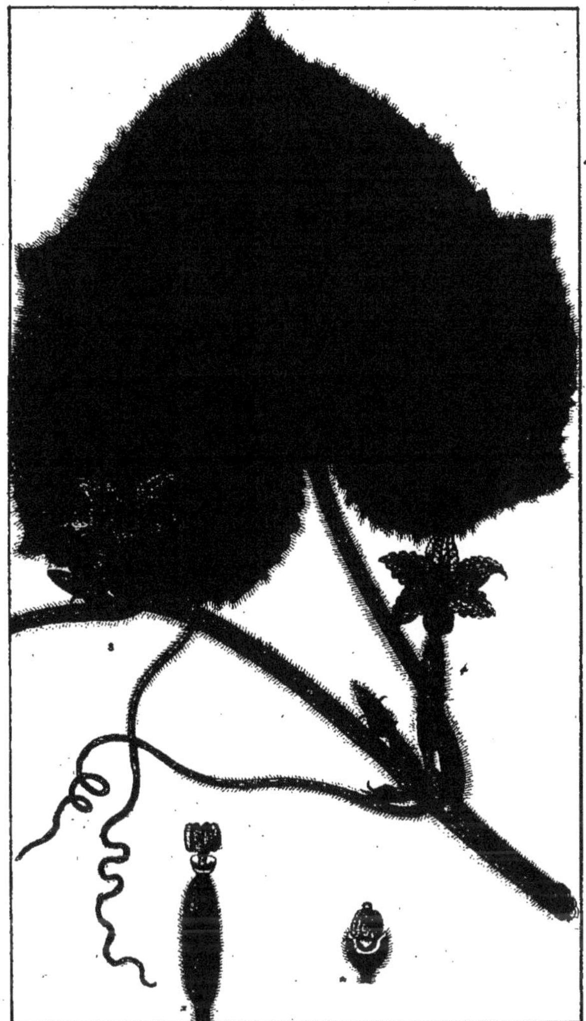

Turpin P. Lambert J.e sculp.

CONCOMBRE.

a. l. l.

129. bis.

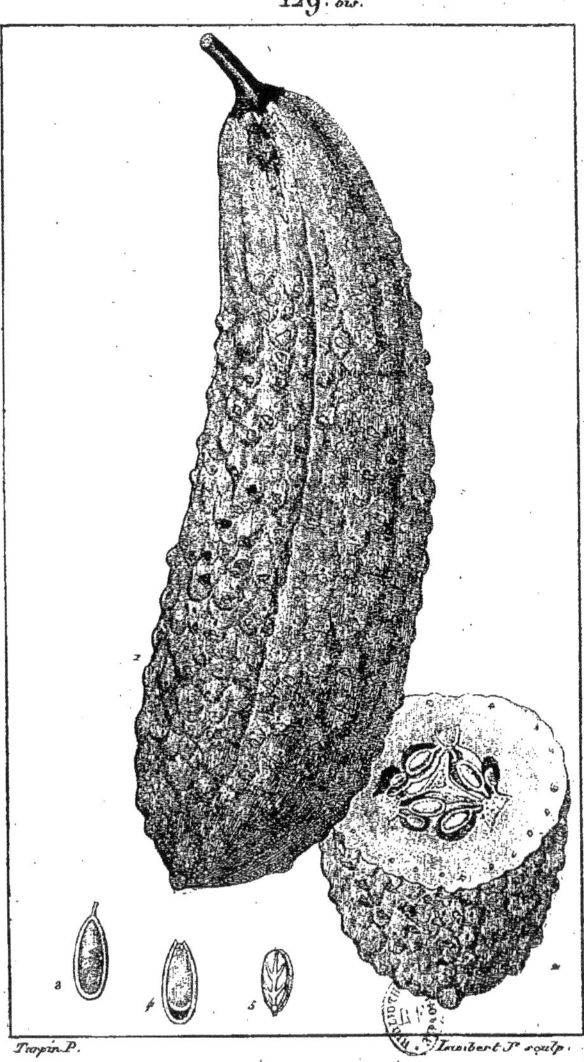

CONCOMBRE.

CXXIX.

CONCOMBRE.

Grec.	*σικυς ημερος*; Dioscoride.
Latin.	CUCUMIS SATIVUS VULGARIS; Bauhin, Πιναξ, lib. 8, sect. 4. Tournefort, clas. 1, *campaniformes*. CUCUMIS SATIVUS; *foliorum angulis rectis, pomis oblongis, scabris;* Linné, clas. 21, *monœcie syngénésie.* Jussieu, clas. 15, ord. 2, *cucurbitacées.*
Italien.	CETRIOLO; CÉTRIUOLO; CEDRIUOLO.
Espagnol.	PEPINO.
Français.	CONCOMBRE.
Anglais.	CUCUMBER.
Allemand.	GURKE.
Hollandais.	KOMKOMMER.
Suédois.	GURCA.
Polonais.	OGOREK.

Le concombre se distingue du melon par la forme de ses fruits; il appartient au même genre par le caractère de ses fleurs, les unes mâles, les autres femelles, mais réunies sur le même individu. Les premières offrent un calice campanulé, dont le limbe se divise en cinq découpures étroites, en alène : une corolle en cloche, adhérente au calice, à cinq découpures ovales et ridées; trois étamines courtes, dont deux soudées ensemble par les filamens, et toutes réunies par les anthères : les fleurs femelles semblables au fleurs mâles, en diffèrent par les trois étamines avortées; elles renferment de plus un ovaire assez gros, inférieur, surmonté d'un style court et de trois stigmates épais et fourchus. Le fruit est une sorte de baie ou pomme à trois loges; chaque loge souvent divisée en deux autres et plus, contenant dans des cellules pulpeuses un grand nombre de semences comprimées, ovales, aiguës, amincies à leurs bords et non entourées d'un bourrelet. Les *coloquintes*, les *melons*, etc., appartiennent au même genre. Le concombre n'est connu que dans les jardins : la plante sauvage et primitive n'a pas encore été découverte; on soupçonne néanmoins qu'elle croît en Asie. Il est bien certain que le concombre était connu des anciens, qu'il était cultivé de leur temps et bien avant eux; mais il est difficile de le reconnaître parfaitement parmi les cucurbitacées mentionnées dans Théophraste, Pline, etc.

Ses racines sont menues et fibreuses : ses tiges sarmenteuses, rampantes, hispides, allongées. Les feuilles alternes, pétiolées, amples, un peu arrondies, légèrement anguleuses, verdâtres, pileuses, rudes au toucher; les angles aigus, saillans, denticulés; les vrilles simples ordinairement opposées aux feuilles.

Les fleurs sont jaunes, situées plusieurs ensemble dans les aisselles des feuilles, médiocrement pédonculées; les ovaires un peu hérissés, allongés, tuberculeux.

Les fruits, variables dans leur forme, sont en général allongés, presque cylindriques, quelquefois un peu courbés, obtus à leurs deux extrémités; leur peau mince, verte, blanche ou jaunâtre, un peu tuberculeuse; leur chair ferme et succulente. Parmi les variétés on distingue le *cornichon* ou *concombre vert*, beaucoup plus petit et plus fortement tuberculeux; le *concombre blanc*, c'est celui qui acquiert le plus de volume, surtout dans nos départemens méridionaux. (P.)

Quoique très-peu prononcée, l'odeur du concombre a un caractère particulier très-reconnaissable : sa saveur fraîche, aqueuse et fade, a quelque chose de nauséabond. Les chimistes ne se sont point encore occupés d'une manière spéciale de son analyse.

Ses propriétés médicales, aussi faibles que ses qualités physiques, ne diffèrent pas sensiblement de celles de la citrouille. Comme cette dernière, le concombre est légèrement nourrissant, laxatif et rafraîchissant. Hippocrate lui reconnaissait surtout ces deux dernières propriétés, et c'est sous ce rapport que les anciens paraissent l'avoir employé dans plusieurs maladies fébriles accompagnées de chaleur et d'irritation. Oribase en recommandait le suc dans la phthisie pulmonaire. Schultz prétend qu'il est d'une grande efficacité dans la fièvre hectique. D'autres ont préconisé ses prétendus succès contre l'hémoptysie. Si le suc de concombre et le sirop qu'on en prépare peuvent avoir quelque avantage pour modérer la chaleur sèche qui consume certains phthisiques, ou celle beaucoup plus ardente qui a lieu dans le causus, dans la fièvre bilieuse, etc., on ne peut en faire long-temps usage sans s'exposer à affaiblir radicalement l'action de l'estomac; et à cause de son influence négative sur les propriétés vitales de cet organe, on ne peut guère y avoir recours lorsque les fonctions digestives sont languissantes.

A l'extérieur on a quelquefois employé la pulpe de concombre, comme topique, sur la tête dans la phrénésie; on pourrait en faire de pareilles applications dans certaines fièvres ataxiques, dans la céphalite et les inflammations des méninges, et s'en servir en cataplasmes dans certaines brûlures superficielles.

Les semences de concombre sont bien plus fréquemment employées en médecine que la pulpe de ce fruit. Elles constituent une des quatre semences froides majeures, et, comme telles, seules ou mêlées aux amandes douces, on les associe au sucre et à un liquide quelconque, et on en fait des émulsions calmantes, anodines, rafraîchissantes, etc., fréquemment en usage dans les fièvres bilieuses et inflammatoires, dans les phlegmasies séreuses aiguës, dans les inflammations du foie, des reins et de l'appareil génito-urinaire, dans la blennorrhagie aiguë, etc.

L'art de la toilette retire du concombre plusieurs préparations cosmétiques qui ont joui et qui jouissent encore de beaucoup de vogue. Ce fruit, dit M. Biett, sans doute ne mérite point tous les éloges qu'on lui donne comme cosmétique; cependant il est certain qu'il fait disparaître avec assez de promptitude quelques-unes des éruptions qui se manifestent sur la peau. Cette propriété, qu'il partage avec quelques autres cucurbitacées, tient à un principe vireux qui se trouve uni dans ces plantes à un principe aqueux très-abondant. Toutefois il est important d'observer que l'application du suc de concombre, ou de la pommade à laquelle il sert de base, n'est point sans inconvénient dans les éruptions qui se lient à quelque mouvement dépuratoire. On ne doit la tolérer que dans les cas où ces exanthèmes sont accompagnés d'irritation, de prurit, de tension à la peau, etc. C'est ainsi que les lotions faites avec l'eau de concombre procurent un soulagement marqué dans les dartres qui s'exaspèrent après les premiers jours de l'emploi des bains sulfureux.

Pour les usages pharmaceutiques on exprime le suc du concombre, et on en prépare un sirop. La pulpe qu'on emploie à l'extérieur en cataplasmes, sert à la composition d'une pommade très en usage pour adoucir et calmer les démangeaisons de la peau. Le mucilage doux et huileux de ses semences entre dans la préparation de diverses émulsions et autres médicamens auxquels ces dernières servent de base.

Quoique peu sapide et peu nutritif, le concombre est recherché en été et dans les pays chauds comme aliment, à cause de sa saveur fraîche : crû, on le mange en salade, mais il a besoin d'être fortement assaisonné; et encore il ne convient guère qu'à des estomacs robustes. Plus souvent on le sert cuit, soit au gras, soit au maigre, et il s'associe assez bien avec les viandes rôties. Comme laxatif et rafraîchissant, il constitue un aliment utile dans les climats brûlans, dans les saisons chaudes et sèches. Il convient aux tempéramens bilieux, aux jeunes gens; mais il ne convient nullement aux vieillards, aux individus faibles et délicats, aux personnes sédentaires, ni dans les temps et les pays froids et humides.

Les jeunes concombres cueillis avant leur maturité et conservés dans le vinaigre avec différens aromates, deviennent plus compactes, acquièrent une saveur piquante, agréable, et plus ou moins appétissante, qui les fait généralement rechercher sous le nom de *cornichons*, et servir sur toutes les tables comme condiment.

BALDINI (BACCIO), *Tractatus de cucumeribus*, in-4°. *Florentiæ*, 1586.
WEDEL (GEORGE-WOLFGANG), *De usu cucumerum innoxio*, *Progr.* in-4°. *Ienæ*, 1686.

EXPLICATIONS.

PLANCHE 129.

(La plante est réduite à la moitié de sa grandeur naturelle.)

1. Pistil de grandeur naturelle, composé d'un ovaire allongé, cannelé, hispide, couronné d'un disque obscurément trilobé, indiquant l'avortement de trois étamines, au centre duquel s'élève un style court, terminé par trois gros stigmates cordiformes bilobés.
2. Trois étamines réunies, dépourvues de filamens à anthères allongées, sinueuses ou en zigzag.
3. Fleur mâle.
4. Fleur femelle.

PLANCHE 129 *bis*.

(Ce fruit est réduit au tiers de grandeur naturelle.)

1. Fruit entier.
2. Le même coupé horizontalement.
3. Graine de grosseur naturelle.
4. La même, dont on a enlevé une partie du tégument, afin de mettre l'amande a découvert.
5. Embryon.

130.

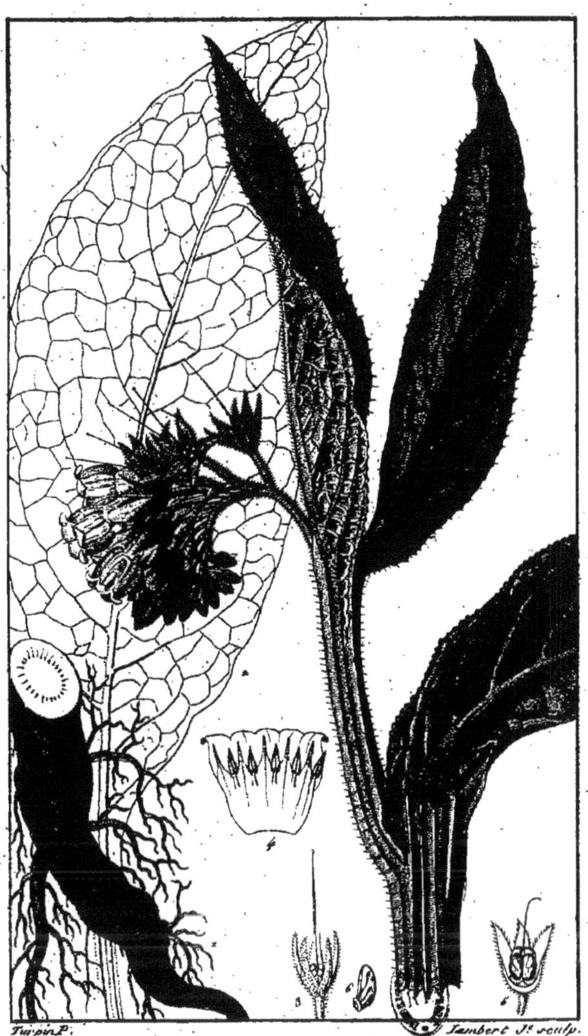

Turpin P. Lambert J.e sculp.

CONSOUDE.

CXXX.

CONSOUDE.

Grec. . . . . : συμφυτον αλλο ; Dioscoride.

Latin. . . . . { SYMPHYTUM CONSOLIDA MAJOR ; Bauhin, Πιναξ, lib. 7, sect. 2. Tournefort, clas. 2, *infondibuliformes*.
SYMPHYTUM OFFICINALE ; *foliis ovato-lanceolatis, decurrentibus* ; Linné, clas. 5, *pentandrie monogynie*. Jussieu, clas. 8, ord. 9, *borraginées*.

Italien. . . . . CONSOLIDA ; SINFITO.

Espagnol. . . . . CONSOLIDA ; CONSUELDA.

Français. . . . . CONSOUDE.

Anglais. . . . . COMFREY.

Allemand. . . . . BEINWELL.

Hollandais. . . . . . . HEELWORTEL ; WAALWORTEL ; SMEERWORTEL.

Suédois. . . . . WALLORT.

On ne peut disconvenir que la plante mentionnée par Dioscorides sous le nom de *symphyton* (*species altera*), n'ait de très-grands rapports avec celle dont il est ici question : cependant la description qu'il fait de ses feuilles peut occasioner quelque doute, ces feuilles n'étant pas aussi étroites que l'annonce Dioscorides : les autres caractères y conviennent parfaitement.

Ses racines sont épaisses, à peine rameuses, d'un brun noir extérieurement, blanches et visqueuses en dedans, fibreuses, allongées.

Les tiges succulentes, hautes d'un à deux pieds, très-rameuses, hérissées de poils rudes, un peu anguleuses, légèrement membraneuses sur leurs angles.

Les feuilles sont alternes, décurrentes, assez grandes, entières, ovales, lancéolées, aiguës; les inférieures plus grandes, pétiolées; les supérieures presque sessiles, plus étroites, d'un vert foncé, un peu rudes au toucher.

Les fleurs sont disposées au sommet des rameaux en un épi court, lâche, pédonculé, un peu courbé vers le sommet; toutes pendantes, tournées ordinairement du même côté, les unes purpurines ou rougeâtres, les autres d'un blanc jaunâtre.

Chaque fleur est composée d'un calice à cinq découpures lancéolées; d'une corolle tubulée, en cloche; le limbe ventru, à cinq dents courtes, muni à son orifice de cinq écailles tubulées, rapprochées en cône; cinq étamines attachées sur la corolle; quatre ovaires supérieurs, du milieu desquels s'élève un style filiforme, terminé par un stigmate simple.

Le fruit est composé de quatre semences nues, luisantes, aiguës, placées au fond du calice.

La consoude est très-commune dans les prés bas et sur le bord des fossés humides : elle fleurit pendant tout l'été. (P.)

Ses feuilles et ses fleurs sont rarement employées en médecine. Sa racine, dont on fait le plus souvent usage, est inodore, douceâtre, insipide, visqueuse et gluante. Elle contient beaucoup de mucilage visqueux, plus tenace que celui de la racine de guimauve, et de l'acide gallique en assez grande quantité, pour donner à sa décoction aqueuse la faculté de précipiter en noir avec le sulfate de fer.

Les anciens, qui avaient une haute idée des vertus de la grande consoude, ont donné les éloges les plus fastueux à ses propriétés : adoucissante, émolliente, inviscante, incrassante, glutinante, vulnéraire, elle a été regardée en outre comme astringente. On ne s'est pas contenté de préconiser ses heureux effets dans le traitement de la diarrhée et de la dysenterie, de vanter outre mesure son efficacité contre l'hémoptysie, les hémorrhagies utérines, l'hématurie, l'inflammation des reins et de l'appareil urinaire : on est allé jusqu'à proclamer sa toute-puissance pour opérer la réunion des plaies, la consolidation des fractures, la guérison des luxations et des hernies [1]. Du sein des écoles l'engouement pour la consoude s'est répandu jusque dans les classes les moins éclairées du public, au point que, dès le temps de Sennert, les filles, dont les organes avaient été flétris par l'abus des jouissances, faisaient usage de cette plante pour réparer, selon l'expression de Valmont de Bomarre, les ravages d'un amour trop entreprenant (*ad sophisticationem virginitatis*). On sait aujourd'hui à quoi s'en tenir sur les assertions exagérées des auteurs relativement à cette plante. Toutefois ce n'est qu'après une longue

[1] Elle doit toutes ses dénominations, συμφυτον, *symphytum*, *consolida*, *consoude*, à cette propriété agglutinative, cicatrisante, consolidante : car le mot latin *consolidare* est la traduction exacte du mot grec συμφυειν.

suite d'erreurs que, sur ce point comme sur tant d'autres, on est enfin parvenu à des idées plus saines et plus conformes à la vérité et à la raison.

C'est moins à des propriétés bien constatées qu'à une sorte d'habitude peu réfléchie, dit M. Biett, qu'il faut attribuer l'emploi si fréquent de la grande consoude. Cependant il ne faut point la regarder comme inerte. La combinaison de l'acide gallique avec un mucilage abondant, peut la faire prescrire avec une sorte d'avantage dans les affections catarrhales chroniques, accompagnées d'irritation; et c'est ainsi qu'on la conseille vers la fin de la dysenterie, des diarrhées copieuses, de la blennorrhagie, etc.

Mais quel succès peut-on espérer de l'usage de cette plante dans les hémorrhagies passives, toujours accompagnées d'une faiblesse générale qui réclame les secours les plus puissans? Son emploi dans les hémorrhagies actives n'est plus rationnel. Le principe astringent qu'elle renferme, bien qu'en petite proportion, ne peut être que nuisible dans ces derniers cas, où les moyens adoucissans et relâchans sont particulièrement indiqués. Si l'administration intérieure de la grande consoude ne mérite pas la confiance qu'on lui a gratuitement accordée contre plusieurs maladies inflammatoires et contre les hémorrhagies, que doit-on penser des éloges que Parkinson, Etmuller, Ray, Hermann, Bourgeois, etc., ont prodigués aux cataplasmes qu'on en prépare, dans le traitement des plaies, des hernies, des fractures et des luxations? A la vérité, quelques faits particuliers rapportés par Tachenius, Rulland et Murray sembleraient constater l'efficacité de ces topiques contre la sciatique et les douleurs de goutte : mais ne doit-on pas attribuer la plus grande partie de leurs succès à leur haute température, et à l'action de la chaleur et de l'humidité, dont ils sont l'excipient?

La consoude est ordinairement administrée en décoction, à la dose de trente ou cinquante grammes (environ une once et demie) sur un kilogramme (deux livres) d'eau. On édulcore ce liquide, et on le fait prendre par verres. Mais on ne doit jamais se servir de vaisseaux de fer pour cette préparation, à cause de l'action de l'acide gallique sur ce métal. Outre le sirop de consoude, dont on fait un grand usage parmi nous, cette plante entre dans la composition des sirops astringens de Fernel, simple de Lemery; dans l'eau vulnéraire, dans le baume polychreste, dans le mondicatif d'ache, dans les emplâtres de Charas et du prieur de Cabrières pour les hernies, dans l'emplâtre contre les fractures et les luxations, et autres préparations inusitées et dignes d'un éternel oubli.

EXPLICATION DE LA PLANCHE.

(La plante est de grandeur naturelle.)

1. Faible portion d'une racine.
2. Feuille radicale au trait.
3. Calice et pistil.
4. Corolle ouverte, dans laquelle on distingue cinq étamines alternes, avec les divisions, et, entre chacune d'elles, une lame garnie de papilles.
5. Fruit composé de quatre petites noix contenues dans le calice persistant.
6. L'une des noix isolée.

sirops astringens de Fernel, simple de Lemery; dans l'eau vulnéraire, dans le baume polychreste, dans le mondicatif d'ache, dans les emplâtres de Charas et du prieur de Cabrières pour les hernies, dans l'emplâtre contre les fractures et les luxations, et autres préparations inusitées et dignes d'un éternel oubli.

EXPLICATION DE LA PLANCHE.

(La plante est de grandeur naturelle.)

1. Faible portion d'une racine.
2. Feuille radicale au trait.
3. Calice et pistil.
4. Corolle ouverte, dans laquelle on distingue cinq étamines alternes, avec les divisions, et, entre chacune d'elles, une lame garnie de papilles.
5. Fruit composé de quatre petites noix contenues dans le calice persistant.
6. L'une des noix isolée.

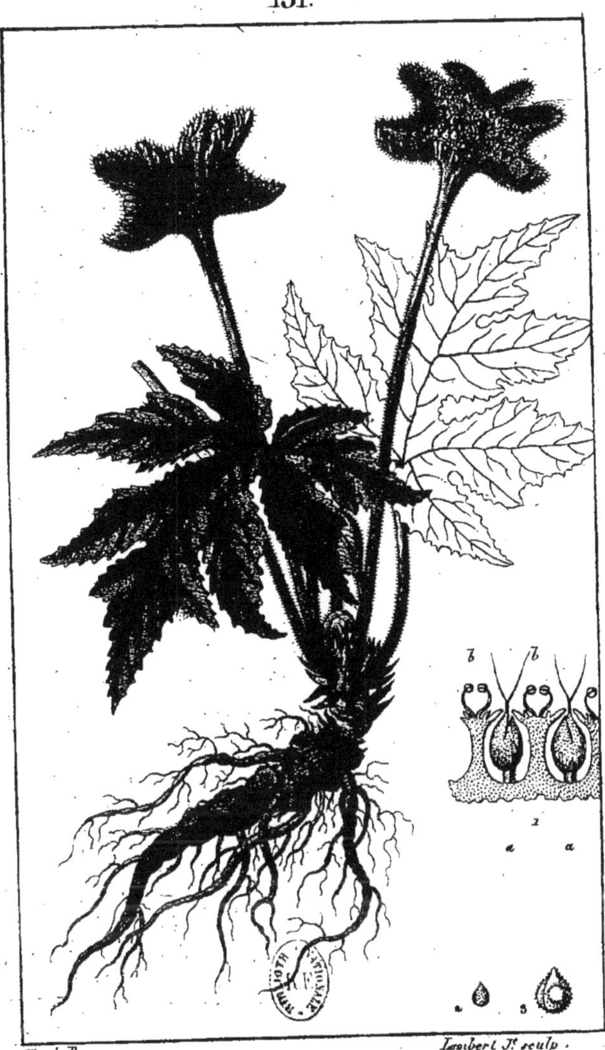

CONTRAYERVA.

a. l. l.

CXXXI.

CONTRAYERVA.

Latin.	CYPERUS LONGUS ODORUS PERUANUS; Bauhin, Πιναξ, lib. 1, sect. 2. Tournefort, clas. 15, *apétales*. DORSTENIA CONTRAYERVA; *scapis radicatis, foliis pinnatifido-palmatis, serratis, receptaculis quadrangulis*, Linné, clas. 4, *tétandrie monogynie*. Jussieu, clas. 15, ord. 3, *orties*.
Italien.	CONTRAJERVA; CONTRAJERBA.
Espagnol.	CONTRAYERVA; CONTRAYERBA.
Français.	CONTRAYERVA.
Anglais.	CONTRAYERVA.
Allemand.	KONTRAYERWA; BEZOARWURZEL; GIFTWURZEL.
Hollandais.	CONTRAYERWA; KOORTSWORTEL; TEGENGIFTWORTEL.

La racine de cette plante fut remise à Lécluse vers la fin du seizième siècle, par le célèbre Drake, qui l'avait rapportée du Pérou, où elle jouissait d'une grande réputation dans la matière médicale de ce pays; elle reçut de Lécluse le nom de *drakena radix* (racine de Drake), la plante entière n'étant pas encore connue : elle le fut ensuite par Plumier, qui lui donna le nom du botaniste Dorsten (*dorstenia*), nom conservé par Linné, ainsi que le mot espagnol *contrayerva* (contre-poison). Cette plante est très-remarquable par ses fleurs réunies en grand nombre sur un réceptacle épais, charnu, élargi, anguleux, presque quadrangulaire, assez semblable à celui de la figue, mais plane, très-ouvert et non fermé. Chaque fleur offre un calice à quatre découpures obtuses; point de corolle; quatre étamines, souvent deux stériles très-courtes; un ovaire supérieur, muni d'un style court et d'un stigmate simple; les semences sont enfoncées dans la substance pulpeuse du réceptacle; quelquefois des fleurs mâles se trouvent mélangées avec des fleurs femelles; il en est aussi d'hermaphrodites.

Les racines de la contrayerva sont noueuses, épaisses, un peu tubéreuses, odorantes, garnies de longues fibres rameuses, étalées.

Du collet de la racine sortent plusieurs feuilles longuement pétiolées, élargies, pinnatifides, presque palmées, d'un vert foncé, longues de deux ou trois pouces, un peu plus larges, parsemées de quelques poils courts et rudes ; les lobes ovales lancéolés, aigus, inégalement sinués ou dentés à leur contour.

Les fleurs s'élèvent immédiatement des racines, soutenues par un pédoncule simple, au moins de la longueur des feuilles, qui se termine par un réceptacle quadrangulaire, large d'un pouce, sinué ou anguleux à ses bords, aplati en dessus, chargé d'un grand nombre de petites fleurs sessiles.

Le fruit consiste dans la réunion de plusieurs semences solitaires, arrondies, enfoncées dans la partie charnue du réceptacle commun.

Cette plante, découverte au Pérou, a été depuis observée au Mexique, à l'île de Saint-Vincent et dans plusieurs autres contrées de l'Amérique. (P.)

La racine de contrayerva, d'un rouge brun à l'extérieur et d'un blanc pâle intérieurement, a une odeur aromatique, une saveur amère et une sorte d'âcreté qui laisse long-temps dans la bouche une sensation brûlante ; quoi qu'en ait dit Geoffroy, les chimistes n'y ont rien trouvé d'astringent ; mais elle renferme une si grande quantité de matière mucilagineuse, que sa décoction aqueuse peut à peine passer sur le filtre. On en retire un extrait aqueux et un extrait alcoolique. Le premier est plus abondant et beaucoup plus pesant que le second ; ce dernier a une saveur plus prononcée, et paraît avoir plus d'énergie.

Des qualités physiques aussi manifestes semblent justifier jusqu'à un certain point la réputation dont cette plante a joui en médecine, comme stomachique, cordiale, excitante, diaphorétique, etc. A cet égard, si elle ne mérite pas entièrement l'oubli où elle est tombée de nos jours, elle n'est pas plus digne des éloges fastueux qu'on lui a prodigués sous d'autres rapports. Rien n'est plus douteux, par exemple, que la vertu anti-vénéneuse qui lui a été gratuitement accordée par les Espagnols. Doit-on plus de confiance à l'assertion de Clusius, lorsqu'il prétend que les feuilles de contrayerva sont extrêmement vénéneuses, mais que sa racine en est l'antidote ainsi que de la plupart des poisons végétaux ? C'est cependant d'après de semblables suppositions qu'on a préconisé l'action alexitère, diaphorétique, etc., de cette racine ; qu'on a exagéré ses succès dans le traitement des fièvres putrides, de la peste et des fièvres malignes. A l'époque où l'on s'imaginait que toutes les maladies de ce dernier caractère étaient produites par des venins particuliers, on a pu sans doute avoir une pareille opinion; mais cette erreur a dû nécessairement s'évanouir avec la fausse théorie qui lui servait de base. Au lieu d'admettre sur parole les grands avantages que Willis, Pringle et Huxham lui attribuent contre les fièvres putrides et nerveuses, il est donc plus rationnel de douter avec Mertens et Cullen de ses succès dans ces affections. M. Alibert a sagement déterminé, d'après Grimaud, les circonstances dans lesquelles il peut être utile de l'administrer aux sujets affectés de fièvre lente nerveuse, et celles bien plus fréquentes où il serait nuisible d'y avoir recours. Geoffroy, qui doute avec raison de son efficacité contre ces fièvres, semble lui reconnaître la propriété d'activer la circulation, d'augmenter l'action de l'estomac et de l'intestin, de favoriser l'expulsion des vents, et de faciliter les éruptions cutanées lorsque les fonctions de la peau sont languissantes. Sous ce dernier rapport, Huxham recommandait la contrayerva dans certains cas de variole et autres maladies exanthématiques. Au rapport de Murray, elle a été également employée en gargarisme dans l'angine gangréneuse. Toutefois, si la manière d'agir de cette racine peut, avec quelque fondement, faire présumer son utilité dans la plupart de ces maladies, il faut avouer que ses propriétés médicales ont besoin d'être constatées par de nouvelles observations cliniques. Du reste on ne peut admettre son efficacité dans la dysenterie, quand on réfléchit que cette affection, lorsqu'elle est aiguë, repousse toute espèce d'excitant.

Cette racine est administrée en poudre depuis deux jusqu'à huit grammes (de demi à deux gros), ou en infusion à une dose un peu plus forte. On en fait une teinture et un sirop rarement en usage. Elle entre aussi dans un grand nombre de préparations pharmaceutiques, telles que la poudre bézoardique de Londres, la poudre de pattes d'écrevisses de Charas; la poudre de contrayerva composée, etc.

La contrayerva, aujourd'hui cultivée dans quelques jardins de Paris, permet aux observateurs zélés pour les progrès de la science, de soumettre ses propriétés à de nouvelles épreuves.

CONTRAYERVA.

VEDEL (Georges-Wolfgang), *De contrayervâ, Diss. inaug. resp. Joan. Pet. Dœllin;* in-4°. *Ienæ,* 1712.

L'auteur accumule les autorités, et cite sa propre expérience à l'appui des vertus alexipharmaque, fébrifuge, antispasmodique de la contrayerva; mais tous ces éloges n'ont pu la préserver de l'abandon presque total dans lequel elle est tombée.

HOUSTON (Guillaume), *Description of the contrayerva.*

Cette Description, insérée dans les Transactions philosophiques de Londres, année 1731, n° 421, art. 2, a été traduite en français dans diverses collections; en latin dans le *Commercium litterarium Noribergense*, année 1733.

JUSSIEU (Joseph), Description d'une plante du Mexique, à la racine de laquelle les Espagnols ont donné le nom de *contrayerva* (insérée dans les Mémoires de l'Académie des sciences de Paris, année 1744).

BOTTERI (Sébastien), *De contrayervâ, Diss.* in-4°. *Taurini*, 1765.

TROSCHEL (Henri-Théophile-Népomucène), *Experientiæ, rationes et auctoritates de dosi et viribus radicis contrayervæ, ad ductum observationis clinicæ;* in-8°. *Varsoviæ*, 1767.

EXPLICATION DE LA PLANCHE.

(La plante est réduite à la moitié de sa grandeur naturelle.)

1. Coupe verticale, très-grossie, d'une portion du placenta, involucre, ou calathide, dans laquelle on a représenté en *a*, dans des alvéoles profondes, deux fleurs femelles, composées d'un ovaire stipité, à style latéral et bifide; en *b*, plusieurs fleurs mâles, situées dans des alvéoles superficielles, composées de deux étamines courbées sur elles-mêmes, et de deux autres filets, ou rudimens d'étamines très-courts et extérieurs.
2. Fruit de grosseur naturelle.
3. Le même grossi.

Cette plante, vraiment singulière par son mode d'inflorescence, se rattache, on ne peut plus naturellement, à la famille des *urticées;* elle forme particulièrement un groupe avec les ambora, les figuiers, les artocarpus (arbre à pain), les mûriers, etc., etc., qui ravit l'âme du naturaliste, pour lequel l'étude des affinités est la seule et vraie botanique.

Le célèbre et ingénieux Lamarck, que la botanique regrette comme une de ses plus grandes pertes, est le premier qui ait saisi et présenté ce rapprochement, qui mérite d'être cité.

« Il est fort curieux, dit-il, de remarquer que dans les figuiers, le réceptacle commun est entièrement fermé, et contient la fructification; que ce même réceptacle est en partie ouvert dans les tambouls (*mithridatea*, Commerson; *tambourrissa*, Sonnerat; *ambora*, Jussieu), qu'il l'est entièrement dans les dorstènes, où il présente une surface aplatie, couverte de fleurs; et qu'enfin dans les jacquiers (arbre à pain, *artocarpus*, Linn. suppl.), il est replié sur lui-même, de manière qu'il se trouve central et entouré de la fructification. Diminuez l'épaisseur de ce réceptacle central, et rendez plus distinctes ou plus détachées les fleurs qui le couvrent, vous aurez le mûrier. » *Encyclop. méthod.*, page 316.

Il est étonnant que cette plante qui est bien décidément monoïque diandre (faisant abstraction des deux étamines avortées, à peine visibles), ait été placée, par les linnéistes, tantôt dans une classe, tantôt dans une autre. Linné, sans égard pour sa monœcie bien caractérisée, l'a mise dans sa tétrandrie monogynie: depuis, Willdenow l'y a conservée; mais son contemporain Persoon ayant examiné la plante de plus près, l'a enfin décrite dans sa monœcie tétrandrie. Les graines offrent deux choses dignes de remarque: la première est leur dissémination par élasticité; la seconde, que, semblables à quelques espèces déjà connues, telles que l'angélique, par exemple, elles ne germent que lorsqu'elles se sèment elles-mêmes. (T.)

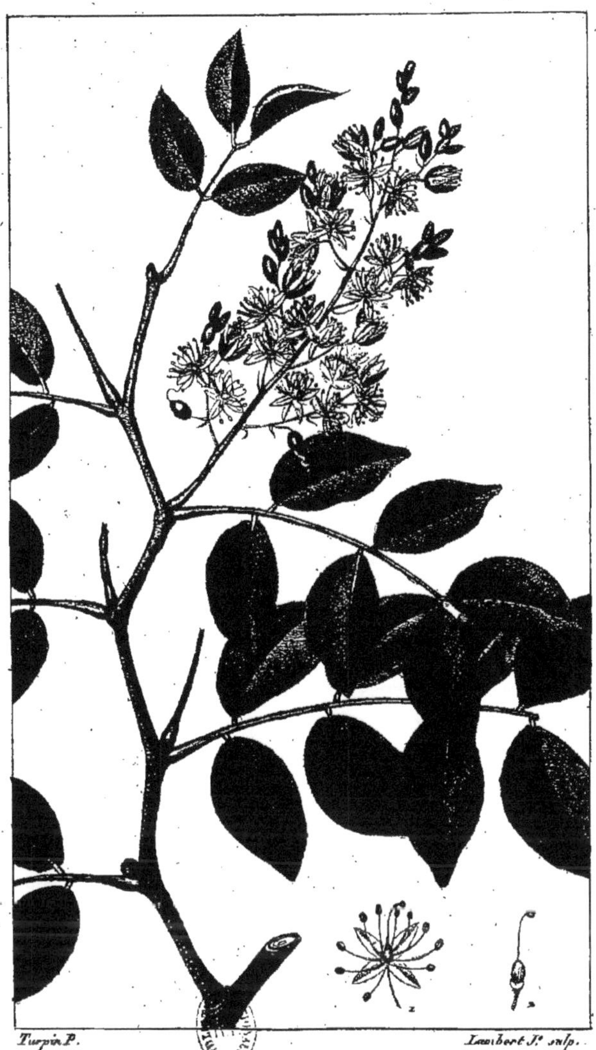

Turpin P. Lambert J.e sculp.

COPAHU.

a. l. l.

CXXXII.

COPAHU.

Latin.	COPAIFERA OFFICINALIS ; Linné, clas. 10, *décandrie monogynie*. Jussieu, clas. 14, ord. 11, *légumineuses*.
Italien.	COPAIBA ; COPAIVA.
Espagnol.	COPAIBA ; COPAYBA.
Français.	COPAHU ; COPAÏER ; COPAYER.
Anglais.	COPAIBA TREE.
Allemand.	COPAIVABAÜM.
Hollandais.	COPAIBA ; WOND-BALSEM-BOOM.

Marcgrave et Pison ont les premiers parlé du copahu, auquel ils ont donné le nom de *copaïba* [1], dans leur *Histoire naturelle* du Brésil; après eux, Jacquin l'a décrit et figuré sous celui de *copaiva* et Linné sous le nom de *copaifera officinalis*.

Cet arbre s'élève à la hauteur de cinquante ou soixante pieds; son bois est d'un rouge foncé, revêtu d'une écorce qui produit par incision une liqueur résineuse très-abondante; ses branches sont étalées, ses rameaux glabres, d'un brun cendré, un peu fléchis en zig-zag.

Ses feuilles sont alternes, pétiolées, ailées, luisantes, un peu coriaces, composées de trois ou quatre paires de folioles alternes, légèrement pédicellées, ovales-lancéolées, glabres, entières, plus étroites d'un côté, longues d'environ trois pouces.

Les fleurs, disposées en petites grappes alternes, paniculées vers l'extrémité des rameaux, sont blanches, petites, médiocrement pédicellées. Chacune d'elles offre, d'après Linné, quatre pétales étalés, étroits, aigus; point de calice; dix filamens libres, terminés par des anthères vacillantes et allongées; un ovaire pédicellé, comprimé, surmonté d'un style courbé, ainsi que les étamines.

Le fruit consiste en une gousse ovale, divisée en deux valves, contenant une seule semence entourée d'une enveloppe pulpeuse.

[1] D'après les naturels du Brésil, qui désignent cet arbre sous la même dénomination.

COPAHU.

Cet arbre croît au Brésil, dans la Guiane, dans la Nouvelle-Espagne; il est très-commun dans les environs d'un village nommé *Ayapel*, dans la province d'Antioche, à cent lieues de Carthagène, ainsi qu'aux environs de Tolu. (P.)

Le suc qu'on en retire, désigné dans le commerce sous le nom de baume de copahu, s'obtient de la manière suivante : au printemps et en automne, on incise longitudinalement le tronc de l'arbre vers sa base, dans l'étendue de cinq à six pouces, de manière à diviser entièrement l'écorce et le liber, et l'on reçoit le liquide, qui s'écoule par cette incision, dans une calebasse ou autre vase disposé au pied de l'arbre pour cet objet. Lorsque cette opération est faite dans la belle saison, on peut recueillir jusqu'à douze livres de baume dans l'espace de trois heures. Quand l'écoulement est achevé, si l'on a soin de couvrir la plaie de l'arbre avec de la cire, on peut, en enlevant cet appareil au bout de quinze jours, obtenir une nouvelle récolte presque aussi abondante que la première.

D'abord liquide, inodore et sans couleur déterminée, le baume de copahu acquiert bientôt la consistance d'une huile grasse et une couleur jaunâtre, sans perdre de sa transparence. Son odeur est suave et fragrante; sa saveur aromatique, un peu amère, chaude et légèrement âcre, adhère fortement à la langue. Celui qu'on rencontre quelquefois dans les boutiques avec une apparence trouble, la consistance du miel, une certaine ténacité et une mauvaise odeur, est sophistiqué ou retiré de la décoction de l'écorce du copayer, et par cela même peu estimé. Ce baume est de la même nature chimique que la térébenthine; distillé avec de l'eau, il fournit environ la moitié de son poids d'une huile essentielle très-odorante, qui devient d'un blanc jaunâtre avec le temps, et la matière qui reste dans la cornue est une résine inodore très-pure, qui brunit et qui devient cassante en vieillissant.

Généralement regardé comme un excitant très-actif, il agit sur l'économie animale avec une grande promptitude, ainsi que le remarque M. Nysten. Le baume de copahu occasione de l'ardeur, de l'âcreté à la gorge et de la chaleur dans l'estomac; il augmente la chaleur générale, la fréquence du pouls, la transpiration cutanée. Son action, néanmoins, se porte essentiellement sur les membranes muqueuses, et occasione souvent des nausées, des coliques et la purgation; il excite aussi la muqueuse bronchique, celle des voies urinaires, et augmente la sécrétion de l'urine. Selon la remarque de Fuller, il donne une saveur amère à ce liquide, et non point l'odeur de violette, comme la térébenthine.

Les auteurs de matière médicale ne tarissent pas en éloges sur les vertus de cette substance, dans la leucorrhée, la blennorrhagie, la dysenterie et les différentes espèces de catarrhe; contre la fièvre hectique, le scorbut, la phthisie pulmonaire, l'aménorrhée, les hémorrhoïdes; dans le traitement de l'ulcération des reins, pour la guérison des plaies, des ulcères, et à la suite de la circoncision. Malheureusement l'expérience n'a pas confirmé des assertions aussi exagérées. Toutefois l'impression vive que le baume de copahu exerce sur les organes digestifs, et les succès que plusieurs praticiens distingués en ont obtenus dans différentes maladies atoniques, surtout dans les affections catarrhales rebelles accompagnées de faiblesse et de relâchement, ne permettent pas de méconnaître son utilité dans le traitement des écoulements anciens exempts de douleur, dans le catarrhe pulmonaire chronique, dans la diarrhée avec atonie. Chaque jour on en retire de grands avantages dans la blennorrhagie et la leucorrhée, après que les symptômes inflammatoires ont disparu. Mais peut-on lui reconnaître la propriété de déterger les ulcères de la vessie, de guérir la toux et la phtisie pulmonaire, de dissoudre les tubercules du poumon? Le plus souvent, dans ces affections, ne doit-on pas s'abstenir d'un médicament aussi stimulant; et dans la plupart des maladies où il est le plus généralement employé, ne serait-il pas dangereux d'en faire usage lorsqu'il y a un état fébrile marqué, une sorte d'excitation générale ou d'irritation locale plus ou moins vive, des symptômes d'inflammation ou autres circonstances qui contr'indiquent les excitans? C'est ainsi que le baume de copahu, dont les empiriques font un si grand abus, lorsqu'il est donné à contre-temps ou à trop haute dose, a souvent produit, au rapport de Spielmann, des douleurs de tête, la fièvre, des hémorrhagies, l'inflammation de divers organes, des palpitations, des coliques, l'ardeur d'urine, et plus souvent l'altération profonde des fonctions de l'estomac.

La dose ordinaire de ce médicament est de dix à trente gouttes, soit dans un œuf à la coque ou dans du vin, soit dans une potion mucilagineuse, ou tout autre excipient approprié. On en porte souvent la dose jusqu'à quatre ou huit grammes (un ou deux gros); mais alors il agit souvent comme purgatif. On l'administre également en pilules, en l'incorporant avec du sucre et une poudre inerte. L'huile essentielle qu'on en retire, associée à l'axonge, forme un onguent qui a été quelquefois employé en onctions dans la paralysie.

Le bois de copayer, à cause de sa dureté et de sa belle couleur rouge foncé, est recherché par les ébénistes et les menuisiers pour différens ouvrages de marqueterie; il est également employé dans la teinture. Le baume qu'on en retire est souvent employé dans les arts; les peintres s'en servent dans la peinture à l'huile et pour la composition de plusieurs vernis; les singes aiment beaucoup ses semences; l'amande qu'elles renferment, malgré son peu de saveur, pourrait même servir d'aliment à l'homme.

HOPPE (Frédéric-Guillaume), *De balsamo copaybâ, Diss. inaug. præs. Dan. Nebel*, in-4°. *Heidelbergæ*; 1710.

EXPLICATION DE LA PLANCHE.

(La plante est réduite à la moitié de sa grandeur naturelle.)

1. Fleur entière grossie.
2. Pistil.

Observ. Cette plante offre tous les caractères d'une térébinthacée, et paraît avoir des rapports avec le genre *bursera*, malgré la différence du nombre des parties calicinales, et l'absence de la corolle dans le copaifera. Que l'on me permette de suspecter la possibilité du nombre quatre dans le calice, avec celui de dix dans les étamines. (T.)

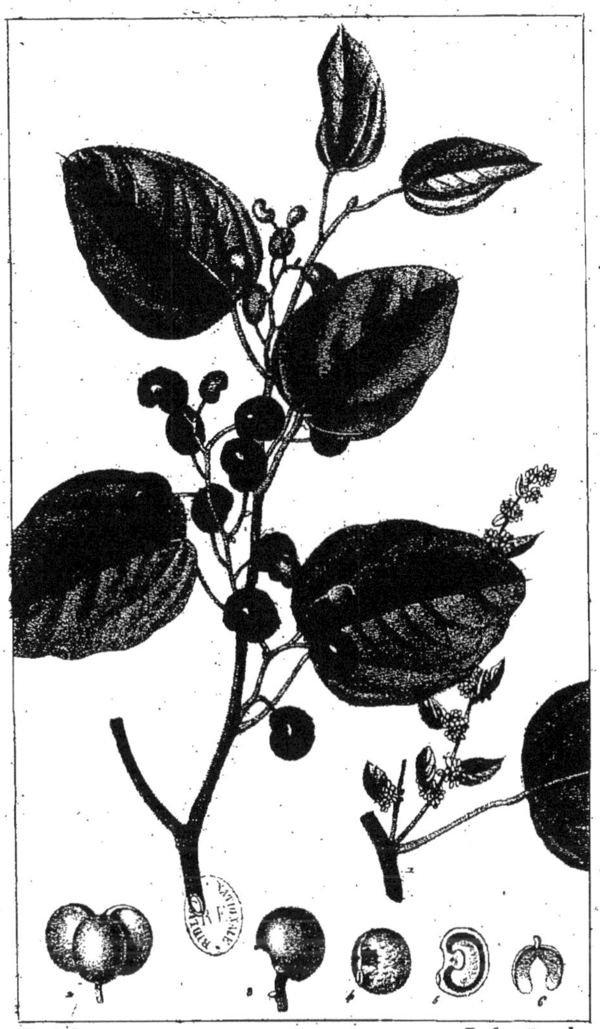

Turpin P. Lambert J.ⁿ sculp.

COQUE DU LEVANT.

a 11.

CXXXIII.

COQUE DU LEVANT.

Latin	COCCULÆ OFFICINARUM; Bauhin, Πιναξ, lib. 12, sect. 6. MENISPERMUM COCCULUS; *foliis cordatis, retusis, mucronatis, caule lacero;* Linné, clas. 22, *diœcie dodécandrie.* Jussieu, clas. 13, ord. 17, *ménispermes.* CISSAMPELOS COCCULUS; Poiret.
Italien	COCCOLE D'INDIA.
Espagnol	COCA LEVANTINA; COCA DE LEVANTE.
Français	COQUE DU LEVANT; COQUE-LEVANT; PAREIRE A FEUILLES RONDES, Poiret.
Anglais	INDIAN COCKLES; INDIAN BERRIES.
Allemand	FISCHKOERNERBAUM; KOKKELSKOERNERBAUM.
Hollandais	INDIAANSCHE BEZIES; KOKLUS.

Les coques du Levant ne sont point originaires du pays dont elles portent le nom; les premières qui ont été introduites en Europe, étaient apportées d'Alexandrie en Italie par la voie du commerce, ce qui a fait croire que la plante qui les produit devait croître en Égypte; elle est restée long-temps inconnue. On a enfin découvert que ces fruits appartenaient à un arbrisseau sarmenteux de l'île de Java, que Linné a placé parmi les *menispermum*, et auquel il attribue pour caractère essentiel, des fleurs dioïques, un calice composé de six à huit folioles et plus, une corolle à six ou huit pétales et plus, seize étamines un peu plus longues que la corolle; dans les fleurs femelles huit étamines stériles, deux ou trois ovaires pédicellés; autant de stigmates presque sessiles, deux ou trois baies coriaces, arrondies, chacune à une loge monosperme.

Ses tiges sont ligneuses, grimpantes, striées, cylindriques, très-ramassées.

Les feuilles alternes, pétiolées, glabres, ovales, obtuses, presque en cœur, coriaces, longues d'environ deux pouces, légèrement échancrées à leur base, terminées par une petite pointe mucronée, les nervures un peu confluentes vers les bords.

Les fleurs blanchâtres, fort petites; les mâles disposées dans l'aisselle des petites feuilles supérieures en paquets sessiles très-courts; les fleurs femelles en grappes axillaires, allongées.

Le fruit est composé de deux ou trois coques en forme de baie sèche, arrondie, presque en rein : une loge pour chaque coque, renfermant une semence un peu comprimée, orbiculaire, échancrée en rein.

Observations. Les auteurs ne sont point d'accord sur la véritable espèce qui produit la coque du Levant. Celle que je viens de décrire, et qui a été figurée par M. Turpin, se trouve dans l'herbier de M. de Jussieu, chargée de jeunes fruits. Je ne crois pas qu'on puisse la rapporter à celle décrite par Willdenow, ou bien il faut convenir que les feuilles sont mal représentées dans la figure qu'il cite de Plukenet (tab. 344, fig. 2); celle de Rumphius (Amb. 5, tab. 22) y convient encore moins, quoique citée par Linné; il faut également en exclure celle de Rhéed (*Hort. malab.* 7, tab. 1), qui se rapproche davantage du *cissampelos pareira*, Linné.

Les fruits de cette plante, qu'on nous envoie secs des Indes Orientales, sous le nom de *coques du Levant*, sont des baies sphériques, de la grosseur d'un pois, d'un brun noirâtre, inodores, et d'une saveur amère et persistante. (P.)

Principalement connues par la propriété qu'elles ont d'enivrer et de donner la mort aux poissons, les coques du Levant, au rapport de Murray, exercent la même action délétère sur plusieurs oiseaux, et sont également vénéneuses pour les chèvres et pour les vaches. Les expériences de M. Goupil semblent même prouver qu'elles sont un véritable poison pour différens animaux carnivores. Par analogie, on a supposé, avec assez de probabilité, que leur action sur l'homme n'était pas moins dangereuse. Plusieurs auteurs de matière médicale considèrent même la chair des poissons empoisonnés par cette substance, comme susceptible de produire de graves accidens. En rapportant le résultat des expériences de M. Goupil, M. Cadet Gassicourt paraît admettre, avec ce médecin, que le principe vénéneux de la coque du Levant résiste à l'action digestive, passe avec toutes ses propriétés dans les vaisseaux absorbans, et que la chair des poissons qui ont succombé à l'action délétère de cette substance agit sur l'homme comme la coque du Levant elle-même. Loin de confirmer cette assertion, l'expérience journalière, ainsi que le remarque judicieusement Peyrilhe, prouve que la chair de ces animaux n'occasione aucun accident à ceux qui en mangent. Il est probable que, si dans quelques cas il est résulté des accidens de l'usage des poissons morts par l'action des fruits du *menispermum cocculus*, cela tient à ce qu'ils avaient été mal vidés, et qu'il était resté dans leur cavité abdominale une certaine quantité de ce poison.

Toutes les parties de la coque du Levant ne sont pas également vénéneuses. M. Goupil a reconnu que le principe délétère réside essentiellement dans l'amande, et que la partie corticale de ce fruit n'a qu'une simple propriété vomitive. L'énergie avec laquelle ces petites baies agissent sur l'économie animale doit faire présumer qu'elles recèlent des propriétés médicales très-actives. Sous ce rapport, elles réclament toute l'attention des médecins observateurs. On n'en a cependant point encore fait usage à l'intérieur. Le seul emploi médical de cette substance se borne à quelques applications extérieures contre les pous. Pour cela on la pulvérise et on en répand une certaine quantité sur la tête.

En mêlant la coque du Levant avec de la mie de pain, les pêcheurs en font une pâte dont les poissons sont très-avides. On la jette dans les rivières et les ruisseaux, et ces animaux, bientôt étourdis par l'action vénéneuse de cette substance, viennent nager à la surface de l'eau, où on les prend avec facilité. Dans certaines contrées on se saisit facilement de plusieurs espèces d'oiseaux, en jetant dans l'eau des marres où ils vont se désaltérer, une certaine quantité de ces mêmes baies.

GODRONCHI (Baptiste), *Tractatus de baccis orientalibus*, etc.

Ce Traité fait partie de l'ouvrage du même auteur, intitulé : *De christianâ et tutâ medendi ratione*; in-4°. *Ferariæ*, 1591; in-4°. *Bononiæ*, 1629.

COQUE DU LEVANT.

EXPLICATION DE LA PLANCHE.

(L'individu femelle que nous figurons ici, est représenté de grandeur naturelle.)

1. Épi de fleur femelle.
2. Fruit entier et tricoque du *menispermum cocculus*, copié de Gærtner.
3. Fruit entier de grandeur naturelle, tel qu'il se trouve dans le commerce.
4. Le même dépouillé de sa première enveloppe.
5. Le même coupé longitudinalement, afin de faire voir le placenta et la graine.
6. Embryon isolé.

Observ. De toutes les espèces de ménispermes qu'ont pu nous offrir les nombreux herbiers que nous avons visités, celle que nous représentons ici nous a semblé avoir le plus de rapport par ses fruits avec ceux du commerce. (T.)

134.

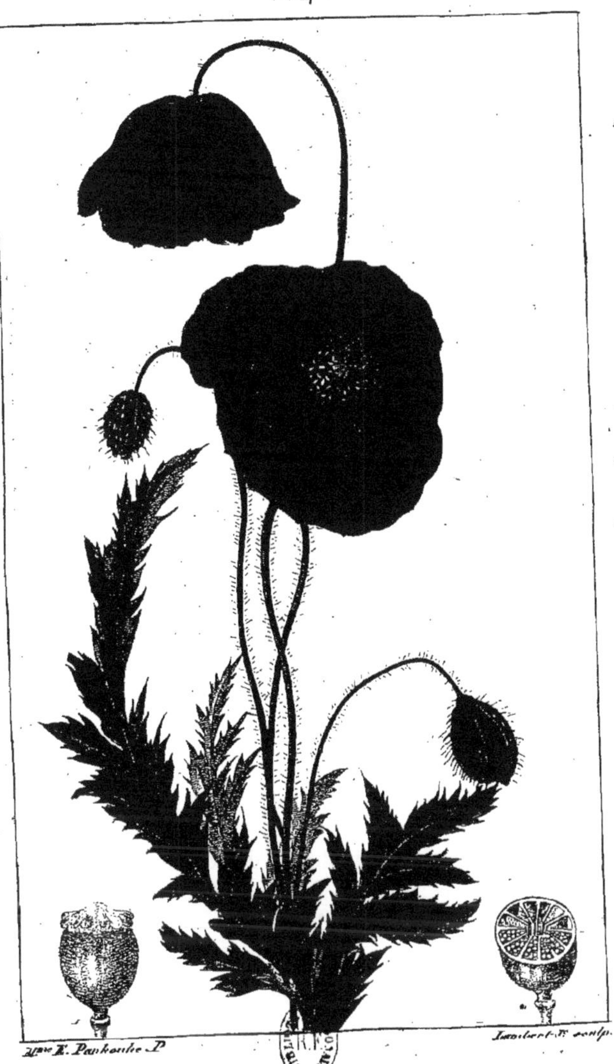

Mme E. Panckoucke P. — Lambert Jr sculp.

COQUELICOT.

a. l. l.

CXXXIV.

COQUELICOT.

Grec	ροιας.
Latin	PAPAVER ERRATICUM MAJUS, Bauhin, Πιναξ, lib. 5, sect. 1. Tournefort, clas. 6, *rosacées*. PAPAVER RHOEAS; *capsulis glabris, globosis; caule piloso, multifloro, foliis pinnatifidis, incisis*; Linné, clas. 13, *polyandrie monogynie*. Jussieu, clas. 13, ord. 2, *papavéracées*.
Italien	PAPAVERO SALVATICO; PAPAVERO SERCHIONE; ROSOLACCI.
Espagnol	AMAPOLA; ABABOL; ADORMIDERA SILVESTRE.
Français	COQUELICOT; PONCEAU; PAVOT ROUGE.
Anglais	RED POPPY; CORN-ROSE; COP-ROSE; HEAD-WARK.
Allemand	WILDER MOHN; ROTHER MOHN; FELDMOHN; KLATSCHROSEN; KLAPPERROSEN.
Hollandais	ROODE KOORENBLOEM; KOLBLOEM WILDE HEUL KLAPROOSEN; KANKERBLOEMEN.
Polonais	MACZEK, Erndtel.

Répandu partout avec profusion, il n'est point de bouquets champêtres dont le coquelicot ne fasse l'ornement; il s'allie dans notre esprit à la richesse des moissons, à la beauté des prairies : poursuivi par l'agriculteur comme plante inutile, et même nuisible aux céréales, il se sauve dans nos jardins, où, quittant les simples ornemens de la nature champêtre, il étale un luxe imposant en doublant ses belles fleurs. Elles sont d'un rouge vif, quelquefois blanches, plus souvent panachées, les pétales frangés ou bordés d'un beau liseret blanc. La connaissance du pavot remonte à une époque très-reculée, surtout le pavot somnifère. Emblème du sommeil, il ornait l'entrée du palais de Morphée; c'était avec cette plante que ce dieu touchait ceux qu'il voulait endormir : la déesse des moissons était représentée tenant une faucille d'une main, et une poignée d'épis et de pavots de l'autre. Il est donc hors de doute que le pavot était connu des anciens; cependant il est très-difficile de déterminer les cinq espèces mentionnées dans Dioscorides; Pline n'en cite que deux, le *papaver somniferum* et le *rhœas*. Théophraste n'en parle que d'une manière très-obscure [1]. Le caractère essentiel des pavots est facile à reconnaître : il consiste dans un calice à deux folioles concaves, très-caduques, quatre pétales, un grand nombre d'étamines beaucoup plus courtes que la corolle, insérées sur le réceptacle; un ovaire supérieur couronné par un large stigmate sessile, lobé, en forme de bouclier, à six ou douze rayons divergens; une capsule globuleuse ou allongée, s'ouvrant sous le stigmate en plusieurs trous, divisée intérieurement en six ou douze demi-loges séparées par des cloisons membraneuses, renfermant des semences très-nombreuses, adhérentes à des placentas insérés sur les parois de la capsule.

Ses racines sont grêles, presque simples, blanchâtres, munies de quelques fibres.

Ses tiges droites, rameuses, légèrement pileuses, hautes d'un à deux pieds, rudes au toucher.

Les feuilles sont alternes, presque ailées, découpées profondément en lanières assez longues, velues, aiguës, dentées ou pinnatifides.

Les fleurs sont grandes, terminales, d'un rouge éclatant, marquées à la base des pétales d'une tache noirâtre.

Il leur succède une capsule glabre, ovale, un peu globuleuse, couronnée par un stigmate noirâtre, à dix rayons.

Tel est notre pavot coquelicot, nommé *erraticum* (errant) par les uns, à cause de sa grande facilité à se répandre partout; par d'autres, *rhœas*, à cause de ses fleurs caduques [2].

Il en existe plusieurs autres espèces, distinguées principalement par leur capsule glabre ou hérissée, ovale, globuleuse ou allongée. La plus intéressante est le pavot somnifère, qui fournit l'opium, et que l'on cultive en grand dans plusieurs départemens de la France.

(P.)

Les fleurs fraîches de coquelicot ont une odeur faible, désagréable,

[1] Viguier, *Histoire des pavots*; pages 7 et 8.

[2] Ou bien parce qu'il s'en écoule un suc : ῥοη, *fluentum*, de ῥεῖν, *fluere*; Dioscorides donne cette double étymologie.

Quant aux dénominations vulgaires *coquelicot* et *ponceau*, la première paraît due à la belle couleur des pétales, rouges comme la crête d'un coq; la seconde rappelle également cette teinte rouge éclatante, que les Latins ont désignée sous le nom de *puniceus*.

manifestement vireuse, et une saveur mucilagineuse légèrement amère. Lorsqu'on incise cette plante, il en découle un suc laiteux, gommo-résineux, soluble en partie dans l'eau, en partie dans l'alcool, et qui, par son odeur et sa saveur, a la plus grande analogie avec l'opium. Ce suc est beaucoup plus abondant dans le fruit que dans les autres parties de la plante. Quatre onces de capsules de coquelicot, au rapport de Murray, ont fourni, par la décoction et l'évaporation, cinq drachmes d'un extrait opiacé.

Les qualités physiques de cette plante introduite dans la matière médicale, selon Peyrilhe, vers la fin du seizième siècle, justifient les propriétés adoucissante, calmante et anodine qu'on lui attribue. Comme telle, elle a été employée dans le catarrhe et autres maladies aiguës du poumon, dans les toux anciennes, dans la coqueluche, contre certains maux de gorge, et dans toutes les circonstances où il faut calmer une vive douleur et procurer un sommeil tranquille. Peyrilhe et plusieurs praticiens ont pensé qu'elle pourrait remplacer l'opium dans beaucoup de cas. L'expérience n'a point confirmé sans doute tous les éloges donnés au coquelicot; toutefois son action diaphorétique et légèrement calmante le fait employer avec un certain avantage, au rapport de M. Biett, dans les phlegmasies aiguës de la poitrine. Baglivi se loue beaucoup de l'infusion des fleurs de coquelicot, associée à celle des semences de lin dans le traitement de la pleurésie. Fouquet en administrait le suc de quatre à dix-huit grains, dans la coqueluche, l'épilepsie et autres maladies convulsives des enfans, dans lesquelles il le préférait à l'opium comme moins irritant. Divers praticiens assurent avoir assoupi les douleurs du cancer, et procuré un sommeil paisible par son usage, et chaque jour on l'emploie parmi nous avec plus ou moins de succès en infusion contre le rhume, dans la migraine, etc.

L'infusion théiforme des pétales de coquelicot desséchés, convenablement édulcorée avec le sucre ou le miel, est la manière la plus ordinaire d'administrer cette plante. Le sirop qu'on prépare avec cette infusion, convenablement évaporée et unie au sucre, aussi agréable par sa belle couleur rouge qu'utile par ses qualités mucilagineuse et légèrement sédative, se donne à la dose de quinze, trente et soixante grammes (ou depuis une demie jusqu'à une ou deux onces). Les pharmaciens en composent en outre une teinture alcoolique, qu'on fait entrer dans des potions calmantes et dans divers juleps et elixirs. L'extrait des têtes de coquelicot, obtenu par l'évaporation lente de leur décoction aqueuse, se donne comme l'opium à la dose de cinq à vingt centigrammes (un à quatre grains).

Ce pavot n'est point en usage dans les arts; on n'a point encore tiré parti de la belle couleur rouge que ses pétales donnent à l'eau par la décoction. Dans beaucoup de contrées, il est un fléau pour les moissons, et nuit souvent, par son excessive multiplication dans les campagnes, à l'accroissement des récoltes.

EXPLICATION DE LA PLANCHE.

(La plante est de grandeur naturelle.)

1. Fruit capsulaire représenté de grandeur naturelle.
2. Le même coupé horizontalement, dans lequel on distingue douze à treize loges remplies d'une grande quantité de petites graines.

135.

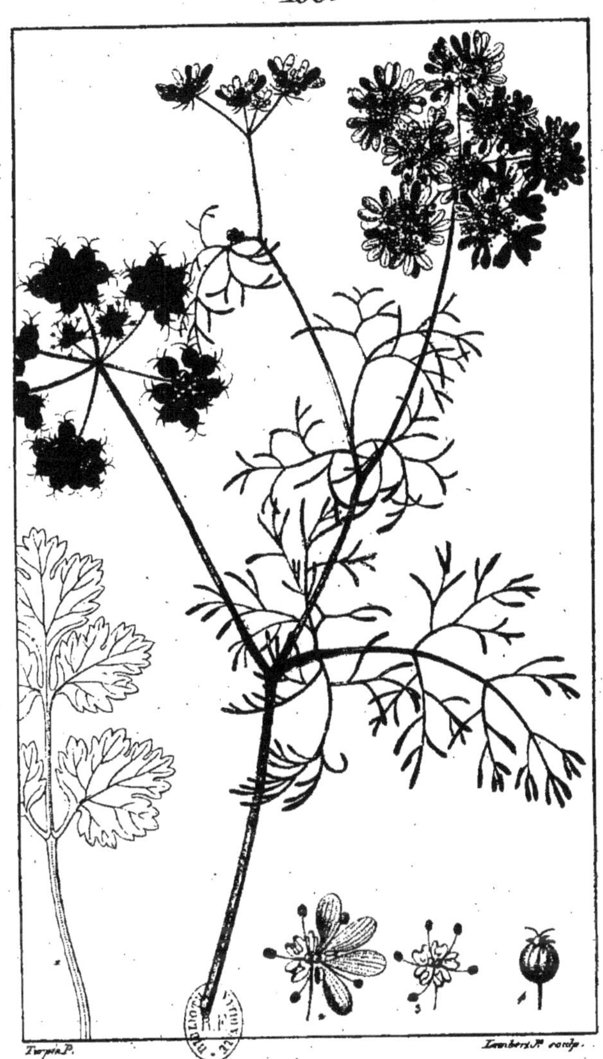

Turpin P. — Lambert J[e] sculp.

CORIANDRE.

n. 1. I.

CXXXV.

CORIANDRE.

Grec.	κοριον ; κοριαννον.
Latin.	CORIANDRUM MAJUS ; Bauhin, Πιναξ, lib. 4, sect. 5. Tournefort, clas. 7, *ombellifères.* CORIANDRUM SATIVUM ; *fructibus globosis ;* Linné, clas. 5, *pentandrie digynie.* Jussieu, clas. 12, ord. 2, *ombellifères.*
Italien.	CORIANDRO ; CURIANDOLO.
Espagnol.	CILANTRO ; CULANTRO.
Français.	CORIANDRE.
Anglais.	CORIANDER.
Allemand.	KORIANDER.
Hollandais.	KORIANDER.
Suédois.	CORIANDER.
Polonais.	KORYANDER ; KORIANDRZE, Erndtel.

La coriandre nous avertit de sa présence par l'odeur infecte de ses feuilles et de ses tiges, dont les doigts, lorsqu'ils les ont touchées, ne se débarrassent que difficilement. Elle eût été négligée sans la saveur aromatique de ses semences. Tournefort ne l'avait point observée aux environs de Paris : on croyait alors qu'elle ne croissait qu'en Italie; elle a été depuis découverte en France; elle est même assez commune aux environs de Paris, ce qui ferait croire qu'elle s'y est naturalisée. Il serait très-difficile de prouver que le *κοριον* de Dioscorides soit la même plante, n'étant indiqué que par ses propriétés médicales : le *coriandrum* de Pline n'est pas plus connu; et le peu que Théophraste a dit du *κοριαννον* ne peut pas s'appliquer avec plus de certitude à la coriandre. Il serait donc très-indiscret de rapporter à notre coriandre les propriétés que Dioscorides et les anciens attribuent au *κοριον*. Elle appartient à la famille des ombellifères, et se distingue par un involucre universel nul ou à une seule foliole, les involucres partiels souvent composés de trois folioles, le calice muni de cinq petites dents, les pétales courbés en cœur, plus grands sur les bords de l'ombelle, les semences sphériques.

Ses racines sont grêles, blanchâtres, peu rameuses, garnies de quelques fibres.

CORIANDRE.

Ses tiges droites, glabres, rameuses, hautes d'environ deux pieds.

Les feuilles alternes, plusieurs fois ailées, les inférieures plus grandes, leurs folioles élargies, ovales ou arrondies, dentées ou lobées à leur contour; les autres feuilles médiocrement pétiolées, découpées très-menu.

Les fleurs sont blanches, disposées en ombelles terminales à cinq ou huit rayons, soutenant des ombellules un peu inégales; leur involucre à trois folioles de la longueur des rayons, les pétales des fleurs extérieures plus grands, irréguliers, cinq étamines, deux styles.

Le fruit est globuleux, légèrement strié, composé de deux semences demi-sphériques. (P.)

Les semences sont les seules que l'on emploie de nos jours en médecine; toute la plante exhale une odeur aromatique, forte, désagréable, plus ou moins étourdissante, analogue à celle de la punaise[1]; sa saveur est aromatique et piquante; mais ces qualités s'affaiblissent avec le temps, la dessiccation les change même en une saveur suave et très-agréable. Les connaissances acquises sur la composition chimique de cette plante se réduisent à savoir qu'on en retire par la distillation dans l'eau une huile essentielle jaunâtre, aromatique très-odorante.

L'énergie de ses qualités physiques avait porté les anciens à la regarder comme une plante très-dangereuse. Si l'on en croit la plupart des médecins grecs et arabes, le suc qu'on extrait de ses feuilles serait aussi vénéneux que celui de la ciguë. Mathiole prescrit de ne jamais en faire usage sans avoir préalablement modifié ou détruit ses propriétés délétères par la macération dans le vinaigre. Tragus recommande expressément aux droguistes de ne la livrer au public qu'après lui avoir fait subir une semblable préparation. M. Gilibert a récemment éprouvé lui-même des maux de tête, des nausées et la cardialgie, après avoir été exposé quelque temps aux émanations d'une certaine quantité de coriandre. D'un autre côté, Alpinus, Amatus, J. Bauhin, Zwelfer, Lobel et autres observateurs lui refu-

[1] Telle est l'origine du mot *coriandrum;* de κορις, punaise.

sent toute espèce de propriété nuisible, et s'appuient du grand usage qu'en font journellement les Égyptiens, les Espagnols et les Hollandais, en la mêlant soit avec leurs alimens, soit avec différentes boissons. Mais quoique l'habitude ait le pouvoir de modifier l'action des substances les plus vénéneuses, selon la remarque de Geoffroy, on ne doit employer la coriandre qu'avec beaucoup de circonspection, au moins dans l'état frais; car, lorsqu'elle est sèche, il paraît qu'on n'a rien à en redouter. Cullen observe judicieusement que les propriétés médicales des feuilles n'ont point encore été déterminées, et qu'elles paraissent différer beaucoup de celles des semences.

Depuis long-temps on a préconisé les vertus roborante, carminative, stomachique, diaphorétique de ces dernières. Comme telles on les a employées avec succès dans la débilité de l'estomac, dans l'atonie du canal digestif et contre les flatuosités qui en résultent. On en a quelquefois obtenu des avantages dans certaines céphalalgies et dans l'hystérie. Leur infusion vineuse, au rapport de divers praticiens, a fait disparaître des fièvres tierces et des fièvres quartes. A raison de son action excitante, on peut croire aussi que cette plante a pu être utile dans certains cas de scrophule; mais il n'est pas également permis d'admettre son efficacité contre l'hémoptysie ou autres hémorrhagies, et contre le flux de ventre par irritation. Cullen pense que son infusion, associée à celle du séné, prévient les coliques que ce purgatif produit souvent. Mais un effet bien plus certain de ces semences aromatiques, c'est qu'elles corrigent l'odeur et le goût souvent insupportable des purgatifs auxquels on les unit ainsi avec avantage.

Leur dose est de trois décigrammes à quatre grammes (environ un scrupule à un gros), en substance, et depuis un gros jusqu'à un gros et demi en infusion. Elles entrent dans la composition de l'eau de mélisse composée, de la poudre digestive de Charas et de plusieurs elixirs toniques.

Différens peuples en font un usage économique pour aromatiser leurs alimens et leurs boissons. On en compose plusieurs liqueurs fort agréables. Les confiseurs les enveloppent de sucre, et en préparent des dragées qui rendent l'haleine suave, et que certains médecins prescrivent aux malades qui prennent les eaux minérales froides, pour augmenter l'action de l'estomac.

CORIANDRE.

BOECLER (JEAN), *De coriandro*, *Diss.* in-4°. *Argentorati*, 1739.

EXPLICATION DE LA PLANCHE.

(La plante est de grandeur naturelle.)

1. Feuille radicale au trait.
2. Fleur entière, de la circonférence d'une ombellule, grossie.
3. Fleur du centre d'une ombellule, grossie.
4. Fruit entier grossi.

136

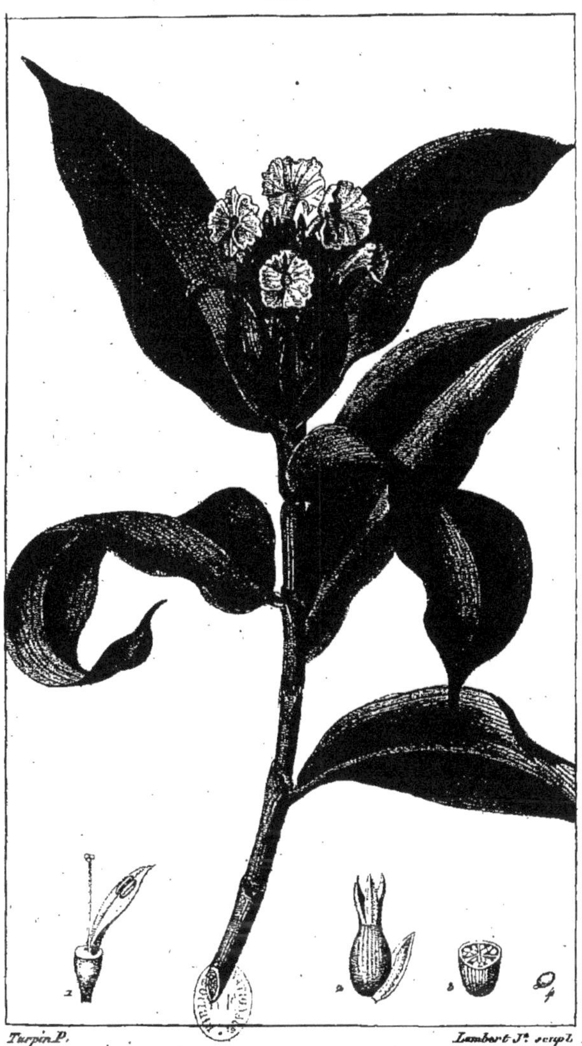

Turpin P. Lambert J.e sculp.

COSTUS.

a. l. l.

aqueux et un extrait alcoolique. Ce dernier conserve l'odeur suave et toute l'amertune du costus.

Ces qualités physiques dénotent dans la racine du costus des propriétés médicales analogues à celles des autres substances amères et aromatiques, ce qui a pu raisonnablement la faire regarder comme stimulante, diaphorétique, diurétique et emménagogue. L'impression tonique et excitante qu'elle exerce sur le système digestif et sympathiquement sur tous les organes, la rend en effet très-utile dans l'atonie du canal intestinal, dans les faiblesses d'estomac, dans les catarrhes chroniques, dans les fièvres adynamiques et autres maladies accompagnées de débilité et de relâchement. Elle est également propre à exciter la transpiration cutanée et à provoquer la sécrétion des urines chez les individus dont la peau et l'appareil urinaire manquent d'énergie; elle a pu aussi favoriser l'irruption des règles, lorsque l'aménorrhée était le résultat d'une faiblesse soit générale, soit locale. On l'a encore placée au rang des expectorans, on l'a préconisée dans la colique venteuse, dans l'apoplexie, la paralysie et dans les fièvres malignes; mais il est facile de voir qu'il n'appartient qu'à un médecin expérimenté de déterminer, dans ces différentes maladies, les cas où cette substance stimulante peut être utile, et ceux dans lesquels il serait dangereux de l'employer. Elle a joui, en outre, pendant long-temps, d'une grande réputation comme prophylactique, contre les maladies contagieuses. Quelques apothicaires même vendent encore le costus arabique comme antidote; mais on sait à quoi s'en tenir sur une semblable vertu!

La dose ordinaire de cette racine est de deux à huit grammes (demi à deux gros) en poudre, et jusqu'à soixante-cinq grammes (environ deux onces en infusion). La thériaque d'*Andromaque*, le mithridate de *Damocrate*, le grand philonium, les électuaires maryocostin et caryocostin, les trochisques d'hédichroon, l'orviétan de *Charas*, préparations monstrueuses, et pour la plupart inusitées, sont autant de médicamens dont le costus fait partie. Quoique puissante et digne de l'attention des praticiens, cette plante est rarement en usage, et on lui substitue souvent l'angélique, le zédoaire, l'iris, l'aunée ou toute autre racine aromatique.

Les anciens brûlaient le costus sur les autels des dieux, et s'en servaient aux jeux solennels pour parfumer les temples, dans les cérémonies religieuses. Mais il est à croire qu'ils employaient, sous le nom de costus, une plante très-différente de celle qui porte ce nom parmi nous, laquelle n'est point propre à répandre le parfum que les anciens obtenaient du leur.

EXPLICATION DE LA PLANCHE.

(Ce fruit est réduit au tiers de sa grandeur naturelle.)

1. Ovaire sur le sommet duquel on a laissé le style et l'étamine.
2. Fruit entier, accompagné de son écaille particulière.
3. Le même coupé horizontalement, afin de faire voir les trois loges.

(Ces trois figures sont réduites à la moitié de leur grandeur naturelle.)

4. Graine isolée de grandeur naturelle.

Observ. Ce dessin est tiré du porte-feuille de M. Turpin, qui a souvent rencontré le costus arabicus dans les montagnes de Saint-Domingue. (T.)

137.

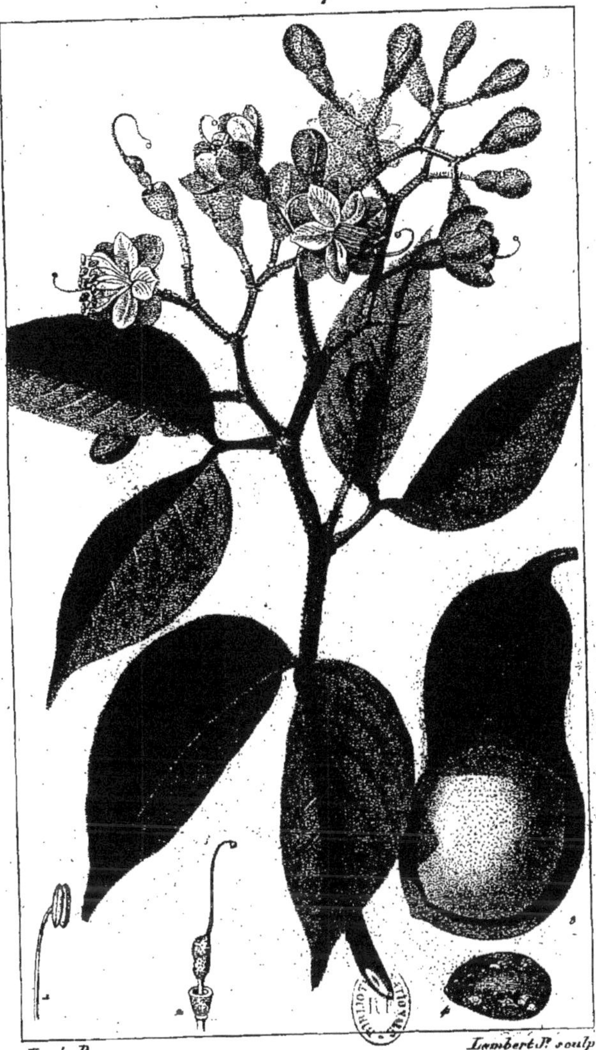

COURBARIL.

a. l. l.

CXXXVII.

COURBARIL.

Latin.	ARBOR SILIQUOSA EX QUA GUMMI ANIME ELICITUR ; Bauhin, Πιναξ, lib. II, sect. 2. HYMENÆA COURBARIL [1] ; Linné, clas. 10, *décandrie monogynie.* Jussieu, clas. 14, ord. 11, *légumineuses.*
Italien	GOMMA ANIME.
Espagnol	GOMA ANIME.
Français	COURBARIL ; GOMME ANIMÉ ; RÉSINE ANIMÉ.
Anglais	LOCUST-TREE.
Allemand	HUELSENBAUM ; KOURBARILBAUM.
Hollandais	KOURBARILBOOM.

Le courbaril, de la famille des légumineuses, est un des plus grands arbres de l'Amérique méridionale. Il croît principalement dans la Guiane et aux Antilles. Ses fruits étaient connus de Clusius et des Bauhins : Pison et Marcgrave l'ont depuis mentionné sous le nom de *jataïba;* mais c'est au père Plumier que nous devons la connaissance parfaite des fleurs et autres parties de cet arbre intéressant.

Son bois est dur, un peu rougeâtre, revêtu d'une écorce épaisse, raboteuse, d'un brun sombre, ses branches, très-étalées, très-rameuses.

Elles se couvrent d'un grand nombre de feuilles glabres, coriaces, pétiolées, alternes, luisantes, d'un beau vert, divisées chacune en deux folioles ovale-obliques, lancéolées, aiguës, parsemées de points transparens.

Les fleurs, situées au sommet des rameaux, et légèrement purpurines, sont disposées en une grappe pyramidale, composées d'un calice à quatre ou cinq divisions; de cinq pétales concaves, un peu

[1] Linné a conservé pour dénomination spécifique ce mot américain. Quant au mot générique, il prouve l'imagination poétique de l'immortel naturaliste suédois, qui désigne le courbaril sous le titre de *hymenæa*, parce que ses feuilles, disposées par paires, se rapprochent sensiblement l'une de l'autre pendant la nuit, comme deux jeunes époux.

inégaux, renfermant dix étamines libres; d'un ovaire supérieur, rougeâtre, comprimé, surmonté d'un seul style.

Le fruit consiste en une gousse cylindrique, un peu comprimée latéralement, obtuse, longue de six pouces, large d'un ou deux, à une seule loge indéhiscente, couverte d'une écorce épaisse, dure, légèrement chagrinée, renfermant quatre ou cinq semences ovales, entourées de fibres et d'une pulpe jaunâtre et farineuse. (P.)

Le suc résineux qui découle de cet arbre, soit par incision, soit spontanément, désigné chez les Brésiliens sous le nom de *jotica-cica*, est généralement connu parmi nous sous les dénominations de *résine de courbaril*, *résine animé occidentale*, *gomme animé*, etc. Il nous est apporté de la Nouvelle-Espagne, du Brésil et des îles de l'Amérique, en gros morceaux durs, transparens, friables, d'un blanc jaunâtre ou d'un jaune citrin, quelquefois tirant sur le brun, d'une odeur balsamique, agréable et sans saveur marquée. Cette matière résineuse, analogue au succin par sa couleur et sa consistance, est très-difficile à distinguer de la gomme copal, qu'on lui substitue souvent dans les boutiques; elle ne doit pas être confondue avec l'animé d'Orient qu'on apportait jadis de l'Éthiopie et autres contrées de l'Afrique. Quelques auteurs pensent que la résine de courbaril a été connue des anciens, et la rapportent à la *myrra minea*, de Galien et de Dioscoride; tandis que d'autres se croient également fondés à la rapporter au bdellium.

Quoi qu'il en soit, cette matière s'amollit sous la dent : elle s'enflamme sur les charbons ardens, exhale une odeur très-suave pendant sa combustion, et laisse à peine quelques cendres blanches pour résidu; elle est entièrement dissoluble dans l'alcool, et on en retire une huile essentielle remarquable par un arôme particulier.

Les propriétés médicales de cette résine ne reposent sur aucune observation clinique. Les vertus excitante et nervine qu'on lui attribues ont plutôt fondées sur l'analogie que sur l'expérience. Toutefois les Indiens en font un fréquent usage comme masticatoire; ils la croient utile contre la colique, et l'emploient en fumigations dans les rhumatismes, les catarrhes et la paralysie. Quelques auteurs louent ses bons effets dans cette dernière affection, dans l'asthme, le catarrhe suffocant et autres maladies nerveuses. D'autres s'en sont servis avec quelque succès, sous forme de liniment, dans la contracture des membres et dans plusieurs affections goutteuses. On a même préconisé son efficacité pour la guérison des plaies, des ulcères et des fractures. Toutefois on sait que tous les topiques analogues sont aujourd'hui heureusement proscrits dans la pratique chirurgicale. Si l'on peut admettre jusqu'à un certain point l'utilité de cette résine dans certaines maladies internes, on doit rejeter, comme réprouvées par la raison, les vertus imaginaires qu'on lui a faussement attribuées, dans les solutions de continuité et les maladies des os.

Pison assure que l'écorce de courbaril est purgative et carminative. Ses feuilles appliquées en cataplasme sur le ventre sont réputées vermifuges par quelques auteurs; mais aucune observation positive n'a confirmé ces assertions.

A raison de sa dureté, de sa solidité et de la propriété qu'il a de résister long-temps à la destruction, le bois de courbaril est employé, en Amérique, à toutes sortes d'usages. Les charpentiers en font des planches, des poutres, des axes pour les moulins à sucre; des roues d'une seule pièce pour les affûts des canons. Les menuisiers en fabriquent des meubles; sa belle couleur rouge et le beau poli dont il est susceptible le rendent précieux pour les ébénistes. Les gousses de cet arbre, à l'époque de leur maturité, sont recueillies avec empressement par les Indiens, à cause de la pulpe farineuse qu'elles renferment. Cette pulpe friable et nourrissante est remarquable par son odeur aromatique et par un goût très-agréable de pain d'épice. Avant la conquête de Saint-Domingue, les naturels de cette île, au rapport de Valmont de Bomare, faisaient, avec cette espèce de farine, un pain moins remarquable par sa bonté que par sa beauté. Dans le pays où l'on récolte la résine de courbaril, on en fabrique des espèces de torches ou de flambeaux pour s'éclairer; on s'en sert pour vernir différens ustensiles; et en Europe, les peintres en composent un vernis transparent de très-bonne qualité.

COURBARIL.

EXPLICATION DE LA PLANCHE.

(La plante est réduite à la moitié de sa grandeur naturelle.)

1. Étamine grossie.
2. Pistil.
3. Fruit, dont on a enlevé la moitié de l'une de ses valves, afin de montrer la substance farineuse qui en remplit la capacité.
4. Graine isolée.

(Les figures 2, 3 et 4 sont réduites à la moitié de leur grandeur naturelle.)

Observ. Cette figure est une copie exacte de celle que possède M. Turpin dans son portefeuille, et qui a été exécutée par lui à Saint-Domingue.

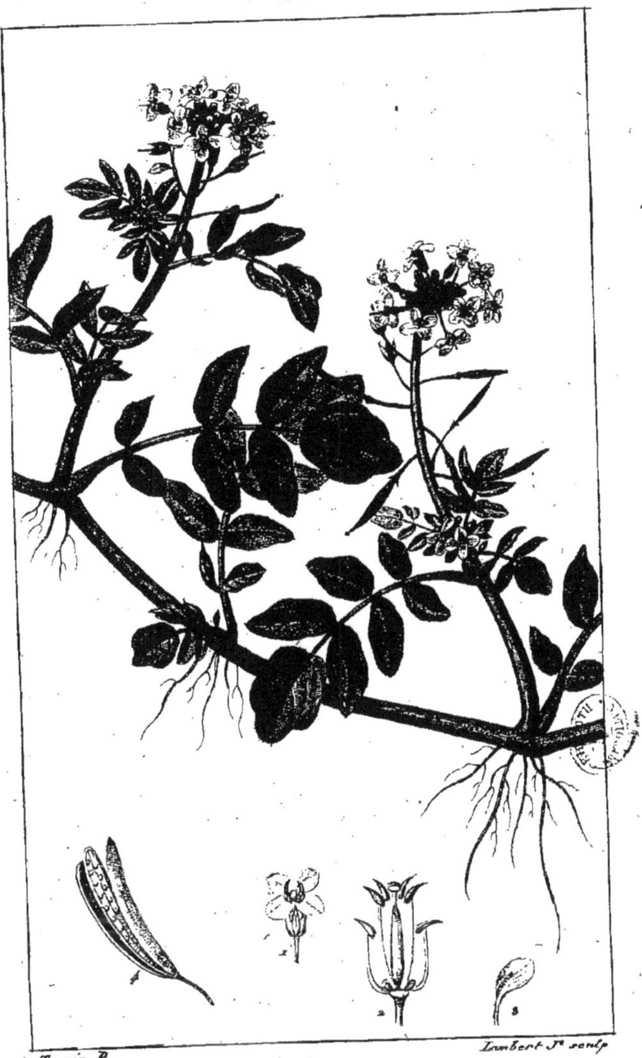

Turpin P. Lambert J^e sculp

CRESSON.

CXXXVIII.

CRESSON.

Latin..........	NASTURTIUM AQUATICUM SUPINUM; Bauhin, Πιναξ, lib. 3, sect. 2. SISYMBRIUM AQUATICUM MATHIOLI; Tournefort, clas. 5, *cruciformes*. SISYMBRIUM NASTURTIUM; *siliquis declinatis*, *foliis pinnatis*, *foliolis subcordatis;* Linné, clas. 15, *tétradynamie siliqueuse*. Jussieu, clas. 13, ord. 3, *crucifères*. CARDAMINE FONTANA, Lamarck.
Italien..........	CRESCIONE; NASTURZIO; AGRETTO.
Espagnol........	BERRO.
Français.........	CRESSON; CRESSON DE FONTAINE [1].
Anglais.........	WATER-CRESS; WATER-CRESSES.
Allemand........	BRUNNENKRESSE.
Hollandais.......	WATER-KERS; WATER-KERSSE.
Suédois.........	KIÄLLKRASSE.

QUOIQUE peu remarquable par ses fleurs petites et blanches, le cresson n'est pas moins une plante agréable, formant sur le bord des ruisseaux, dans les fontaines, le long des fossés, des gazons d'un beau vert; l'époque de sa découverte est peu connue; quelques auteurs cependant ont cru pouvoir le rapporter à la seconde espèce de *σισυμϐριον*, citée par Dioscorides [2]; mais il est difficile d'en avoir la certitude.

Ses racines sont blanchâtres, ramifiées, chargées d'un grand nombre de fibres très-fines et touffues.

[1] La dénomination de *cresson* est évidemment la traduction française de l'ancien mot latin *crescio*, lequel vient de *cresco*, je crois; par allusion à la facilité et à la rapidité avec lesquelles s'élève le cresson, souvent malgré l'intempérie de l'atmosphère.

Cette étymologie, adoptée par Charles Étienne, par Ménage, par Lobel et Pena, me semble beaucoup préférable à celle indiquée par Théis, qui puise avec trop de confiance dans les idiomes du Nord.

[2] Telle est l'opinion du savant Sprengel; telle était celle de l'illustre Gaspard Bauhin; il me paraît plus probable que le σισυμϐριον ετερον de Dioscorides est notre cardamine, *cardamine pratensis*, L. Voyez la synonymie de cette plante; tome 2 de cette *Flore*, page 155.

Il excite la sécrétion de la salive, il favorise l'expectoration, il agit dans certains cas sur la peau, et active la transpiration cutanée; dans d'autres circonstances il provoque la sécrétion des urines et même l'écoulement menstruel. Sous tous ces rapports, le cresson a la plus grande analogie avec le cochléaria et le raifort : seulement son action est plus douce. On le prescrit avec avantage dans le scorbut, dans les catarrhes chroniques, dans certaines maladies de la peau anciennes et rebelles, comme dans les dartres scrophuleuses; chaque jour on l'emploie avec succès contre l'inappétence. Plusieurs praticiens en ont obtenu des avantages plus ou moins marqués dans la phthisie muqueuse, la goutte et les rhumatismes anciens. Toutefois le cresson n'a pu être réellement utile dans ces différentes maladies que lorsqu'elles étaient sans fièvre, exemptes d'inflammation ou d'irritation locale vive, et chez des sujets faibles, décolorés, lymphatiques. L'expérience a appris qu'il ne convient point du tout dans les cas où il y a beaucoup de chaleur et de sécheresse, ou une grande irritabilité. Il faut, par cette raison, s'en abstenir ou ne l'employer qu'avec circonspection, chez les sujets secs, ardens, irritables, d'un tempérament bilieux, et chez ceux qui sont disposés aux inflammations, aux hémorrhagies, surtout à l'hémoptysie. Dans quelques circonstances on s'est bien trouvé d'associer le suc de cresson au lait, au petit-lait, aux bouillons mucilagineux, et autres moyens propres à modifier son action. Zwinger et autres ont parlé de ses bons effets dans la néphrite calculeuse et dans les embarras de la vessie; Galien, au rapport de Spielman, le vantait contre les calculs. D'autres le recommandent dans l'hydropisie, la mélancolie, l'hypocondrie et les affections hystériques. Selon divers observateurs, il a puissamment concouru dans certains cas d'atonie au rétablissement des règles, à la résolution des empâtemens abdominaux, suite des fièvres intermittentes, et à la guérison de l'empyème. On lui attribue même des succès contre quelques fièvres soporeuses; mais s'il est permis de douter de son efficacité dans ce dernier cas, peut-on croire avec Bonnet, que le suc de cette plante ait pu réparer chez certains phthisiques les poumons en partie détruits par la suppuration? On n'a pas donné moins d'éloges aux applications extérieures du cresson. Selon Tournefort, son suc, injecté souvent dans les narines, aurait guéri des polypes muqueux. On s'est bien trouvé de ses feuilles cuites, appliquées en cataplasme sur la tête des enfans dans des cas de teigne et de gale, ainsi que sur les tumeurs blanches des articulations.

La plante verte se prescrit en macération dans l'eau et autres liquides, ou bien en décoction, pourvu qu'elle s'opère dans des vaisseaux clos. Le plus ordinairement on administre son suc épuré ou non, de soixante à cent cinquante grammes (environ deux à quatre onces) par jour, soit seul, soit associé à un liquide acide ou mucilagineux selon l'indication. La conserve et l'extrait aqueux qu'on en préparait jàdis sont des médicamens inertes qui ne méritent aucune confiance. Son eau distillée n'est pas plus active; mais sa teinture alcoolique est un puissant stimulant qu'on donne par gouttes dans des gargarismes et dans des potions appropriées. On fait avec le suc de cresson et le miel des gargarismes utiles dans les aphtes et les angines avec atonie, et dont Bourgeois se loue beaucoup.

Le cresson des fontaines est un aliment diététique, précieux dans les pays et dans les saisons humides. Il est utile aux personnes d'un tempérament lymphatique, dont les chairs sont humides, flasques, décolorées; à celles qui sont disposées au scorbut, et qui sont exposées à des causes débilitantes. On le mange crû en salade, on le confit au vinaigre. On le sert avec les viandes rôties, et il est un excellent correctif de celles qui sont blanches, fades, glutineuses, ou bien grasses et huileuses. On le cultive soit dans des eaux courantes, soit, comme à Paris, dans des jardins. Dans ce dernier cas, il faut, suivant M. Bosc, le semer dans un endroit ombragé, et l'arroser tous les jours.

SWINGER (Théodore), *Examen theorico-practico-medicum plantarum nasturcinarum, quo vegetabilium horum structura naturalis, qualitates, vires, atque usus explicantur, Diss. inaug. resp. Joan. Rudolph. Mieg;* in-4°. *Basileæ,* 1714. — Réimprimée la première, dans la *Triga dissertationum* du même auteur; in-4°. Bâle, 1716.

Zwinger ne borne pas son examen aux cressons proprement dits: il parle de plusieurs autres plantes, regardées par lui comme anti-scorbutiques, telles que le cerfeuil, la fumeterre, l'ortie, etc.

EXPLICATION DE LA PLANCHE.

(La plante est de grandeur naturelle.)

1. Fleur entière grossie.
2. Pistil et étamines.
3. Pétale isolé.
4. Fruit ou silique tel qu'il s'ouvre dans la maturité.

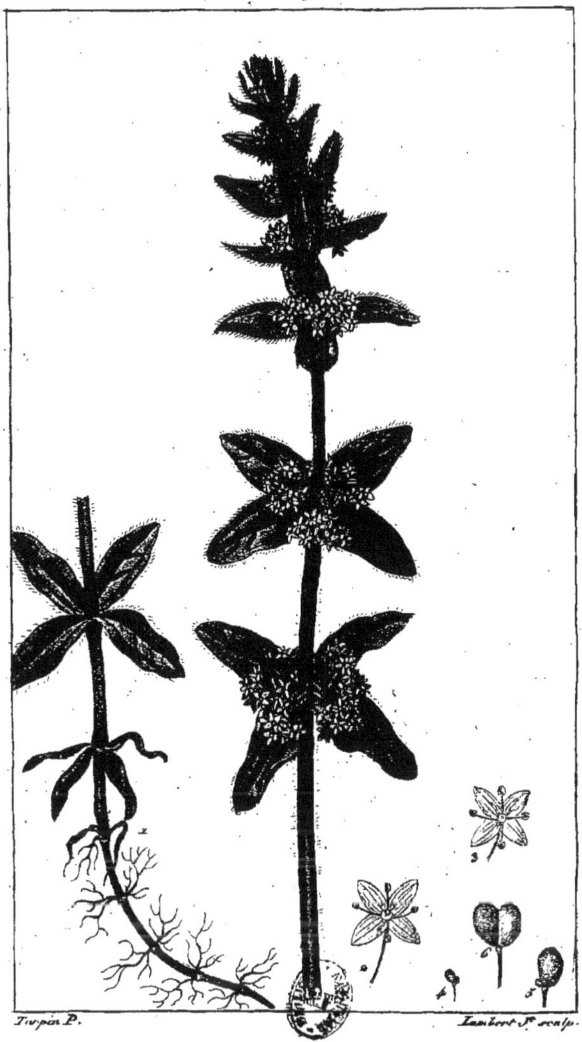

CROISETTE.

a.l.7

CXXXIX.

CROISETTE.

Grec. . . . . σταυροτυπος, Blankaart.

Latin. . . . . CRUCIATA HIRSUTA; Bauhin, Πιναξ, lib. 9, sect. 1. Tournefort, clas. 1, *campaniformes.*
VALANTIA CRUCIATA; *floribus masculis quadrifidis, pedunculis diphyllis;* Linné, clas. 23, *polygamie monœcie.* Jussieu, clas. 11, ord. 2, *rubiacées.*

Italien. . . . . CROCETTA; PETTIMBROSA.

Espagnol. . . . . CRUCIATA; VALANCIA CRUZADA, Ortega.

Français. . . . . CROISETTE.

Anglais. . . . . CROSSWORT.

Allemand. . . . . KREUTZWURZ; KREUTZKRAUT.

Hollandais. . . . . KRUIS-WORTEL; KRUISKRUID.

Cette plante n'est pas sans élégance, quoique peu apparente; elle se distingue parmi les gazons aux lieux un peu humides, par ses feuilles velues et en croix[1], et par ses jolies petites fleurs jaunes, axillaires. Elle appartient à la famille nombreuse des rubiacées, offrant pour caractère essentiel et générique des fleurs, les unes mâles, d'autres hermaphrodites, composées d'un calice très-petit, inférieur; les divisions du limbe à peine sensibles; une corolle plane, en roue, à quatre lobes; quatre étamines, un style, deux stigmates, deux semences globuleuses, dont souvent une avorte.

Les racines sont grêles, allongées, articulées, médiocrement fibreuses.

Les tiges droites, quadrangulaires, très-souvent simples, velues, longues de huit à dix pouces et plus.

Les feuilles verticillées, distantes, réunies quatre par quatre en croix à chaque verticille, sessiles, ovales, entières, velues, longues de six ou huit lignes.

Dans l'aisselle des feuilles naissent de petites fleurs jaunes, pédon-

[1] La croisette doit sa dénomination vulgaire à cette disposition en croix de ses feuilles. Quant au nom générique, il rappelle notre illustre Sébastien Vaillant, homme de génie, placé au premier rang dans les fastes de la botanique.

culées, réunies par bouquets plus courts que les feuilles; les pédoncules rameux à leur sommet, accompagnés de deux bractées fort petites; la corolle d'un jaune foncé, quelquefois d'un jaune verdâtre.

Le fruit est globuleux, glabre, arrondi, caché par des feuilles rabattues après la fleuraison. (POIR.)

Quoique l'on ait prodigué de fastueux éloges à la croisette, pour la guérison de plusieurs maladies, la plupart des auteurs de matière médicale, la jugeant peu digne de figurer parmi les médicamens, ont cru pouvoir sans inconvénient se dispenser d'en faire mention. Les qualités desséchantes et un peu astringentes que lui donne Geoffroy, et qui ont déterminé ce médecin érudit à la placer parmi les vulnéraires, ne nous paraissent pas assez développées en elle pour justifier ce titre, ni pour la distinguer d'une foule de plantes herbacées, plus ou moins insignifiantes.

L'analyse chimique n'a point fait connaître sa composition, et aucune observation clinique n'a encore constaté d'une manière positive ses propriétés médicales. Cependant on lui a accordé, avec assez peu de raison, la vertu de guérir les hernies. Pour cela on en faisait boire la décoction au malade, et l'on appliquait la plante cuite sur la tumeur. En fomentations sur l'hypochondre, on a préconisé ses succès dans le squirrhe du foie. S'il est permis de douter de son efficacité dans ces maladies, il n'est pas moins difficile de croire qu'elle ait opéré la guérison d'une plaie, ainsi que le rapporte Geoffroy, quand on réfléchit que les solutions de continuité guérissent spontanément sans aucun secours, souvent même malgré des soins mal entendus et les applications les plus intempestives. Spielman observe que la racine de croisette, ainsi que celle de plusieurs autres rubiacées, a la propriété de colorer les os des animaux qui en font usage. De là sont venus, sans doute, l'action que quelques auteurs lui ont supposée sur le système osseux, et l'emploi qu'ils en ont recommandé dans différentes maladies des os, mais l'expérience n'a point confirmé ces suppositions.

EXPLICATION DE LA PLANCHE.

(La plante est de grandeur naturelle.)

1. Racine.
2. Fleur hermaphrodite entière grossie.
3. Fleur mâle.
4. Fruit de grandeur naturelle.
5. Le même grossi.
6. Autre tel qu'on le trouve rarement.

140.

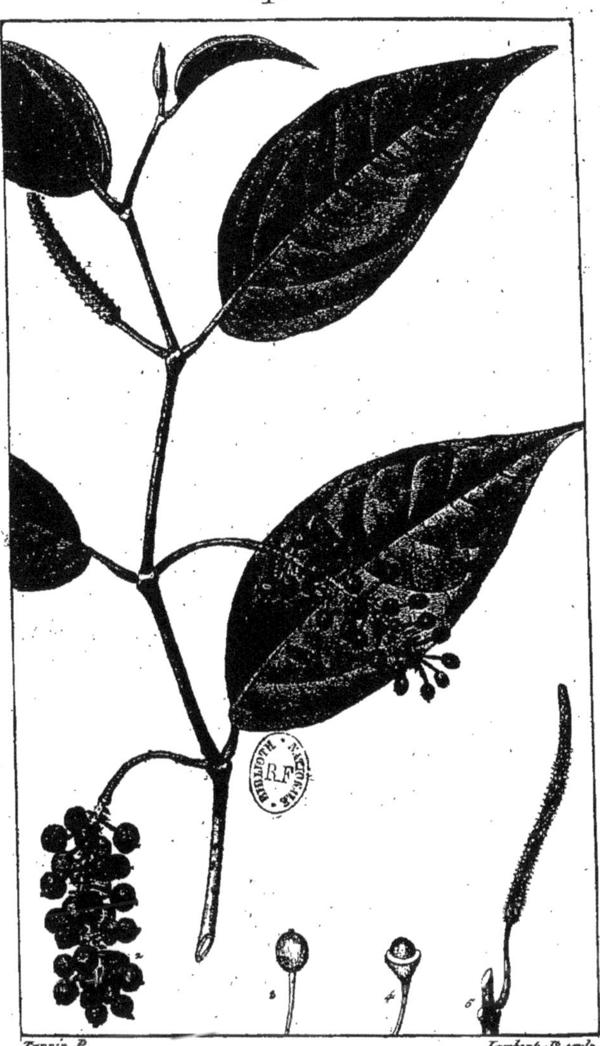

Turpin P. Lambert J.e sculp.

CUBEBE.

CXL.

CUBÈBE.

Grec. . . . . :	κομβεβα, Actuarius?
Latin.	CUBEBÆ VULGARES; Bauhin, Πιναξ, lib. II, sect. 3. PIPER CUBEBA; *foliis obliquè ovatis seu oblongis, venosis, acutis, spicâ solitariâ oppositifoliâ, fructibus pedicellatis;* Linné fils, clas. 2, *diandrie trigynie.* Jussieu, clas. 15, ord. 3, *orties.*
Italien.	CUBEBA.
Espagnol.	CUBEBA.
Français.	CUBÈBE; POIVRE PÉDICULÉ, Poiret.
Anglais.	CUBEBS-SHRUB.
Allemand.	KUBEBEN-STRAUCH.
Hollandais.	STAART-PEPER; KUBEBEN-BOOMTJE.

Les cubèbes étaient depuis long-temps connues dans le commerce, mais la plante qui les produit n'a été découverte que depuis peu : nous en devons la connaissance à Thunberg. Elle nous offre tous les caractères du poivrier (*piper*), avec cette différence que ses fleurs sont dioïques, caractère qui appartient à plusieurs autres espèces de ce genre. Elles sont d'ailleurs réunies en chaton en forme d'épi sur un spadice simple filiforme; point de calice ni de corolle, excepté une petite écaille entre chaque fleur; deux anthères et plus, presque sessiles, un ovaire supérieur, un style très-court, trois stigmates, une baie charnue, uniloculaire, à une seule semence.

La plante dont il est ici question est un arbrisseau peu élevé. Ses tiges sont flexueuses, articulées; les rameaux courts.

Les feuilles sont alternes, très-rapprochées, pétiolées, ovales, un peu arrondies, aiguës, entières, obliques à leur base, longues d'environ deux pouces, larges de dix à douze lignes : les pétioles très-courts.

Les fleurs sont disposées en épis solitaires, opposés aux feuilles, les uns mâles, les autres femelles sur des individus séparés.

A chaque fleur femelle, succède une petite baie globuleuse, pédicellée, d'une odeur aromatique.

Cette plante croît dans l'île de Java et dans celle de France. (P.)

CUBÈBE.

L'obscurité et l'incertitude qui règnent sur la nature de la substance que les anciens connaissaient sous le nom de *cubèbes*, ne permettent pas de déterminer si ce sont les mêmes fruits que la médecine emploie aujourd'hui sous cette dénomination. Quoi qu'il en soit, les cubèbes que le commerce nous présente à l'état sec sous la forme de petites baies sphériques, rugueuses, quelquefois ridées, de la grosseur d'un petit pois, garnies d'un pédicule long et mince, renferment sous une écorce fragile, brune ou grise, une semence noire à l'extérieur, blanche intérieurement, de nature huileuse et beaucoup plus âcre que l'écorce. Ces baies sont remarquables par leur odeur fragrante et par leur saveur chaude aromatique. Lorsqu'on les mâche, elles remplissent la bouche d'une chaleur accompagnée d'un peu d'amertume, et donnent une odeur agréable à l'haleine.

On en retire une huile essentielle âcre, aromatique, un extrait aqueux d'une saveur chaude et piquante, et un extrait spiritueux beaucoup plus âcre.

L'énergie des qualités physiques de ces fruits leur a fait supposer avec raison des propriétés médicales très-énergiques. Cullen, cependant, les place au dessous de celles du poivre ordinaire, et pense qu'on pourrait exclure les cubèbes de la matière médicale, si leur odeur, plus forte et plus agréable que celle du poivre, ne les rendait préférables à ce dernier dans une foule de préparations pharmaceutiques. On s'accorde généralement à les regarder comme toniques, stimulantes, sialagogues, carminatives, etc. Murray les croit très-propres à remédier à la débilité de l'estomac, et à dissiper les mucosités qui surchargent quelquefois ce viscère, ainsi que les vents qui s'y accumulent dans certains cas. On a vanté leurs bons effets dans les fluxions catarrhales et dans l'asthme humide. Il paraît qu'on les a souvent employées avec succès contre la migraine. On leur a surtout attribué une efficacité, sans doute exagérée, contre les vertiges, l'apoplexie, la paralysie, et pour remédier à la perte de la mémoire. Toutefois cette substance aromatique et stimulante est rarement administrée à l'intérieur par les médecins d'Europe. On s'en sert avec avantage comme masticatoire pour masquer et détruire la puanteur de l'haleine qui se manifeste dans l'ozène. On l'a quelquefois mêlée avec succès au tabac à fumer, pour exciter l'action des glandes salivaires, et pour remédier à la paralysie de la langue. Les Indiens en font un fréquent usage pour s'exciter aux plaisirs vénériens, et les habitans de Java la mêlent à leurs alimens, pour se donner de l'appétit et stimuler l'action de l'estomac.

On administre les cubèbes en poudre depuis quinze centigrammes jusqu'à quinze décigrammes (de trois grains à un scrupule environ), en macération vineuse de quatre à huit grammes (un à deux gros). Leur huile essentielle se donne par gouttes, et leur extrait depuis cinq jusqu'à trente et quarante centigrammes (un à dix grains et plus). Elles entrent dans la composition du vinaigre thériacal et de l'élixir de vitriol. Leur huile volatile fait partie de la thériaque céleste et de plusieurs autres médicamens cordiaux.

Outre les usages économiques auxquels les Indiens emploient les cubèbes comme assaisonnement, les confiseurs les couvrent de sucre et les convertissent en dragées très-agréables, quelquefois administrées dans l'inappétence et dans les affections nerveuses et atoniques.

Le poivre que les habitans de l'île Bourbon désignent sous le nom de cubèbes, et que nous nommons *poivre à queue* ou *cubèbes de Bourbon*, sont des semences de la grosseur des grains de millet, produites par une plante sarmenteuse entièrement distincte de celle qui nous occupe.

TEICHMEYER (Germain-Frédéric), *De cubebis, Diss. inaug. præs. Georg. Wolfg. Wedel;* in-4°. *Ienæ*, 1705.

EXPLICATION DE LA PLANCHE.

(La plante est de grandeur naturelle.)

1. Chaton femelle.
2. Épi de fruit mûr.
3. Fruit détaché de l'épi.
4. Le même dont on a enlevé une partie de la chair, afin de faire voir la graine.
5. Chaton mâle.

Observ. Ce dessin est tiré de l'herbier de M. Turpin.

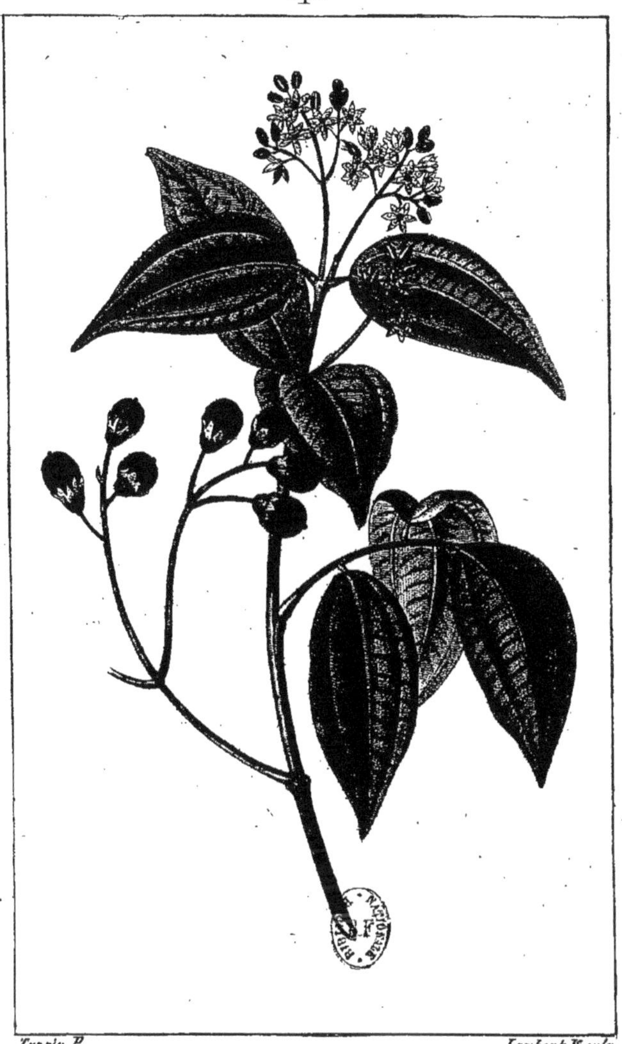

Turpin. P. Lambert Jᵉ sculp.

CULILAWAN.

a. l. l.

CXLI.

CULILAWAN.

Latin.	LAURUS CULILABAN; *foliis triplinerviis, oppositis;* Linné, clas. 9, *ennéandrie monogynie.* Jussieu, clas. 6, ord. 4, *lauriers.*
Italien.	CULLILAVAN.
Espagnol.	CULILAVAN.
Français.	CULILAWAN.
Anglais.	CULILAWAN.
Allemand.	KULILABANBAUM.
Hollandais.	CULILAWAN; COELILAWAN; CULILABAN.

Je n'ai trouvé dans les herbiers de Paris que j'ai parcourus aucun exemplaire de cette plante : Linné lui-même ne l'avait pas vue; il ne l'a mentionnée parmi les lauriers que sur la foi de Rumphius qui en a donné la figure : je n'en parlerai également que d'après lui, en faisant néanmoins observer avec M. de Lamarck, que cet arbre pourrait bien n'être qu'une variété du laurier-casse, *laurus-cassia*, L.

Son tronc s'élève fort haut; il se termine par une cime ample, étalée, fort touffue.

Ses feuilles sont alternes, mais si rapprochées qu'elles paraissent opposées, fermes, glabres, très-entières, ovales, acuminées, traversées par trois nervures saillantes; les pétioles très-courts.

Les fleurs sont disposées en petites panicules lâches; les unes terminales et deux à deux, d'autres latérales, solitaires, axillaires. Quoique les détails de la fleur soient peu connus, il est très-probable, d'après les fruits, qu'elles ont les mêmes caractères que celles des lauriers.

Son fruit est un drupe de la forme d'un gland, mais plus petit, renfermant un noyau d'un rouge pourpre, à une seule semence. Ce drupe est entouré à sa base par le calice persistant, à six découpures.

Le culilawan croît dans les Indes orientales et aux îles Moluques. (P.)

Les écorces qui se présentent dans les boutiques sous le nom de culilawan, diffèrent singulièrement de texture, d'épaisseur, de couleur, d'odeur, etc., selon les contrées où on les recueille, et selon la partie de l'arbre d'où elles proviennent. En général, elles sont en morceaux épais de plus d'une ligne, larges, planes ou légèrement courbes, d'une couleur brune ou rougeâtre; des parcelles d'épiderme gris, rugueux assez glabre, les recouvrent. Elles ont une certaine consistance sans être dures. Leur odeur suave et fragrante est analogue à celle du sassafras; et leur saveur âcre, aromatique, chaude, se rapproche de celle de l'écorce de Winter.

On en obtient une eau distillée lactescente, âcre, aromatique, un peu amère, à laquelle surnage une très-petite quantité d'huile volatile, limpide, d'un jaune pâle, d'une saveur analogue à celle de l'écorce elle-même. Cette huile exhale une odeur de sassafras selon les uns, et de muscade selon d'autres. L'extrait alcoolique du culilawan a l'odeur et la saveur du gérofle; son extrait aqueux est en outre un peu amer. L'un et l'autre, au rapport de Cartheuser, ont quelque chose de mucilagineux.

Cette écorce, connue en Europe depuis la fin du dix-septième siècle, a été encore si peu employée par les médecins, qu'on ne connaît pas mieux ses propriétés médicales qu'à l'époque de son introduction dans la matière médicale. Placée au rang des toniques diffusibles par ses qualités physiques et chimiques, il est probable que sa manière d'agir est analogue à celle de ces médicamens. Sous ce rapport, on peut raisonnablement la regarder avec Linné et Peyrilhe comme échauffante, stomachique, stimulante, carminative, etc. C'est d'après son analogie avec les substances aromatiques, que Linné l'a conseillée dans la colique venteuse, et qu'elle peut être avantageuse dans les différentes maladies qui nécessitent les médications toniques. Les propriétés de l'huile essentielle qu'elle fournit ne sont pas plus exactement déterminées. Toutefois les habitans de l'île d'Amboine y attachent beaucoup de prix dans le traitement de la paralysie, de la goutte et de la rétention d'urine. Dans cette dernière affection ils l'administrent de cinq à six gouttes dans de l'alcool, deux fois le jour. Mais il est probable que si elle y a eu quelquefois du succès, ce ne peut être que dans les cas où cet accident était dû à la paralysie de la vessie.

A l'extérieur, les habitans de Java, d'Amboine et autres îles voisines, en font un fréquent usage contre les contusions et les luxations. Elle peut être avantageuse dans ces sortes de cas, lorsqu'il n'y a pas encore d'inflammation ni beaucoup de douleur, ou bien lorsqu'à la suite de ces accidens il reste quelque engorgement pâteux, indolent à résoudre.

Cette écorce peut être administrée en poudre de six à dix-huit decigrammes (douze à trente-six grains) et son huile essentielle d'une à six gouttes. Mais les doses aussi bien que l'action de ce médicament ont besoin d'être soumises à de nouvelles expériences. Elle entre dans la composition d'un onguent qui, sous le nom de *bobori*, jouit d'une grande célébrité dans les contrées où croît le culilawan.

Au rapport de Rumphius, les Javanais aromatisent leurs mets avec cette écorce. Ils l'emploient en outre comme masticatoire pour donner une odeur suave à l'haleine.

SLEVOGT (JEAN-ADRIEN), *De culilawan, seu cassiâ caryophylloide*, *Progr.* in-4°. *Ienæ*, 1705.
CARTHEUSER (FRÉDÉRIC-AUGUSTE), *De cortice caryophylloide Amboinensi vulgò culilawan dicto*, *Diss. inaug. præs. Joan. Fred. Cartheuser*, *pat.* in-4°. *Francofurti ad Viadrum*, 1753.

EXPLICATION DE LA PLANCHE.

Cette plante ne se trouvant dans aucune collection, la figure a été faite d'après celle de Rumphius.

142.

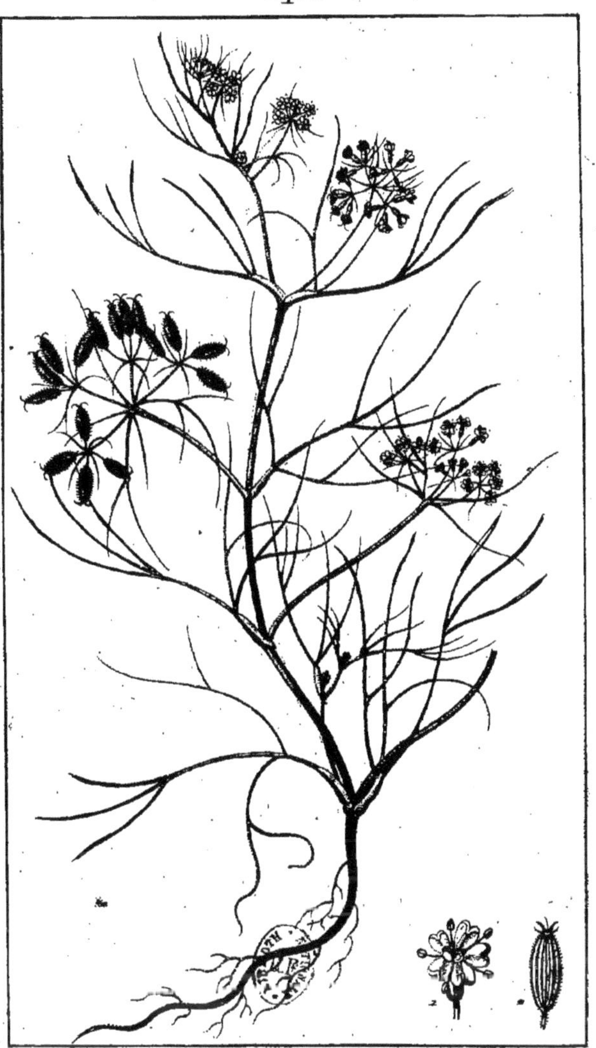

Turpin. P. Lambert J.ᵉ sculp.

CUMIN.

a. l. l.

CXLII.

CUMIN.

Grec.	κυμινον ; κυμινον αιθιοπικον, Hippocrate ; κυμινον ημερον, Dioscorides.
Latin.	CUMINUM SEMINE LONGIORE ; Bauhin, Πιναξ, lib. 4, sect. 4. FOENICULUM ORIENTALE, CUMINUM DICTUM ; Tournefort, clas. 7, *ombellifères.* CUMINUM CYMINUM ; Linné, clas. 5, *pentandrie digynie.* Jussieu, cl. 12, ord. 2, *ombellifères.*
Italien.	CIMINO ; COMINO ; CUMINO.
Espagnol.	COMINO.
Français.	CUMIN.
Anglais.	CUMMIN.
Allemand.	ROEMISCHER KUEMMEL.
Hollandais.	KOMYN ; KUMYN.

L'ODEUR vive et pénétrante des semences du cumin, leur saveur aromatique, ont fixé l'attention des premiers botanistes; cette plante est mentionnée avec distinction dans les ouvrages de Théophraste et de Dioscorides. Ce dernier la nomme κυμινον ημερον : elle était déjà cultivée de leur temps, et se rencontrait très-fréquemment dans l'Égypte et l'Asie Mineure, où elle croît encore aujourd'hui. Matthiole en a donné une très-bonne figure dans ses Commentaires sur Dioscorides; il ne faut pas la confondre avec une autre plante qui n'est pas du même genre, quoiqu'elle porte le nom de *cuminum sylvestre,* et en grec celui de κυμινον αγριον (Dioscorides).

Rapproché du fenouil par ses feuilles, du *bubon* par ses fruits, ce genre se distingue par ses semences ovales, striées, par ses cinq pétales presque égaux, courbés en dedans, échancrés au sommet; cinq étamines, deux styles.

Ses racines sont grêles, allongées, presque simples, fibreuses et blanchâtres; elles produisent une tige droite, glabre, rameuse, striée, longue de huit à dix pouces.

Les feuilles sont alternes, distantes, très-glabres, menues, découpées en lanières, presque capillaires, bifides, ou plus souvent trifides,

Les fleurs sont blanches ou un peu purpurines, petites, soutenues par des pédoncules opposés aux feuilles, disposées en une ombelle universelle à quatre rayons, ainsi que les ombellules, accompagnées d'un involucre à trois ou quatre folioles bi ou trifides, capillaires. Le fruit est glabre, quelquefois un peu velu dans une variété, composé de deux semences appliquées l'une contre l'autre, striées sur leur dos. (P.)

L'odeur forte et fatigante qu'exhalent ces semences, leur saveur piquante, âcre et désagréable, l'huile essentielle très-odorante qu'elles fournissent à la distillation, l'extrait aqueux et l'extrait spiritueux aromatique qu'on en retire, les rapprochent beaucoup des semences de l'anis, du fenouil, du carvi et autres plantes ombellifères avec lesquelles elles ont du reste beaucoup de rapport par leur manière d'agir.

Placées avec raison par les anciens pharmacologistes au rang des *quatre semences chaudes*, elles sont en effet toniques et stimulantes, et c'est à ces propriétés médicales qu'elles sont redevables des vertus stomachique, carminative, diurétique, sudorifique, emménagogue, résolutive, dont on les a décorées. On les a vantées avec exagération dans la flatulence, la colique venteuse et la tympanite. Cullen, qui les regarde comme un carminatif plus puissant qu'aucun autre médicament de ce nom, les croit même un très-bon antispasmodique. Selon Desbois de Rochefort, elles constituent un sudorifique excellent. Quelques auteurs les ont préconisées contre les vertiges, d'autres contre l'aménorrhée et les flueurs blanches. On a également attribué à leurs applications extérieures la propriété de résoudre les engorgemens des mamelles et des testicules, ainsi que les apostèmes froids et indolens. Mais ces assertions reposent sur des faits trop vagues et trop mal observés pour qu'on puisse les adopter sans discernement. Tout ce qu'on a dit des vertus des semences du cumin pour expulser les vents, pour calmer les coliques et pour remédier à la dureté de l'ouïe, ne doit s'entendre que de certains cas particuliers, où ces affections purement symptomatiques étaient le résultat d'un embarras muqueux ou de l'atonie des premières voies. Si leur infusion prise très-chaude a quelquefois provoqué la transpiration cutanée, excité la sécrétion des urines, et favorisé l'écoulement menstruel, ce n'a pu être que dans les circonstances où la peau, les reins et l'utérus étaient dans un état de débilité, et avaient besoin d'être stimulés pour remplir convenablement leurs fonctions. On sent, du reste, qu'appliquées en sachets sur la peau, ces semences ont pu quelquefois contribuer à la résolution des tumeurs scrofuleuses et autres engorgemens lymphatiques; que l'huile volatile qu'on en retire, en agissant sur le système nerveux, comme toutes les huiles essentielles, peut fort bien avoir quelquefois calmé la céphalalgie et la douleur des dents : mais peut-on leur attribuer une action spécifique contre ces différentes maladies, et ne doit-on pas reléguer au rang des fables tout ce qu'on a pompeusement débité sur leur toute-puissance pour dissoudre le lait *grumelé* dans les mamelles, et pour rendre les femmes fécondes? Intérieurement, on administre les semences du cumin en poudre à la dose de deux grammes (demi-gros), et en infusion aqueuse ou vineuse à quatre grammes (un gros). Leur huile volatile se donne depuis trois jusqu'à quinze gouttes dans un excipient approprié. A l'extérieur, on l'emploie, à plus haute dose avec l'huile d'amandes douces, en liniment. Le fameux emplâtre de cumin, qui a joui d'une grande réputation, et qu'on applique encore quelquefois sur l'épigastre pour remédier à la débilité de l'estomac, est en grande partie composé avec les semences de cette plante.

Comme condiment, on les applique à divers usages économiques. Les Hollandais en mettent dans leurs fromages, et les Allemands dans leur pain. Le goût décidé que les pigeons et les perdrix manifestent pour ces semences, les fait employer avec succès dans différens appâts dont on se sert pour attirer les premiers dans les pigeonniers, et pour prendre les perdrix dans les lieux qu'elles fréquentent le plus.

HERMANN (Jean-chrétien), *De cumino, Diss.* in-4°. *Argentorati*, 1733.

EXPLICATION DE LA PLANCHE.

(La plante est représentée de grandeur naturelle : seulement on a choisi un petit échantillon.)

1. Fleur entière grossie.
2. Fruit entier grossi.

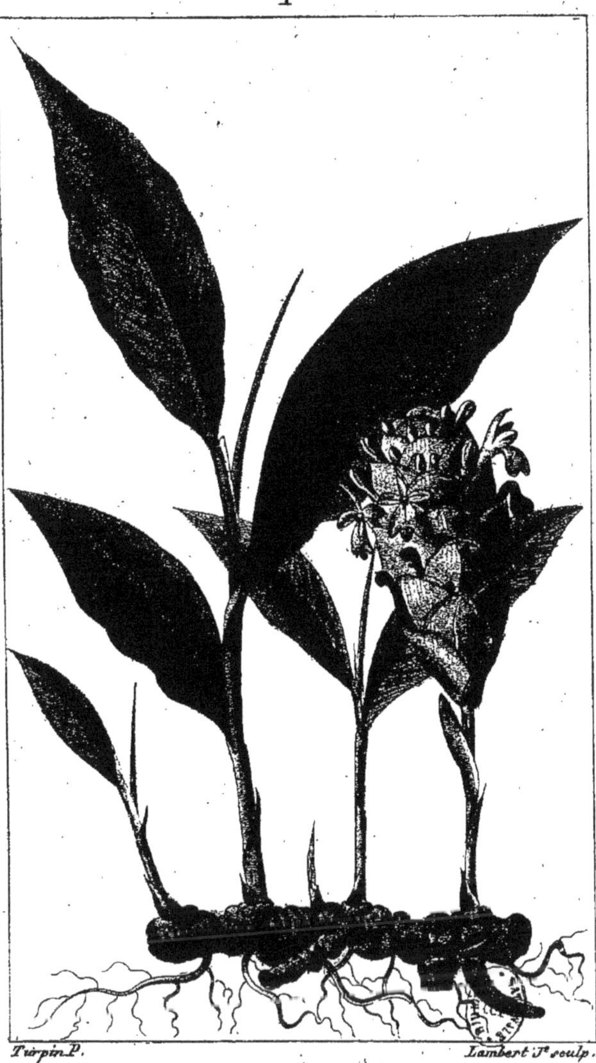

Turpin P. Lambert J.e sculp.

CURCUMA.

a.l.l.

CXLIII.

CURCUMA.

Latin	CURCUMA ; CYPERI GENUS EX INDIA ; Bauhin, Πιναξ, lib. 1, sect. 6 [1]. CANNACORUS RADICE CROCEA, sive CURCUMA OFFICINARUM ; Tournefort, clas. 9, *liliacées*. CURCUMA LONGA ; *foliis lanceolatis, nervis lateralibus numerosissimis ;* Linné, clas. 1, *monandrie monogynie*. Jussieu, clas. 4, ord. 2, *balisiers*.
Italien	CURCUMA ; CUCUMA.
Espagnol	CURCUMA ; CURCUMA LARGA.
Français	CURCUMA ; CURCUMA LONG ; TERRE-MÉRITE ; SOUCHET DES INDES ; SAFRAN DES INDES.
Anglais	TURMERIC.
Allemand	KURKUME.
Hollandais	KURKUME ; INDAANSCHE SAFFRAAN.

Quoiqu'il soit très-probable que la racine de cette plante ait été depuis très-long-temps introduite en Europe par le commerce avec les Indes Orientales, son pays natal, elle est décrite d'une manière si confuse par les botanistes des premiers siècles, qu'on ne peut prononcer affirmativement sur l'identité de leur description avec la plante dont il est ici question. Jean Bauhin, qui en a figuré la racine, l'a aussi décrite avec plus d'exactitude ; mais la plante à laquelle elle appartient n'a été découverte que dans le seizième siècle, à l'époque où Rhéed et Rumphius habitaient les Indes Orientales : ils nous en ont donné une bonne figure. Presque dans le même temps, elle a été cultivée dans quelques jardins de l'Europe, d'abord dans celui de Leyde par Hermann, qui l'a figurée dans son *Hortus Lugd. Batav.*, tab. 209.

Cette racine est épaisse, noueuse, allongée, coudée, de la grosseur du doigt, d'un jaune pâle en dehors, plus foncé et tirant sur le pourpre en dedans. Il n'y a pas de tige.

Les feuilles, toutes radicales, sont glabres, très-lisses, lancéolées,

[1] Le savant auteur du Πιναξ rapporte le curcuma au κυπειρος ινδικη de Dioscorides. Je n'ai point osé admettre cette synonymie trop incertaine.

aiguës, nerveuses, très-entières, presque longues d'un pied, soutenues par de longs pétioles engaînés à leur base.

Du centre des feuilles s'élève un gros épi presque sessile, chargé de spathes doubles, imbriquées; l'extérieure à deux valves, dont une échancrée, l'autre entière; l'intérieure, semblable à un calice, est tubulée, transparente, à trois divisions.

La corolle est d'un blanc jaunâtre, tubulée, irrégulière; son limbe élargi, à quatre divisions, dont une intérieure plus grande, trilobée : une seule anthère bifide, supportée par un filament en forme de pétale, inséré à l'extérieur du limbe, muni à son extrémité de chaque côté d'une petite corne; un style filiforme, de la longueur de la corolle; le stigmate en tête.

Le fruit est une capsule à trois loges, s'ouvrant en trois valves, et renfermant plusieurs semences.

Cette plante porte encore les noms de *terre-mérite*, de *safran des Indes*, de *souchet des Indes*. (P.)

Sa racine sèche se présente dans les boutiques, tantôt avec une forme allongée et de la grosseur du doigt, tantôt avec la forme d'un sphéroïde ou d'une poire, ce qui la fait distinguer en *curcuma long* et *curcuma rond*. Pesante, dure, compacte, rugueuse à sa surface, d'un aspect métallique dans sa cassure, elle est remarquable par sa couleur jaune, un peu pâle à l'extérieur, et tirant sur le rouge intérieurement. La légère odeur de gingembre qu'elle exhale est plus prononcée dans l'état frais; sa saveur, légèrement amère et un peu âcre, excite une douce chaleur dans la bouche. Lorsqu'on la mâche, elle imprime sa couleur jaune à la salive : l'eau et l'alcool s'emparent aussi de son principe colorant. On en retire très-peu d'huile essentielle, un extrait aqueux, faiblement aromatique-amer, et un extrait résineux moins abondant, mais brûlant et âcre.

Si l'on en croit Bontius et plusieurs autres graves auteurs, la racine de curcuma serait un remède puissant contre l'ictère. C'est peut-être à sa couleur jaune qu'elle est redevable de la réputation usurpée dont elle a joui dans cette maladie, et à la propriété qu'elle possède de donner sa couleur aux urines de ceux qui en font usage, qu'elle doit très-probablement la vertu diurétique dont on l'a décorée. On lui attribue la propriété de dissoudre les calculs biliaires et les pierres de la vessie. Elle a été vantée comme incisive, apéritive et emménagogue. On a préconisé ses succès dans l'aménorrhée, l'hydropisie, les fièvres intermittentes, la gale et la cachexie. Différens praticiens assurent l'avoir mêlée avec avantage aux antiscorbutiques, aux fébrifuges, aux hydragogues, aux apéritifs, dans les affections qui réclament l'emploi de ces différens moyens. D'autres, non moins prévenus en faveur de cette substance, prétendent en avoir obtenu de bons effets contre les obstructions, et la regardent comme propre à favoriser l'expulsion du fœtus dans les accouchemens difficiles. Toutes ces assertions reposent malheureusement sur des faits trop vagues et trop mal observés pour qu'on puisse y ajouter foi. A raison de ses qualités toniques et légèrement stimulantes, on peut croire avec assez de vraisemblance qu'elle augmente l'action de l'estomac et des organes qui lui sont unis par les liens d'une étroite sympathie. Au demeurant, il faut convenir que nous ignorons les propriétés médicales de cette plante, et que tout ce qu'on débite sur ses prétendues vertus est au moins très-hasardé. On administre la racine de curcuma en substance depuis un jusqu'à quatre grammes (environ un scrupule à un gros), et en infusion à dose double. Elle entre dans l'onguent d'althéa, qui lui doit ainsi sa couleur. Du reste, elle est rarement employée en médecine.

Les Chinois, au rapport de Murray, s'en servent comme sternutatoire. Les Indiens en font un très-grand usage comme cosmétique, et surtout comme condiment. Ils la triturent dans l'eau, et en font une pâte dont ils se frottent le corps; leurs femmes la mêlent à l'huile, et en font des onctions auxquelles elles attachent un grand prix pour embellir leur peau et donner de l'éclat à leur teint. Dans presque toutes les parties de l'Inde, on l'associe constamment au riz, aux sauces et aux alimens de toute espèce, qu'elle aromatise, et qu'elle jaunit en outre à la manière du safran, ce qui lui a mérité le nom de safran des Indes. Les apothicaires l'emploient quelquefois pour colorer certaines préparations pharmaceutiques. Les charlatans s'en servent pour donner plus de prix à leurs arcanes, et pour masquer les remèdes les plus vulgaires, qu'ils vendent ainsi fort cher aux gens crédules, sous la couleur jaune du curcuma. Les confiseurs font infuser cette racine dans les ratafiats et autres liqueurs, pour leur donner du goût et une couleur éclatante. Dans la même vue, les parfumeurs l'associent à certaines pommades. Son plus grand usage parmi nous est dans la teinture. Toutefois, la couleur jaune qu'elle donne aux tissus n'est ni aussi solide ni aussi durable que celle que les teinturiers obtiennent avec la *gaude ;* mais elle est très-utile pour rehausser le ton des étoffes rouges teintes avec la cochenille et le kermès. On prétend que sa couleur peut être fixée sur certains métaux, notamment sur le cuivre, et qu'elle leur donne une couleur d'or.

BUECHNER (André-Élie), *De curcumâ officinarum, ejusque genuinis virtutibus, Diss. inaug. resp. C. C. Lœber*, in-4°. *Halæ*, 1748.

EXPLICATION DE LA PLANCHE.

(La plante est réduite au tiers de sa grandeur naturelle.)

144.

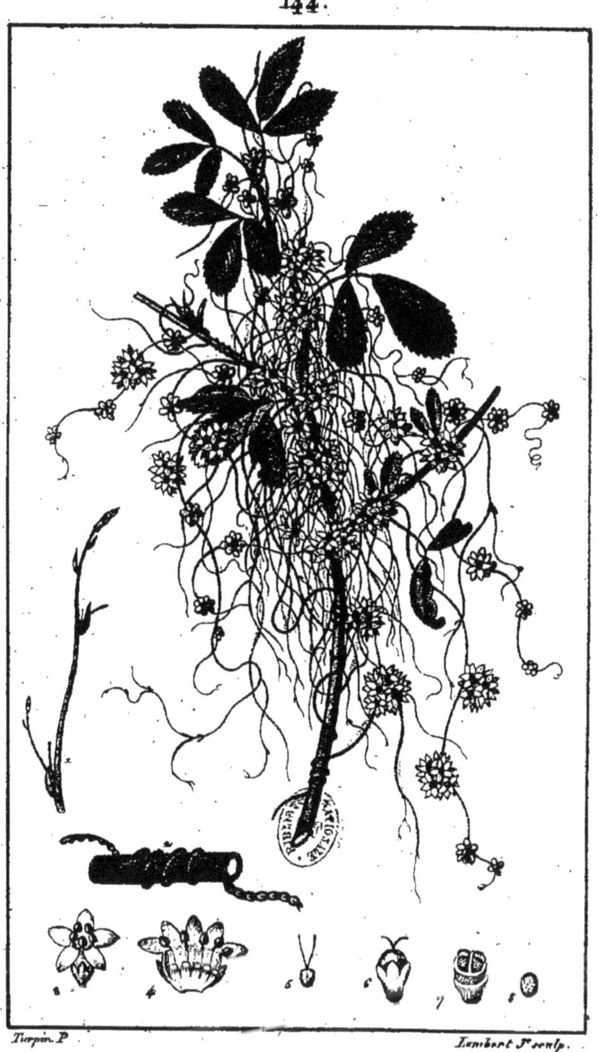

Turpin. P. Lambert J. sculp.

CUSCUTE.

a.71.

CXLIV.

CUSCUTE.

Grec.	ὀροβαγχη, Théophraste [1]; κασσυθα, *græc. rec.*
Latin.	CUSCUTA MAJOR; Bauhin, Πιναξ, lib. 6, sect. 4. Tournefort, *appendix* (clas. 1, *campaniformes*; Gilibert). CUSCUTA EUROPÆA; *floribus sessilibus*; Linné, clas. 4, *tétrandrie-digynie*. Jussieu, clas. 8, ord. 10, *liserons*.
Italien.	CUSCUTA.
Espagnol.	CUSCUTA.
Français.	CUSCUTE; GOUTTE DU LIN.
Anglais.	DODDER.
Allemand.	FLACHSSEIDE; FILZKRAUT.
Hollandais.	SCHORSTE; VILTKRUID.
Suédois.	SILKE.

PARASITE meurtrier de la plante qui le nourrit, ce singulier végétal est aussi curieux par son mode d'existence, que facile à reconnaître par son port et sa conformation.

Ses semences lèvent en terre, mais la jeune plante en est à peine sortie qu'elle meurt, si elle ne trouve presque aussitôt un appui qui la soutienne et la nourrisse : quoiqu'elle s'accommode assez bien de la plupart des tiges herbacées ou sous-ligneuses, il paraît néanmoins que le lin, la vesce, le serpolet, les bruyères, etc., sont plus favorables à son développement. Dès qu'elle s'est emparée d'une de ces plantes, elle l'entortille, la serre dans tous les sens par de longs filamens nus, rameux, capillaires, un peu rougeâtres, dépourvus de feuilles, mais garnis de distance en distance de petits suçoirs, qui, en s'insinuant dans l'écorce de la plante nourricière, lui enlèvent ses propres sucs, l'altèrent, la dessèchent, et très-souvent lui occasionent la mort. Les feuilles sont quelquefois remplacées par de petites écailles rares et distantes.

Ses fleurs sont blanches ou rougeâtres; réunies en paquets globuleux, sessiles, latéraux, chacune d'elles composée d'un calice court,

[1] Je ne donne cette identité de notre cuscute avec l'ὀροβαγχη de Théophraste que comme probable, et admise par les plus savans botanistes, Gaspard Bauhin, Kurt Sprengel, etc.

à quatre, plus souvent cinq divisions; d'une corolle campanulée, à quatre ou cinq lobes, autant d'étamines; les filamens munis à leur base d'une écaille bifide, attachée à la corolle; deux styles courts.

Le fruit consiste en une capsule presque globuleuse, à deux loges; deux semences dans chaque loge. (P.)

Analogue au *sedum* et autres plantes grasses, par l'abondance de son suc, la cuscute est inodore; sa saveur, un peu amère selon Linné, âcre et astringente selon Geoffroy, insipide et légèrement muqueuse selon d'autres, varie, au rapport de Murray, selon l'espèce de plante aux dépens de laquelle elle s'est nourrie. On a même cru qu'elle empruntait ses vertus des végétaux divers sur lesquels elle végète, et dont elle absorbe les sucs. C'est ainsi qu'on a regardé celle du lin comme mucilagineuse, celles du genêt et de l'ortie comme diurétiques; qu'on donne libéralement le titre d'astringente à celle qui végète sur la garance, et la vertu purgative à la cuscute qui s'attache aux euphorbes. Il serait, sans doute, aussi important que curieux de constater de semblables assertions par des expériences exactes. En attendant qu'on s'occupe de cet objet, on doit, à l'imitation du judicieux Peyrilhe, mettre en question les faits douteux sur lesquels elles reposent. Toutefois cette plante jouissait, chez les anciens, de beaucoup plus de réputation qu'elle ne le fait aujourd'hui parmi nous. Hippocrate l'employait dans la phthisie; selon Galien, Aëtius, Oribase, elle convient dans une foule de maladies qui ont été long-temps confondues sous le nom vague de difficulté de respirer. A la renaissance des lettres, plusieurs médecins lui ont attribué la propriété de résoudre les empâtemens des viscères à la suite des fièvres intermittentes : Pauli, Etmuller, Wedel et autres ont même célébré ses vertus contre toutes les obstructions. Divers praticiens, de ceux qui ne voient qu'obstruction et épaississement d'humeurs dans les maladies, prétendent l'avoir administrée avec avantage dans la mélancolie, l'hypochondrie et les affections qui en dépendent. On lui a également attribué des succès contre la goutte et le rhumatisme. Mais si l'on veut asseoir son jugement sur des faits précis, il faut convenir que les propriétés médicales de la cuscute, si elle en a réellement, ont besoin d'être soumises à un nouvel examen.

La plupart des auteurs modernes de matière médicale ont cru

pouvoir, sans inconvénient, exclure ce végétal parasite de la liste des médicamens. On l'administrait jadis en infusion vineuse, en décoction aqueuse, depuis quatre jusqu'à quinze grammes (d'un à quatre gros), et en substance à une plus faible dose. La cuscute entre dans une foule de préparations pharmaceutiques vieillies et entièrement décréditées, telles que les pilules tartareuses de Quercetan, la poudre de joie, les électuaires de psyllium et de séné, la confection Hamech, le sirop apéritif de Charas, etc. Ses semences font également partie du sirop de chicorée composé du même pharmacologue, et de celui de fumeterre de Mesué.

La cuscute épuise et fait périr les végétaux auxquels elle s'attache; elle cause quelquefois beaucoup de dommage dans les champs de luzerne, de lin et autres plantes économiques. Le moyen le plus sûr de la détruire consiste à couper et à arracher les plantes sur lesquelles on l'aperçoit.

WEDEL (George-Wolfgang), *De cuscutâ, Diss. inaug. resp. Joan. Adolp. Billiard;* in-4°. *Ienæ*, 1715.

FRANK (Jean). *Erhæthetes flachhsseidenkraut;* c'est-à-dire, Éloge de la cuscute; in-8°. Ulm, 1718.

L'auteur qui, dans plusieurs écrits antérieurs, avait montré de la science et de l'érudition, révèle dans celui-ci une crédulité véritablement absurde : on y reconnaît la production surannée d'un vieillard décrépit; il n'hésite point à proclamer la cuscute le remède souverain et infaillible des maladies les plus graves et même les plus désespérées, telles que les scrophules, la syphilis, la phthisie, l'hydropisie, etc.

EXPLICATION DE LA PLANCHE.

(La plante, de grandeur naturelle, est représentée sur un pied de luzerne *(medicago sativa)*, aux dépens duquel, par le moyen des suçoirs, elle vit.)

1. Extrémité d'un rameau sur lequel on distingue quelques écailles faisant fonctions de feuilles, de l'aisselle desquelles sortent des ramuscules, dont les sommets se terminent à la manière des asperges.
2. Tronçon de luzerne sur lequel on voit comment, au moyen de ses suçoirs, la cuscute pompe pour se nourrir les sucs de sa bienfaitrice, qu'elle finit toujours par faire mourir.
3. Fleur entière grossie.
4. La même ouverte, dans laquelle on voit l'insertion des cinq étamines, et plus bas, devant elles, cinq écailles à bords frangés.
5. Pistil, composé d'un ovaire surmonté de deux styles.

Observ. Le nombre naturel des étamines, des divisions du calice et de la corolle, est cinq. On en rencontre, mais rarement, à quatre et six parties.

6. Fruit entier de grosseur naturelle.
7. Le même coupé horizontalement, afin de faire connaître qu'il est biloculaire, et que chaque loge contient deux graines.
8. Graine isolée grossie.

Le genre *cuscuta*, composé jusqu'à ce jour de cinq espèces, *C. europæa*, *C. americana*, *C. africana*, *C. monogyna* et *C. chinensis*, auxquelles on pourrait encore ajouter comme sixième notre seconde espèce européenne, *C. epithymum*, L.; *major*, Decand. Flor., franç., est vraiment singulier, par la structure filamenteuse et dépourvue de feuilles de toutes ses espèces, qui deviennent entièrement parasites, peu de temps après la germination, qui a toujours lieu en terre, comme je m'en suis assuré plusieurs fois à Saint-Domingue, sur l'*americana*.

Les végétaux offrent donc deux sortes de parasites très-distinctes, les demies et les vraies: les premières sont, par exemple, les cuscutes, les vanilles, le poivre du commerce, le lierre, etc., qui, après avoir germé en terre, et vécu par elles-mêmes, s'attachent aux plantes voisines sur lesquelles elles vivent ensuite. Alors le collet de la racine s'étrangle, se dessèche, et la plante devient entièrement parasite. Les secondes offrent les guis (*viscum*), les nombreuses espèces de *tillandsia* (en Amérique), et un grand nombre de cryptogames, telles que champignons, lichens et mousses qui, toutes, germent, vivent et meurent sur les végétaux qui les ont vues naître.

Les créoles des Antilles ont fait de la cuscute une sorte d'éprouvette pour leurs amours. Lorsqu'un couple amoureux se promène dans les bois, chacun, de part et d'autre, arrache une poignée de cette plante, la jette au hasard sur un buisson, et si, au bout de quelques jours, des circonstances, telles que l'ombre ou la pluie, ont favorisé la reprise de la parasite, alors plus de doute sur la fidélité réciproque. De là le nom de pays: z'herbe à l'amitié.

Si, entre l'homme nain et l'homme géant, nous ne connaissions pas toutes les nuances qui lient ces deux extrêmes, nous ne balancerions pas à en faire deux espèces très-distinctes, quoiqu'ayant pourtant les mêmes organes et en même nombre. Quelques espèces de végétaux appartenans aux mêmes genres se trouvent dans le même cas, à la différence près que les intermédiaires n'existent pas (ce qui est beaucoup); je veux parler de nos deux espèces de cuscutes européennes; elles sont si différentes au premier aspect, que l'on doute d'abord si l'*epithymum* est une cuscute; mais si on compare les deux espèces, on voit qu'elles ne diffèrent entre elles que par des plus ou des moins, dans les dimensions, et par quelques modifications dans les formes de leurs organes, ce qui met le descripteur dans la presque impossibilité de distinguer ces deux espèces (vraiment distinctes et constantes) par une simple phrase botanique. Les deux espèces croissant en Europe, et ne différant, comme je viens de le dire, que par des plus ou des moins, M. Decandolle ne pouvait leur appliquer de meilleurs noms spécifiques que ceux de *minor* (*Europæa*) et de *major* (*epithymum*). Une remarque assez curieuse, c'est que cette dernière espèce, à l'exemple des chenilles ou autres insectes qui ne se rencontrent que sur les végétaux d'une même famille, et qui, plus d'une fois à Saint-Domingue, m'ont servi à faire des rapprochemens naturels, que sans cela je n'aurais jamais soupçonnés, ne s'observe que sur des plantes de la famille des urticées, telles que l'ortie, le chanvre et le houblon. (T.)

145.

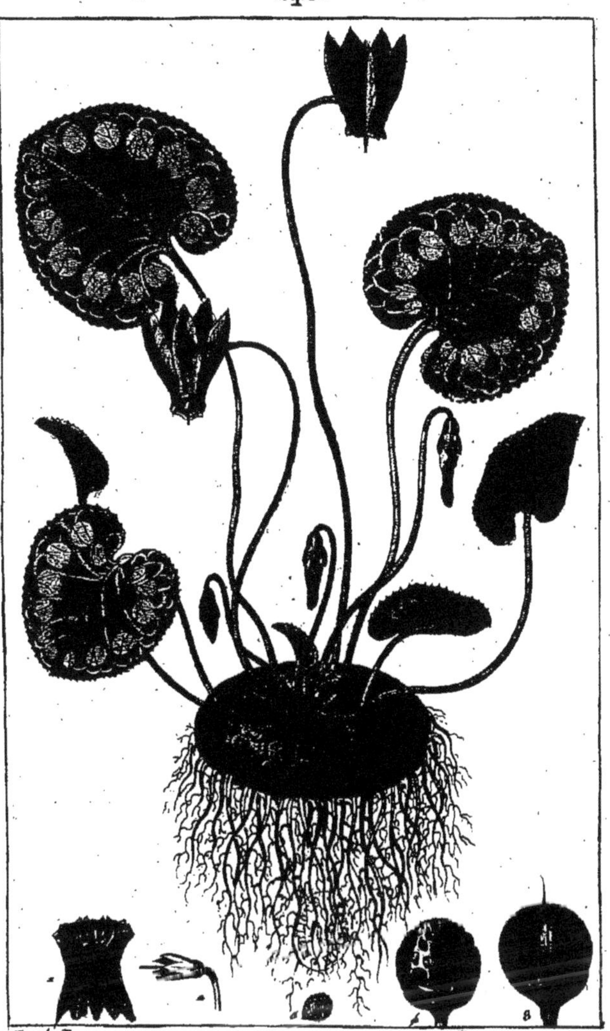

Turpin P. Lambert Jn sculp.

CYCLAME.

a. l. l.

CXLV.

CYCLAME.

Grec.	κυκλαμινος.
Latin.	CYCLAMEN ; Bauhin, Πιναξ, lib. 8, sect. 3. Tournefort, clas. 2, *infondibuliformes*. CYCLAMEN EUROPÆUM ; *corolla retroflexa ;* Linné, clas. 5, *pentandrie monogynie*. Jussieu, clas. 8, ord. 1, *lisimachies*.
Italien.	PAN PORCINO ; ARTANITA.
Espagnol.	PAN PORCINO ; ARTANITA.
Français.	CYCLAME ; PAIN DE POURCEAU.
Anglais.	SOW-BREAD.
Allemand.	SAUBRODT ; SCHWEINBRODT ; ERDSCHEIBE.
Hollandais.	VERKENS-BROOT ; ZEUGENBROOT.

SORTI depuis long-temps des forêts, le cyclame, connu vulgairement sous le nom de *pain de pourceau*, est venu prendre place parmi les fleurs de nos jardins, qu'il embellit par ses belles et nombreuses variétés. Il porte dans Dioscorides le nom de κυκλαμινος ; cet auteur en cite une seconde espèce qui est une plante très-différente.

Le cyclame a des racines charnues, très-épaisses, arrondies [1], de la grosseur du poing et plus, noirâtres en dehors, blanches en dedans, garnies de fibres fines et ramifiées.

Les feuilles sortent immédiatement des racines, portées sur de très-longs pétioles ; elles sont arrondies, presque en cœur ou en rein, dentées, quelquefois lobées et anguleuses, très-glabres, panachées de vert, de rouge et de blanc. Il n'y a point de tiges.

Les pédoncules portés sur les racines sont roulés en spirale dans leur jeunesse, puis droits, simples, uniflores, longs de quatre à cinq pouces, terminés par une fleur un peu inclinée, blanche ou légèrement purpurine, ayant son disque tourné vers la terre, et les divisions du limbe repliées et redressées vers le ciel.

Chaque fleur offre un calice campanulé, à cinq découpures ovales,

[1] Le cyclame doit sa dénomination générique à cette forme circulaire de ses racines ; de κυκλος, cercle.

aiguës; une corolle presque en roue; le tube très-court; cinq divisions allongées, rabattues sur le calice; cinq étamines; les anthères rapprochées; l'ovaire supérieur; le style allongé; un stigmate aigu.

Le fruit est une capsule globuleuse, un peu charnue, à une seule loge, s'ouvrant en cinq valves à son sommet, renfermant plusieurs semences attachées à un placenta libre et central [1]. (P.)

La racine de cyclame, seule partie de cette plante qui soit en usage en médecine, est inodore. Dans l'état frais, sa saveur est âcre et piquante, brûlante, un peu amère, désagréable; mais la dessiccation lui fait perdre toute son âcreté, et la torréfaction, en lui donnant un goût mucilagineux, la rend susceptible d'être mangée. On manque d'une analyse exacte de ses principes constituans : toutefois il paraît que ses propriétés médicales varient comme ses qualités physiques, selon qu'elle est sèche ou verte : elle agit, au moins, avec beaucoup plus d'énergie dans le premier état que dans le second. On assure aussi qu'elle est plus vireuse en automne que dans les autres saisons de l'année.

Depuis long-temps cette racine est réputée suspecte. Hippocrate et Galien l'employaient comme résolutive. Dioscorides a signalé la redoutable faculté dont elle jouit de provoquer l'avortement. Regardée parmi nous comme un des drastiques indigènes les plus violens, les paysans en font quelquefois usage pour se purger. Mais son action purgative est si énergique, qu'elle occasione souvent des accidens graves chez les sujets même les plus robustes. Geoffroy, Murray et beaucoup d'autres rapportent qu'elle a souvent produit des inflammations de la gorge, de l'estomac et de l'intestin. Elle exerce à peu près également son action, soit qu'elle soit directement ingérée, soit qu'elle soit simplement appliquée sur la peau et absorbée par les vaisseaux lymphatiques. On a même quelquefois recours à ce dernier mode

[1] M. Auguste de Saint-Hilaire a prouvé, dans son Mémoire sur les plantes auxquelles on attribue un placenta central libre, comme dans les *primulacées*, *caryophyllées*, etc., que ce placenta n'est libre, par sa partie supérieure, qu'après la fécondation; qu'avant il tient et correspond avec le style par un filet très-délié qui se rompt et disparaît après l'acte dont nous venons de parler. Ayant vérifié moi-même cette correspondance des placentas aux styles, j'en garantis toute l'exactitude. (T.)

d'administration pour expulser les vers des intestins. Mais de quelque manière qu'on l'emploie, c'est un moyen dangereux qui exige beaucoup d'attention et de réserve. On la regarde en outre comme emménagogue et comme résolutive. Dans cette dernière vue, elle a été recommandée contre les obstructions atoniques des viscères, dans le carreau et dans les scrophules des enfans. Malgré les éloges qu'on lui a prodigués sous ces différens rapports, Spielman la considère comme un médicament incertain, et la plupart des médecins modernes s'en abstiennent comme d'une substance dangereuse, dont les propriétés médicales n'ont pas été suffisamment étudiées. On en fait plus souvent usage à l'extérieur comme topique. On l'applique soit en cataplasme, soit en emplâtre sur les tumeurs scrophuleuses, sur certains engorgemens indolens. Elle entre dans la composition de l'emplâtre diabotanum et autres qui ont eu autrefois beaucoup de vogue contre les obstructions. Elle est la base du fameux onguent *de arthanita* qui, si l'on en croit ses nombreux apologistes, fait vomir, purge, expulse les vers, excite la sécrétion des urines, etc., selon qu'il est appliqué à l'épigastre, sur le ventre ou dans la région des reins. Selon Mathiole, l'eau distillée de cette racine arrête les hémorrhagies; mais il est permis de douter de ce fait, et prudent de n'employer un médicament aussi incertain et aussi dangereux qu'avec la plus grande circonspection. En substance on donne cette racine de deux à huit grammes (deux scrupules à deux gros); et si on l'administre comme apéritive dans le carreau, etc., chez les enfans, on la donne de vingt-cinq centigrammes à six décigrammes (cinq à douze grains). Son suc se donne à peu près à la même dose.

Quoique la racine de cyclame soit plus ou moins dangereuse pour l'homme, les cochons l'aiment beaucoup et la mangent sans inconvénient[1]. On dit qu'on s'est servi autrefois de son suc pour empoisonner les flèches.

[1] Elle porte même le nom vulgaire de *pain de pourceau*.

EXPLICATION DE LA PLANCHE.

(La plante est un peu plus petite que nature.)

1. Corolle ouverte, dans le tube de laquelle on voit l'insertion de cinq anthères.
2. Calice et pistil.
3. Fruit entier.
4. Le même coupé horizontalement, afin de faire voir la situation des graines.
5. Graine isolée, grossie.

146.

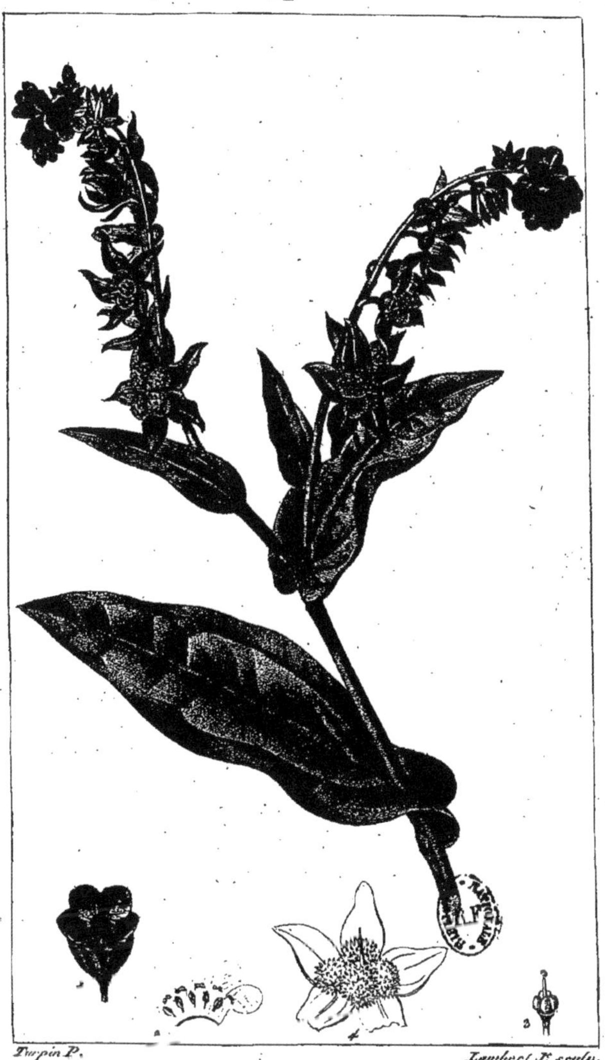

CYNOGLOSSE.

a. l. l

CXLVI.

CYNOGLOSSE.

Grec.	κυνογλωσσον.
Latin.	CYNOGLOSSUM MAJUS VULGARE; Bauhin, Πιναξ, lib. 7, sect. 2. Tournefort, clas. 2, *infondibuliformes.* CYNOGLOSSUM OFFICINALE; *staminibus corollæ brevioribus, foliis lato-lanceolatis, tomentosis, sessilibus;* Linné, clas. 5, *pentandrie monogynie.* Jussieu, clas. 8, ord. 9, *borraginées.*
Italien.	CINOGLOSSA; LINGUA DI CANE.
Espagnol.	CINOGLOSA.
Français.	CYNOGLOSSE; CYNOGLOSE; LANGUE DE CHIEN.
Anglais.	HOUND'S-TONGUE; DOG'S-TONGUE.
Allemand.	HUNDSZUNGE.
Hollandais.	HONDS-TONGE.
Suédois.	HUND TUNGA.

DIOSCORIDES a donné le nom de *langue de chien*, κυνογλωσσον, à une plante qui n'est point la nôtre, quoiqu'elle en porte le nom : il est même impossible de la déterminer d'après la description imparfaite de cet auteur. En comparant ses feuilles à la langue d'un chien, il leur a en même temps attribué la propriété d'en guérir les morsures, d'après la croyance ridicule de ce temps-là qui faisait soupçonner dans les plantes des vertus curatives relatives à la forme de leurs parties comparées avec celles des animaux.

La cynoglosse croît presque partout dans les lieux incultes et pierreux. Elle appartient à la famille des borraginées, et comme genre se distingue de la *bourrache* par sa corolle en entonnoir à cinq lobes courts; de la *rapette* (*asperugo*) par son stigmate échancré; elle a les semences rudes; cinq écailles à l'orifice du tube de la corolle; cinq étamines; un style.

Sa racine est grosse, très-peu rameuse, fusiforme, noire en dehors, blanchâtre en dedans.

Ses tiges épaisses, velues et rameuses, s'élèvent à la hauteur d'environ deux pieds : elles sont garnies de feuilles alternes, sessiles, molles, allongées, lancéolées[1], pubescentes, douces au toucher, d'un vert blanchâtre.

Les fleurs sont petites, d'un rouge pâle, soutenues par des pédoncules courts, et réunies au sommet des rameaux en une sorte d'épi un peu lâche.

Le calice presque campanulé se divise en cinq découpures : il renferme une corolle monopétale dont le tube est un peu plus court que le calice; les étamines sont plus courtes que la corolle.

Le fruit consiste en quatre semences comprimées, attachées au style latéralement, chargées d'aspérités à leur face supérieure. (P.)

L'aspect luride de cette plante, son odeur forte, que quelques auteurs comparent à celle du bouc, et d'autres à l'odeur du chien, sa saveur fade, douceâtre et nauséabonde, la rendent justement suspecte. C'est probablement à ses qualités délétères qu'elle doit la faculté de chasser les poux. A l'exception des chèvres, aucun animal ne s'en nourrit.

L'analyse chimique n'a point encore fait connaître les matériaux immédiats de la cynoglosse. Toutefois rien n'est plus contradictoire que les opinions des auteurs sur ses propriétés médicales. Fuller, Scopoli, Desbois de Rochefort et plusieurs autres assurent qu'elle n'a rien de vireux. Vogel, Morison, Murray, à l'exemple de la plupart des médecins de l'antiquité, la considèrent comme une plante très-vénéneuse. Ce dernier rapporte à ce sujet l'histoire d'une famille entière qui fut empoisonnée par l'usage inconsidéré des feuilles de cynoglosse. Moi-même, il y a environ quinze ans, à la suite d'une herborisation où j'avais recueilli plusieurs échantillons de ce végétal, étant occupé à les arranger sur des feuilles de papier, je fus pris de malaise, de défaillances, et j'éprouvai d'abondans vomissemens. Il paraît néanmoins que cette qualité délétère de la cynoglosse s'affaiblit et disparaît même par la dessiccation. Dans cet état, plusieurs médecins lui accordent des qualités rafraîchissantes et mucilagineuses, et la recommandent contre les rhumes et contre la toux.

[1] La figure de ces feuilles, leur surface douce et lisse, comparées à la langue d'un chien, ont valu à cette plante ses dénominations générique et vulgaire (de κυων, génitif κυνος, chien, et γλωσσα, langue).

D'autres lui reconnaissent un principe astringent, et ont vante ses succès dans le traitement de la diarrhée, de la dysenterie, de la leucorrhée, des hémorrhagies, et en général contre les flux muqueux, séreux et sanguins. La plupart des praticiens la considèrent comme particulièrement douée de la vertu narcotique, et la prescrivent comme anodine, sédative, exhilarante, etc. Son usage, comme topique, n'a pas eu moins de prôneurs, que son emploi à l'intérieur. On en a fait des cataplasmes qui ont été préconisés contre la brûlure, les goîtres et les tumeurs scrophuleuses. Les Anglais, surtout, en ont fait un grand usage dans ce dernier cas. L'onguent qu'on préparait jadis avec le suc de cette plante, la térébenthine et le miel, a joui également de beaucoup de vogue dans le traitement des ulcères malins et fistuleux. Cependant le judicieux Murray n'accorde que peu de confiance à tout ce qu'on a avancé sur les effets médicamenteux de la cynoglosse. Cullen la juge peu digne de figurer parmi les médicamens. Peyrilhe pense qu'on doit se dispenser de l'employer en médecine, jusqu'à ce que les recherches des praticiens aient déterminé, avec plus d'exactitude qu'on ne l'a fait, ses propriétés médicales.

La racine de cette plante a été administrée depuis huit grammes (deux gros) jusqu'à trente-deux grammes (une once) en décoction, et les feuilles jusqu'à une poignée, dans un kilogramme (deux livres) d'eau. On en fait un sirop qui a eu beaucoup de vogue pour le traitement de la toux et des affections catarrhales. Les pilules de cynoglosse ont surtout joui d'une grande réputation. Le fréquent usage qu'on en fait encore parmi nous, comme calmant, paraît même justifié par de nombreux succès. Il est probable, néanmoins, que les vertus qu'on lui attribue sont dues au safran, au castoréum, aux semences de jusquiame et à l'opium qui entrent dans leur composition. M. Chaumeton ne balance même pas à attribuer à cette dernière substance leur propriété anodine; mais, selon ce savant critique, « on aurait tort d'en conclure que cette formule doit être bannie des pharmacopées, et remplacée par l'opium. La racine mucilagineuse de la cynoglosse tempère l'énergie du suc narcotique, et lui imprime une modification dont les plus célèbres praticiens reconnaissent l'utilité. »

CYNOGLOSSE.

SCHRECK (christophe-jacques), *De cynoglosso; Diss.* in-4°. *Altorfii*, 1753.

EXPLICATION DE LA PLANCHE.

(La plante est de grandeur naturelle.)

1. Feur entière, grossie.
2. Corolle ouverte dans laquelle on distingue cinq écailles opposées aux divisions, et cinq étamines placées vis-à-vis les sinus.
3. Pistil composé d'un ovaire quadrilobé, du centre duquel s'élève un style.
4. Fruit de grandeur naturelle.

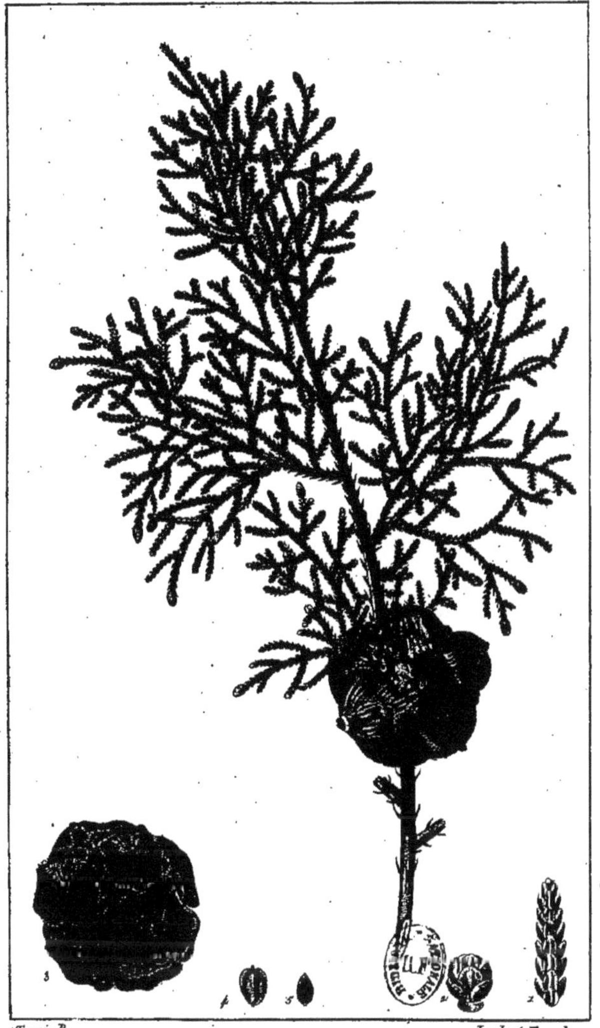

CYPRÈS.

a. 22

CXLVII.

CYPRÈS.

Grec. . . . . κυπαρισσος, Dioscorides; κυπαριττος, Homère.

Latin. . . . . CUPRESSUS [1]; Bauhin, Πιναξ, lib. 12, sect. 5. Tournefort, clas. 19, *arbres amentacés*.
CUPRESSUS SEMPERVIRENS; *foliis imbricatis, frondibus quadrangulis*; Linné, clas. 21, *monœcie adelphie*. Jussieu, clas. 15, ord. 5, *conifères*.

Italien. . . . . CIPRESSO.

Espagnol. . . . . CIPRES.

Français. . . . . CYPRÈS.

Anglais. . . . . CYPRESS.

Allemand. . . . . ZIPRESSENBAUM.

Hollandais. . . . . . . CYPRESSEBOOM.

Suédois. . . . . CYPRESS.

ORIGINAIRE de l'île de Crète et des contrées de l'Orient, le cyprès pyramidal est aujourd'hui très-commun dans nos départemens du midi : arbre d'un aspect sombre et triste, il est devenu l'emblème de la mélancolie; les anciens l'avaient consacré aux dieux infernaux, et le plantaient dans le champ des morts. *Diti sacra, ideoque funebri signo ad domos posita* (Pline, lib. 6, cap. 33).

Cet arbre, toujours vert, s'élève à la hauteur de cinquante à soixante pieds, sur un tronc droit, épais, revêtu d'une écorce brune; sa forme est élancée, ses rameaux sont serrés et touffus, en forme de pyramide.

Ses feuilles sont très-petites, opposées, imbriquées sur quatre rangs, glabres, un peu obtuses, d'un vert sombre, surtout en hiver, d'un vert plus clair au printemps.

Les fleurs sont, les unes mâles, les autres femelles, sur les mêmes individus, disposées en chatons à l'extrémité des rameaux. Les chatons des fleurs mâles sont un peu allongés, garnis d'écailles membra-

[1] Les étymologies de ce mot générique proposées par Isidore Bauhin, Littleton, Bœhmer, et même par l'érudit Théis, me semblent aussi fabuleuses et moins agréables que la métamorphose du jeune et beau Cyparisse en cyprès.

neuses, imbriquées, en forme de bouclier, placées sur quatre rangs : quatre anthères sessiles sur chaque écaille. Les chatons des fleurs femelles, plus petits, arrondis, composés d'écailles ligneuses, pédicellées, persistantes, formant par leur réunion une sorte de péricarpe; plusieurs ovaires surmontés chacun d'un stigmate, sont placés autour du pédicelle de chaque écaille. Ces ovaires deviennent autant de noix monospermes, sans valves, à une seule loge. A l'époque de la maturité, les écailles se dessèchent, se séparent par des fentes disposées en polygones, et laissent sortir les semences. (P.)

Le cyprès cesse de produire dans nos contrées l'espèce de résine suave et odorante qu'on en obtient par incision dans les climats chauds. Son écorce, son bois, ses feuilles et ses fruits sont à peine doués d'une certaine stypticité. Malgré la faiblesse de leurs propriétés physiques, ces différentes parties du cyprès étaient employées par les anciens dans le traitement de plusieurs maladies. Hippocrate faisait particulièrement usage du bois dans les affections utérines. Galien en recommande les fruits pour arrêter les flux de ventre. Ces derniers, connus dans les pharmacies sous le nom de *galbules* ou *noix de cyprès*, sont les seules parties de ce végétal qui aient conservé quelque réputation parmi les modernes, et encore sont-ils rarement employés en médecine. Toutefois, plusieurs auteurs ont vanté leurs bons effets contre les diarrhées, les flux séreux et les hémorrhagies passives. Leur saveur astringente amère les a fait regarder comme fébrifuges; on a proclamé aussi leurs succès contre les fièvres intermittentes. Lanzoni va même jusqu'à leur accorder sous ce rapport la même puissance qu'au quinquina. Leurs vertus tonique, stomachique et vulnéraire, ont été célébrées en outre par divers médecins. Mais toutes ces vertus médicales et plusieurs autres qu'on leur a attribuées ne reposent sur aucun fait précis. Ces fruits verts, ainsi que les feuilles du cyprès dans l'état frais, ont été préconisés comme le remède spécifique des hernies. On en faisait boire la décoction vineuse au malade, et l'on frottait la tumeur herniaire avec les feuilles réduites en pulpe : malgré le témoignage de Mathiole en faveur de ce remède, je ne pense pas que personne soit tenté d'y avoir recours. Les habitans de la Caroline appliquent sur les plaies l'espèce de baume qu'on retire du cyprès, et comme ces lésions guérissent malgré ce topique, suivant une manière de raisonner assez analogue à celle de beaucoup de médecins de l'Europe, ils lui attribuent la propriété de cicatriser les solutions de continuité. La dose ordinaire des galbules et des feuilles de cyprès, est de quatre grammes (un gros), soit en substance, soit en infusion dans le vin.

Le cyprès destiné, dès la plus haute antiquité, à orner les tombeaux, est encore regardé parmi nous comme l'emblème du deuil et de la tristesse. Persuadés que le cyprès purifiait l'atmosphère par ses émanations salutaires, les anciens envoyaient les phthisiques respirer l'air de l'île de Crète où cet arbre croît en abondance. Par la majesté de son port, par la beauté et l'élégance de sa forme pyramidale, et par sa verdure éternelle, le cyprès est très-propre à orner les jardins et les avenues. En Italie on l'emploie fréquemment à la décoration des maisons de campagne. Son bois, d'un jaune rougeâtre, parsemé de veines foncées, est d'une odeur agréable; il a une grande dureté, il se corrompt très-difficilement, résiste beaucoup mieux que le chêne aux injures du temps et aux attaques des insectes; il est en outre susceptible de prendre un beau poli. Au rapport de Théophraste, les portes du temple d'Éphèse en étaient construites. L'histoire apprend que celles de l'église Saint-Pierre de Rome, qui ont duré onze cents ans, et qui étaient encore en bon état, lorsque le pape Eugène IV les fit remplacer par des portes d'airain, étaient aussi de bois de cyprès. Les Égyptiens renfermaient leurs momies dans des caisses du même bois. On a même prétendu que l'arche de Noé en était construite. Ce bois précieux est employé en Orient pour la charpente; il pourrait l'être parmi nous avec avantage à une foule d'usages économiques, et, sous ce rapport, il serait à désirer qu'on multipliât sa culture dans nos départemens méridionaux. Les fruits du cyprès ne mûrissent qu'après l'hiver. Les fourmis sont très-avides des semences qui s'en échappent à l'époque des premières chaleurs.

EXPLICATION DE LA PLANCHE.

(La plante est de grandeur naturelle.)

1. Chaton mâle.
2. Chaton femelle.
3. Cône ou strobile.
4. Péricarpe.
5. Graine isolée.

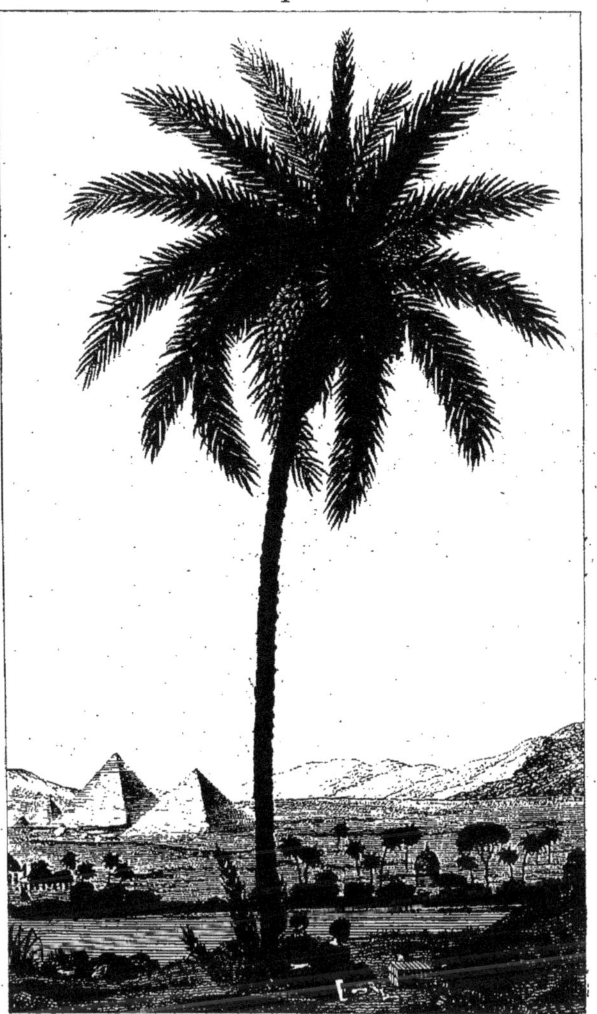

Turpin P. Dubois sculp.

DATIER.

148. (bis)

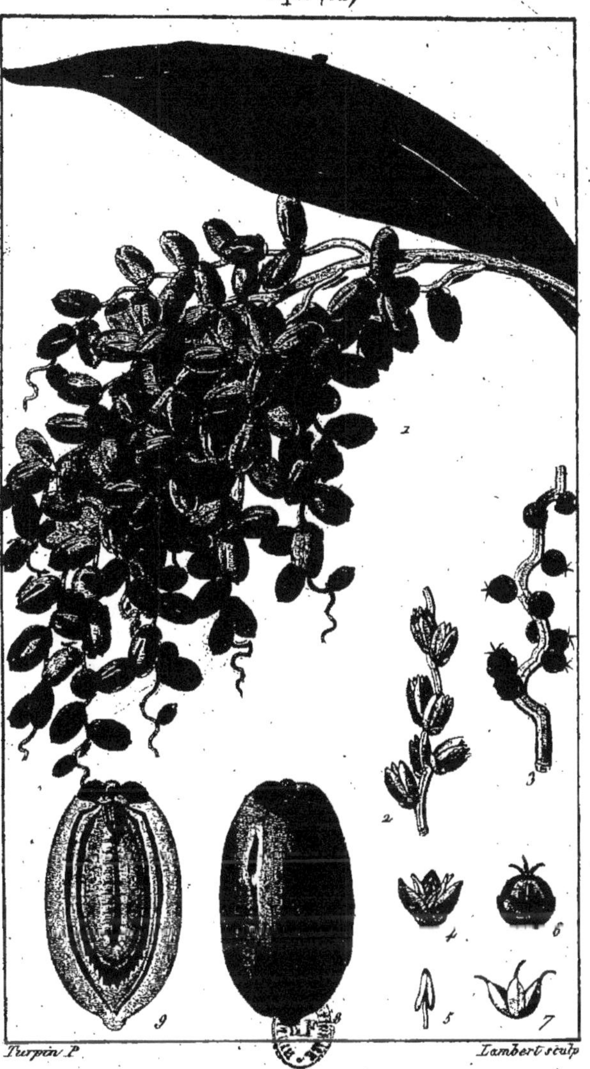

DATIER.

CXLVIII.

DATTIER.

Grec.	φοινιξ.
Latin.	PALMA MAJOR ; Bauhin, Πιναξ, lib. 12, sect. 6. PHOENIX DACTYLIFERA ; *frondibus pinnatis*, *foliolis complicatis*, *ensiformibus* ; Linné, *palmiers*. Jussieu, clas. 3, ord. 1, *palmiers*.
Italien.	PALMA.
Espagnol.	PALMA.
Français.	DATTIER.
Anglais.	PALM-TREE ; DATE-TREE.
Allemand.	DATTELPALME ; DATTELBAUM.
Hollandais.	DADELBOOM.
Suédois.	PALM-TRA.

Le dattier ne ressemble à aucun des arbres de nos forêts d'Europe. Sa tige ne s'élève au dessus de la terre que quatre ou cinq ans après que la plante a levé : jusque-là elle ne pousse que des feuilles produites par un gros bouton qui a la forme d'une bulbe épaisse, arrondie, un peu ovale, et qui se renouvelle tous les ans, augmente en grosseur, et produit annuellement un plus grand nombre de feuilles. Lorsque ce bouton est arrivé à la grosseur que l'arbre doit avoir, alors il s'élève peu à peu au dessus de la terre, offre un commencement de tronc, uniquement composé de pétioles réunis des anciennes feuilles; c'est par la chute de celles-ci que le tronc continue à prendre de l'élévation : il n'en tombe qu'une partie chaque année, mais leurs pétioles restent, et forment des aspérités saillantes que les cultivateurs, en aidant un peu la nature, rendent propres à servir de point d'appui pour ceux qui vont recueillir les dattes.

Les troncs des dattiers, sans aucunes ramifications, forment autant de colonnes élégamment divisées par anneaux, et dont le fût est couronné par un ample bouquet de longues feuilles pendantes en festons et courbées en demi-cercle. Ces feuilles sont longues de dix à douze pieds et plus, composées de deux rangs de folioles alternes, étroites, en lame d'épée, pliées dans leur longueur, portées par un pétiole commun, aplati sur les côtés, élargi à sa base.

DATTIER.

De l'aisselle des feuilles sortent des spathes allongées, velues en dehors, s'ouvrant latéralement pour donner passage à une panicule composée de rameaux simples, nombreux, fléchis en zig-zag, très-serrés, chargés de petites fleurs sessiles, les unes mâles, les autres femelles, sur des individus différens.

Les fleurs mâles sont composées d'une enveloppe à six divisions profondes, trois extérieures courtes, trois intérieures beaucoup plus grandes, que quelques-uns prennent pour une corolle; six étamines; les filamens très-courts : dans les fleurs femelles un ovaire supérieur, arrondi; un style court; le stigmate aigu.

Le fruit est un drupe ovale, un peu allongé, de couleur jaunâtre, contenant sous une pellicule mince et lisse, une pulpe grasse, succulente, qui enveloppe une semence presque ligneuse, marquée à un de ses côtés d'un sillon longitudinal; l'embryon dorsal.

Le palmier croît et se cultive particulièrement dans cette partie de la Barbarie connue sous le nom de *Bildulgérid* ou *pays des dattes*. C'est une vaste contrée sablonneuse et brûlante, dont une portion se trouve traversée par une chaîne des montagnes de l'Atlas, et d'où descendent des sources d'eau qui vont se perdre dans les plaines, position très-favorable pour la culture du dattier, qui exige, pour produire d'excellents fruits, un climat très-chaud, un sol humide et léger.

Une forêt de dattiers est, pour le voyageur qui quitte celles de l'Europe, un spectacle tout-à-fait nouveau : à l'aspect de ces arbres majestueux, il se croit transporté dans un autre univers : ces forêts, toujours vertes, images d'un printemps perpétuel, occupent dans certains endroits plus de deux ou trois lieues de terrain. Leurs cimes touffues et rapprochées forment, au dessus de la tête du voyageur, un dôme obscur soutenu par des milliers de colonnes d'une riche proportion, dont l'ensemble présente le temple le plus majestueux de la nature, et dont le silence n'est interrompu que par le concert harmonieux d'une foule d'oiseaux, hôtes aimables de ces lieux solitaires. Le sol lui-même, qu'ailleurs le soleil dessèche, ici abrité par l'ombre des palmiers, se couvre de verdure et de fleurs; souvent la vigne embrasse de ses rameaux flexibles le tronc robuste du dattier, qui protège par la fraîcheur de son ombrage beaucoup d'autres arbres et arbustes. (P.)

DATTIER.

Les fruits, connus sous le nom de dattes, sont les seules parties de cet arbre précieux qui soient employées en médecine. Leur forme cylindrique se rapproche de celle des glands de chêne[1]. Elles ont un volume double. On les cueille un peu avant la maturité. A cette époque leur couleur est légèrement verdâtre; exposées quelque temps au soleil, elles prennent une teinte roussâtre, et leur saveur devient de plus en plus sucrée. La pulpe grasse, succulente et très-douce qu'elles renferment, présente une légère stypticité unie à des qualités éminemment mucilagineuses et adoucissantes, sur lesquelles reposent les propriétés médicales qu'on leur a attribuées. Hippocrate les employait en décoction dans la diarrhée. On les a crues propres à fortifier l'estomac, la matrice, les intestins. Dans cette vue on les a recommandées dans le marasme, l'épuisement, les hémorrhagies et les flux de ventre. Quelques auteurs ont vanté leurs bons effets dans le traitement des maladies des reins et de la vessie. On a même préconisé leurs succès contre la goutte. De nos jours les dattes ne jouissent de quelque réputation que contre la toux, les rhumes et autres affections pulmonaires. Elles figurent ainsi dans un grand nombre de médicamens réputés béchiques, pectoraux, analeptiques. On les fait entrer dans certains cataplasmes émolliens et maturatifs. On les retrouve dans la décoction pectorale, le looch de santé, le sirop résomptif, l'électuaire diaphénic. Selon la remarque de M. Chaumeton, ces fruits nous arrivent dans un état d'altération considérable, souvent privés de tout leur suc ou rongés de vers. Ils peuvent être avantageusement remplacés par le miel, les figues, les raisins secs, etc., et doivent être par conséquent bannis des officines *européennes*.

Les dattes sont bien plus précieuses en effet sous le rapport alimentaire que par leurs propriétés médicales. On leur a reproché de se digérer difficilement, de produire des maux de tête, des pesanteurs d'estomac et des coliques; mais si ces accidens ont lieu quelquefois chez les personnes faibles, délicates, ou qui en prennent en trop grande quantité, ainsi que l'ont constaté quelques observateurs, il serait injuste de les accuser de produire les obstructions, la mélancolie, la

[1] Le dattier ou dactier doit sa dénomination à la figure de ses excellens fruits, que l'on a comparée à celle d'un doigt, δακτυλος.

cachexie; et peu rationnel de leur attribuer les ophthalmies et autres maladies des yeux auxquelles sont sujets les habitans de certaines contrées d'Afrique, qui s'en nourrissent exclusivement, que leur extrême misère oblige de coucher sur la terre, et laisse exposés presque nus à toutes les intempéries de l'air. « La nature, dit M. Chaumeton, semble avoir fixé cet utile végétal sur le sol le plus aride, dans les déserts les plus affreux, pour y tenir lieu de tous les autres végétaux qui refusent d'y prospérer. En effet, le dattier est un véritable trésor pour les habitans de ces contrées. Avec le tronc ils fabriquent les pieux et les poutres qui forment la charpente de leurs maisons, ou plutôt de leurs huttes; avec le liber ils font des urnes très-solides; avec les feuilles et leurs pétioles, différens ustensiles domestiques, tels que des paniers, des sacs, des balais; avec les spathes, des vases de diverses figures, et destinés à divers usages. Cet arbre précieux est encore la source bienfaisante à laquelle l'habitant des déserts va puiser sa nourriture. Si l'on fait à la tige une incision légère, il s'en écoule une liqueur excellente, tandis que l'intérieur renferme une moelle très-savoureuse. » Les feuilles tendres sont aussi un très-bon aliment. Il en est de même des jeunes grappes mâles et femelles; on les mange crues et cuites, seules ou avec la viande de mouton. On en fait diverses confitures délicieuses. Les dattes néanmoins surpassent en excellence et en utilité toutes les autres parties du dattier. On en fait toutes sortes de mets aussi agréables que diversifiés. Par une légère expression, on en retire une sorte de sirop gras qui est employé en guise de beurre à la préparation du riz, des sauces, et sert à faire d'excellente pâtisserie et des gâteaux très-délicats. La masse qui reste après cette expression sert de nourriture aux pauvres, et les riches conservent toute l'année des dattes fraîches dans de grands vases remplis de ce sirop. En faisant fermenter ces fruits avec de l'eau, les anciens en retiraient une espèce de vin qu'on obtient encore en Natolie par le même procédé. Au moyen de la distillation, on en retire de l'alcool, auquel on associe différens aromates, et dont on fait un très-grand usage dans presque toutes les parties de l'Arabie.

Les noyaux des dattes, auxquels on a attribué la propriété de provoquer l'accouchement, et que Rivière prescrivait contre l'incontinence d'urine, servent à faire des grains de chapelet. Ramollis par l'ébullition dans l'eau, on les emploie beaucoup plus utilement à la nourriture des bœufs et des chameaux.

Perfectionné par la culture, le dattier, ainsi que l'a observé en Afrique M. Poiret, fournit des fruits plus beaux, plus succulens et plus délicats que ceux qu'il donne dans l'état sauvage ou lorsqu'il est mal cultivé. On le multiplie soit en semant les noyaux au commencement du printemps, soit par les rejetons des racines et des aisselles des feuilles; ce dernier moyen est le plus en usage, parce qu'il est beaucoup plus prompt.

EXPLICATIONS.

PLANCHE 148.

(L'arbre figuré dans cette planche est un individu femelle portant fleurs et fruits, réduit à la soixantième partie de sa grandeur naturelle.)

Observ. Le paysage, qui accompagne ce palmier, représente un site d'Égypte : sur le premier plan on observe deux voyageurs turcs qui se reposent, assis près de leurs bagages et de l'arbre, pour lequel ils servent d'échelle. Plus loin est une large pierre sur laquelle restent encore quelques signes hiéroglyphiques. Sur ce même plan, au rivage du Nil, paraît l'élégante nymphe bleue (*nymphæa cœrulea*); de l'autre bord de ce fleuve s'élève une partie du palais de Mourat-Bey; et enfin, plus loin, les grandes et petites pyramides de Ghizé.

Le dessin de l'arbre et de ses détails est une copie exacte de celui que j'ai exécuté d'après nature à Saint-Domingue, où une assez grande quantité de dattiers mâles et femelles sont allés se réunir à la belle et nombreuse famille des palmiers indigènes de ce pays. (T.)

PLANCHE 148 *bis*.

1. Régime de fruit réduit au cinquième de sa grandeur naturelle, accompagné de sa spathe.
2. Portion de rameau chargé de fleurs mâles.
3. Un autre portant des fleurs femelles.
4. Fleur mâle.
5. Étamine isolée.
6. Fleur femelle.
7. Trois pistils.
8. Fruit entier.
9. Le même coupé verticalement.

(Ces huit derniers détails sont de grandeur naturelle.)

Observ. Les fleurs femelles contiennent trois pistils distincts : aussi arrive-t-il quelquefois que les trois ovaires se développent en trois fruits réunis dans le même calice. (T.)

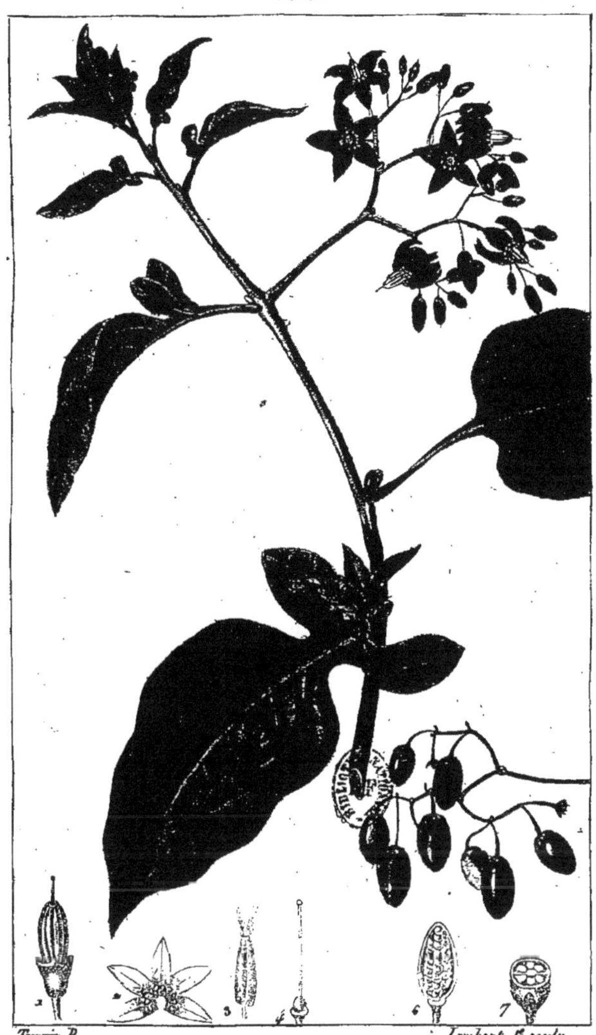

Turpin P.   Lambert J.e sculp.

DOUCE AMERE.

a. l. l.

CLIII.

DOUCE-AMÈRE.

Grec...........	γλυκυπικρος.
Latin...........	SOLANUM SCANDENS, seu DULCAMARA; Bauhin, Πιναξ, lib. 5, sect. 1. Tournefort, clas. 2, *infondibuliformes*. SOLANUM DULCAMARA; *caule inermi, frutescente, flexuoso, foliis superioribus hastatis, racemis cymosis;* Linné, clas. 5, *pentandrie monogynie*. Jussieu, clas. 8, ord. 8, *solanées*.
Italien..........	AMARA-DOLCE; DULCAMARA.
Espagnol........	SOLANO DULCIAMARGO; Ortega.
Français.........	DOUCE-AMÈRE; MORELLE GRIMPANTE.
Anglais.........	BITTER-SWEET.
Allemand........	BITTERSUESS; ALFRANKEN.
Hollandais........	BITTERZOET; ALFS-RANKEN.

LA douce-amère, en fixant son séjour parmi les buissons stériles, leur paie, par l'élégance de ses bouquets, l'appui qu'ils prêtent à ses tiges faibles et grimpantes : souvent l'œil trompé par l'apparence, prête au protecteur l'éclat de la plante protégée. Les fleurs de la douce-amère la placent parmi les morelles (*solanum*, Lin.). Elles sont composées d'un calice à cinq divisions; d'une corolle en roue, le tube court; le limbe plissé, étalé, à cinq lobes; cinq étamines; les anthères rapprochées, s'ouvrant au sommet par deux pores; un style; une baie succulente à deux ou plusieurs loges : l'embryon roulé en spirale.

Ses racines sont grêles, fibreuses, ramifiées : elles produisent une tige cylindrique, glabre, quelquefois pubescente, haute de quatre à cinq pieds, sarmenteuse et grimpante.

Ses feuilles sont ovales, en cœur, alternes, pétiolées, entières, aiguës, glabres à leurs deux faces, quelquefois molles et pubescentes en dessous; les supérieures souvent découpées en lobes à leur base.

Les fleurs sont disposées vers le sommet des tiges en petites grappes courtes, latérales, pendantes; le calice a cinq divisions obtuses; la corolle violette, quelquefois blanche, a cinq lobes un peu étroits, aigus, rabattus en dehors; les anthères d'un beau jaune.

DOUCE-AMÈRE.

Le fruit est une baie glabre, arrondie, de couleur rouge à l'époque de sa maturité. (P.)

Les racines, les tiges et les rameaux de la douce-amère, exhalent, quand on les froisse, une odeur nauséeuse. Les feuilles, au rapport de M. Guersent, répandent aussi quelquefois celle du musc; mais toutes ces parties sèches sont entièrement inodores. Lorsqu'on les mâche, elles présentent d'abord une saveur fade et sucrée, et bientôt après une amertume remarquable. Toutefois ces qualités physiques sont si peu prononcées dans les jeunes pousses, qu'on les emploie en différentes contrées aux usages culinaires. Une matière extractive et une huile volatile sont les seuls matériaux immédiats que les procédés imparfaits de l'ancienne chimie aient constatés dans cette solanée. On y reconnaît cependant au simple goût un principe sucré et un principe amer, dont la nature chimique n'a pas encore été dévoilée, mais que M. Guersent croit résider, le premier dans la partie ligneuse de la plante, le second dans la partie corticale des vieilles tiges.

Cette plante a été libéralement décorée de qualités anodine, vomitive, purgative, sudorifique, diurétique, béchique, emménagogue, apéritive, etc. Floyer, ayant trouvé trente baies de douce-amère intactes dans l'estomac d'un chien mort après les avoir avalées, en a conclu que ces fruits étaient délétères, et tous les auteurs de matière médicale sont partis de ce simple fait pour leur attribuer une qualité vénéneuse. Cependant les expériences de M. Duval prouvent évidemment l'innocuité de ces fruits, au moins pour les chiens, puisqu'il en a administré trente, quarante, soixante et jusqu'à cent cinquante en une seule dose à plusieurs de ces animaux, sans produire aucun accident ni le moindre effet appréciable. Toutefois les effets immédiats de la douce-amère sur l'économie animale, décèlent dans les différentes parties de cette plante une qualité vireuse, analogue à celle qu'on retrouve dans toutes les solanées, et susceptible de produire une excitation plus ou moins vive. Des nausées, des vomissemens, l'anxiété précordiale, des picotemens dans certaines parties du corps, ont été souvent le résultat de son administration. D'autres fois elle a donné lieu au prurit des organes génitaux, à des crampes et même à des mouvemens convulsifs de la face. Dehaen a vu le délire ainsi que les convulsions, et Gouan, la paralysie de la langue, être le résultat de son action. L'influence de la douce-amère sur les fonctions nutritives se manifeste par des évacuations alvines, l'augmentation de la transpiration, une abondante sécrétion d'urine. Elle augmente en outre le produit des sécrétions muqueuses, et facilite aussi quelquefois l'expectoration. Cette double action sur les fonctions organiques et sur les fonctions de relation, a porté M. Guersent à admettre dans cette plante la coexistence d'un principe excitant et d'un principe vireux, qui, quoique unis ensemble, peuvent agir séparément. Mais il ne faut pas croire, ajoute cet observateur, que ces propriétés médicales soient aussi prononcées dans la douce-amère qu'elles le sont dans la belladone et autres solanées; beaucoup d'individus ne paraissent en éprouver aucun effet sensible. M. Guersent a pris lui-même jusqu'à une demi-once d'extrait de douce-amère, sans en éprouver la moindre influence.

Quoique les effets consécutifs ou l'influence de cette solanée sur la marche des maladies soient beaucoup moins connus que ses effets immédiats, elle n'en est pas moins préconisée dans une foule d'affections, soit aiguës, soit chroniques. Boerhaave et Linné en conseillent l'emploi dans la péripneumonie et dans la pleurésie. Werlhoff et Sagar ont vanté son efficacité contre la phthisie pulmonaire, et de serviles imitateurs de la polypharmacie galénique ont fait entrer cette plante dans une foule de préparations compliquées et dégoûtantes dont les médecins routiniers ne cessent de fatiguer l'estomac des malheureux phthisiques. Dehaen s'est bien trouvé de son usage dans le traitement des convulsions et autres maladies spasmodiques. Sauvages lui attribue la guérison d'une vérole constitutionnelle. Murray, d'après l'illustre Linné, parle de douleurs ostéocopes, de suppressions menstruelles, d'ictères merveilleusement guéris par l'administration de cette plante. Razoux et autres praticiens ont préconisé ses vertus contre l'hydropisie, les chancres, la cacochymie. Au rapport de M. Guersent, la douce-amère paraît avoir été quelquefois utile dans certains catarrhes avec atonie et sans fièvre, et dans plusieurs cas de blennorrhagie et de leucorrhée. Les succès de cette solanée contre les rhumatismes sont attestés par un grand nombre d'auteurs. Les faits observés par Carrère tendent même à établir, comme sur une base inébranlable, son efficacité dans les affections de ce genre, soit aiguës, soit chroniques. Mais le judicieux Cullen, qui en a fait usage dans ces maladies, avoue que si elle a paru quelquefois y être avantageuse, le plus souvent elle n'y a produit aucun effet. Les observations de Razoux, Carrère et Bertrand de Lagresie semblent également constater les bons effets de la douce-amère contre les dartres. M. Guersent pense même que si elle n'y réussit pas plus souvent, cela tient à ce qu'on l'emploie à trop faible dose. Cependant M. Alibert qui, mieux que personne, a pu juger sainement de l'influence de cette plante sur les maladies herpétiques par l'usage multiplié qu'il en a fait à l'hôpital Saint-Louis, déclare qu'il n'en a obtenu qu'un succès médiocre. A l'extérieur, Fuller faisait de fréquentes applications topiques de la douce-amère : il en préconise l'infusion comme une sorte de spécifique contre les chutes, les contusions et les ecchymoses. Sebizius attribue aux cataplasmes qu'on en prépare, la propriété de calmer les douleurs, et de résoudre les engorgemens des mamelles. D'après une semblable masse de faits, ce serait sans doute pousser le scepticisme trop loin que de refuser à la douce-amère une action plus ou moins énergique, susceptible de produire d'heureux effets dans le traitement de plusieurs maladies; mais il faut convenir que, malgré les nombreuses autorités qu'on pourrait citer à l'appui de son efficacité, les cas dans lesquels elle a eu des succès ne sont ni assez précis ni assez exactement déterminés pour fixer irrévocablement les idées sur ses propriétés médicales.

On l'administre ordinairement en décoction de quinze à trente grammes (environ quatre à huit drachmes), pour un kilogramme (deux livres) d'eau réduite aux deux tiers. On fait prendre cette dose en vingt-quatre heures, soit seule, soit associée au lait ou convenablement édulcorée. On a rarement recours à son infusion aqueuse. Sa décoction vineuse n'est pas d'un usage plus fréquent. L'extrait alcoolique et l'extrait aqueux qu'on en prépare se donnent à la dose d'un à deux grammes (dix-huit à trente-six grains) par jour, et on peut en augmenter successivement la quantité. On pourrait également administrer la douce-amère en substance, soit en poudre, soit sous forme pilulaire, mais on en fait rarement usage. Les feuilles et les jeunes pousses servent à faire des cataplasmes émolliens. Le suc des semences, au rapport de Mathiole, était jadis employé à la composition d'un fard en honneur parmi les femmes de la Toscane, pour dissiper les taches de la peau.

SPIESSENHOF (Charles-Eugène), *De dulcamarâ, Diss. inaug. resp. Schobinger*, in-4°. *Heidelbergæ*, 1742.

LINNÉ (Charles), *De solano dulcamarâ, Diss. inaug. resp. Georg. Hallenberg;* in-4°. *Upsaliæ*, 29 mai 1771.

Le candidat avait publié peu de temps auparavant, sur cette plante, un mémoire inséré parmi ceux de la société de médecine d'Upsal; et la dissertation inaugurale se retrouve dans le huitième volume des *Amœnitates academicæ* de l'illustre président.

KUEHN (Jean-Théophile), *Von den wahren heilsamen nud fast gænzlich in vergessenheit gekommenen Hirschkraut oder Bittersuess;* c'est-à-dire, Traité de la douce-amère, plante qui, malgré ses propriétés médicales très-réelles, est presque complètement négligée; in-8°. Breslau, 1785.

L'auteur avait déjà publié en 1779 une dissertation latine sur le même objet.

CARRÈRE (Joseph-Barthelemi-François), Traité des propriétés, usages et effets de la douce-amère, ou *solanum scandens*, dans le traitement de plusieurs maladies, et surtout des maladies dartreuses; in-8°. Paris, 1781.

Cet ouvrage, dans lequel les vertus de la douce-amère sont trop exaltées, a été plusieurs fois réimprimé, ou reproduit avec un nouveau titre (1789, an VI, etc.) : il a été traduit en allemand par Molinié, avec une préface, des notes et des additions de Jean Chrétien Starke; in-8°. Iéna, 1786.

OTTO (Jean-Godefroy), *De usu medico dulcamaræ, Diss.* in-4°. *Ienæ*, 1784.

BUCHOZ (Pierre-Joseph), Dissertation sur la douce-amère et sur ses propriétés médicinales; in-4°. Paris, 1789.

Le nom de Buchoz suffit pour imprimer à cet ouvrage le sceau de la réprobation.

EXPLICATION DE LA PLANCHE.

(La plante est de grandeur naturelle.)

1. Calice, étamines et pistil.
2. Corolle ouverte.
3. Étamine isolée pour faire voir que l'émission du pollen a lieu par deux ouvertures qui se trouvent au sommet.
4. Pistil.

(Ces quatre figures sont grossies.)

5. Fruits de grosseur naturelle.
6. Fruit coupé longitudinalement pour faire voir de quelle manière les graines s'imbriquent du haut en bas dans chaque loge.
7. Le même, coupé horizontalement, dans lequel on distingue deux loges.

154

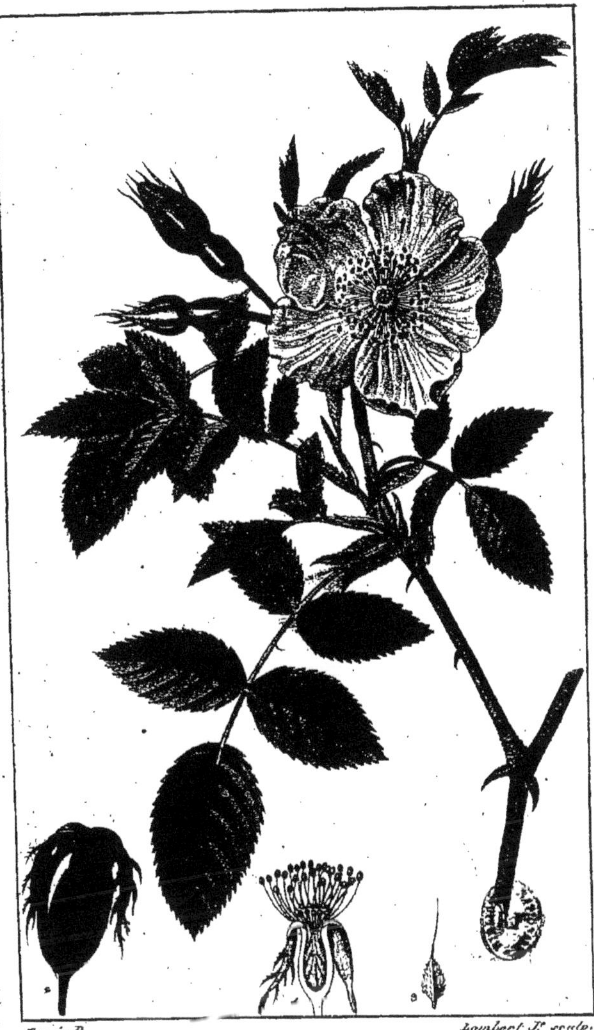

EGLANTIER.

all.

CLIV.

ÉGLANTIER.

Grec. . . . . κυνοροδον; κυνορροδον; κυνοσβατος, Hippocrate; κυνοσβατον, Dioscorides.

Latin. . . . . ROSA SYLVESTRIS VULGARIS, *flore odorato, incarnato;* Bauhin, Πιναξ, lib. 12, sect. 4. Tournefort, clas. 21, *arbres rosacés.*
ROSA CANINA; *germinibus ovatis pedunculisque glabris, caule petiolisque aculeatis;* Linné, clas. 12, *icosandrie polygynie.* Jussieu, clas. 14, ord. 10., *rosacées.*

Italien. . . . . ROVO CANINO; ROSA CANINA; CINOSBATO.

Espagnol. . . . . ESCARAMUJO; AGABANZA; ROSAL PERRUNO; GAVANCO.

Français. . . . . ÉGLANTIER; ROSIER DES HAIES; ROSIER SAUVAGE.

Anglais. . . . . DOG-ROSE; WILD BRIAR; EP-TREE.

Allemand. . . . . HUNDSROSE; WELDE ROSE; HAGEBUTTEN.

Hollandais. . . . . . . EGLANTIER; HONDS-ROOZEN; WILDE ROOZEBOOM.

Suédois. . . . . NIUPON.

Le rosier dont il est ici question ne doit pas être confondu avec le *rosa eglanteria* de Linné, auquel, dans plusieurs contrées, on donne également le nom vulgaire d'*églantier;* mais ses fleurs sont d'un jaune vif ou d'un rouge orangé; ses feuilles froissées répandent une odeur forte et pénétrante, approchant de celle d'une pomme de reinette, tandis qu'elles sont inodores dans celui-ci; il se distingue encore par ses fruits ovales et non globuleux, par ses fleurs d'un blanc tirant sur le rose.

Ses tiges sont hautes de quatre à cinq pieds, glabres, diffuses, très-rameuses; les rameaux élancés, armés d'aiguillons épars, comprimés, crochus au sommet, élargis à leur base.

Les feuilles, composées de cinq à sept folioles, glabres, ovales, dentées en scie, d'une grandeur médiocre, presque point glanduleuses; les pétioles un peu pubescens, à peine épineux.

Les fleurs sont solitaires, axillaires, soutenues par des pédoncules plus courts que les feuilles. Le calice ovale-oblong, presque glabre; trois divisions du limbe à demi-pinnatifides, les deux autres simples, entières, plus courtes.

La corolle est composée de cinq pétales en cœur, échancrés à leur sommet, d'un rose tendre ou presque blancs; les étamines nombreuses insérées sur le calice; les pistils courts et distincts.

Le fruit est ovale, d'un rouge vif, formé par le tube du calice renflé et charnu, contenant plusieurs semences osseuses, hérissées et blanchâtres.

Ce rosier se rencontre fréquemment dans les buissons et les haies des contrées septentrionales de l'Europe. (P.)

Les fleurs de l'églantier sont douées d'une odeur agréable, du genre de celle de la rose, quoique plus faible, et d'une saveur légèrement astringente. Les fruits parvenus à leur maturité, sont d'un beau rouge de corail, offrent un parenchyme pulpeux, sucré, légèrement acide, et impriment, lorsqu'on les mâche, une couleur jaune à la salive.

La chimie n'a point encore fait connaître les matériaux immédiats de cet arbrisseau. Toutefois l'impression plus ou moins âpre et austère, que presque toutes ses parties déterminent sur l'organe du goût, suffit pour y constater la présence d'un principe astringent qui se retrouve en plus ou moins grande abondance dans la nombreuse famille des rosacées.

Quelque faibles que soient les qualités physiques de l'églantier, il a été fastueusement décoré de plusieurs propriétés médicales, et quelquefois même de vertus tout à fait merveilleuses. C'est ainsi qu'on a gratuitement attribué à sa racine la propriété de guérir la rage. Ses fleurs ont joui de beaucoup de réputation contre les maladies des yeux. On a particulièrement recommandé ses fruits comme laxatifs, diurétiques, apéritifs, astringens, etc. Plusieurs auteurs ont préconisé leurs bons effets contre la diarrhée, la dysenterie et autres flux chroniques. On a également vanté avec exagération leur efficacité dans l'hydropisie, la néphrite et les calculs urinaires; mais, par malheur, loin de reposer sur des faits précis, toutes ces assertions ne se fondent, suivant la remarque de M. Chaumeton, que sur de ridicules *signatures*.

Si les baies d'églantier, improprement désignées dans les pharmacopées sous le nom de *cynosbatos*, de κυνος, chien, et βατος, buisson, peuvent exciter la sécrétion urinaire, à raison du principe acide qu'elles renferment; ne sait-on pas que cet effet est subordonné d'une part à la quantité de liquide qui sert de véhicule à ce faible médicament; et d'une autre part aux conditions particulières dans lesquelles se trouve le malade? L'action qu'on leur a supposée dans les maladies calculeuses, peut-elle être raisonnablement séparée de l'effet diurétique? et leur influence dans ce cas, ainsi que la vertu de tous les prétendus lithontriptiques, est-elle autre chose que la faculté d'amener dans l'appareil urinaire une plus grande quantité du liquide dissolvant naturel des calculs? A l'égard des diarrhées et des dysenteries, lorsque ces maladies sont aiguës, la matière médicale nous offre un grand nombre de substances beaucoup plus propres à leur opposer; et, lorsqu'elles sont chroniques, les essais multipliés et presque toujours infructueux que j'ai eu occasion de faire de ce médicament dans les hôpitaux militaires, où ces redoutables phlegmasies règnent sans cesse, m'ont pleinement convaincu de son efficacité. Le judicieux Cullen avoue même que, malgré ses efforts, il n'a trouvé dans ces fruits aucune qualité qui puisse les rendre recommandables, soit comme aliment, soit comme médicament. Il ne faut guère ajouter plus de confiance, dit M. Chaumeton, aux «éloges prodigués par l'ignorance et la crédulité au *bédégar* ou *bédéguar*. C'est une excroissance spongieuse, de couleur verte-rougeâtre, de forme variable, mais approchant pour l'ordinaire de celle d'un œuf, dont elle a quelquefois la grosseur. Elle naît et se développe sur différentes parties de l'églantier, telles que le fruit, la tige, la feuille et son pétiole, par la piqûre d'un insecte parasite, *cynips rosæ*, L., qui procure ainsi une habitation à ses œufs et aux larves, lesquelles vivent jusqu'à l'époque de leur métamorphose dans ces protubérances fongueuses.»

Les fruits de l'églantier (*cynosbates*) sont les seules parties de ce végétal dont on fasse usage. Leur pulpe acidule, associée au sucre, forme la conserve de cynorrhodon, médicament agréable et légèrement nourrissant qu'on peut employer avec avantage à la dose de trente ou soixante grammes (une à deux onces) pour satisfaire l'esprit de certains malades tourmentés du besoin de prendre des drogues. On en prépare aussi un sirop qui peut être administré à la même dose.

ÉGLANTIER.

Malgré leur saveur agréable, ces fruits sont peu estimés à cause des poils dont sont entourées leurs semences. Ces poils produisent une impression très-désagréable sur les différentes parties de la bouche; ils s'attachent même aux lèvres, à la peau, etc., et y causent, ainsi que l'observe le professeur Pinel, un prurit insupportable, ce qui leur a fait donner le nom de *grate-cu*. Toutefois, en associant ces baies au sucre, à différens aromates ou autres substances, les confiseurs en préparent des liqueurs et des confitures d'un excellent goût.

HAGEDORN (Ehrenfried), *Cynosbatologia ad normam Academiæ naturæ curiosorum adornata*; in-8°. *Ienæ*, 1681.

Cette rapsodie n'est pas moins rebutante par la prolixité que par la fausseté des raisonnemens, l'absurdité des préceptes, et l'étalage de l'érudition la plus indigeste.

EXPLICATION DE LA PLANCHE.

(La plante est de grandeur naturelle.)

1. Calice ouvert, dans lequel on distingue les pistils et les étamines.
2. Fruit entier.
3. Graine isolée.

155.

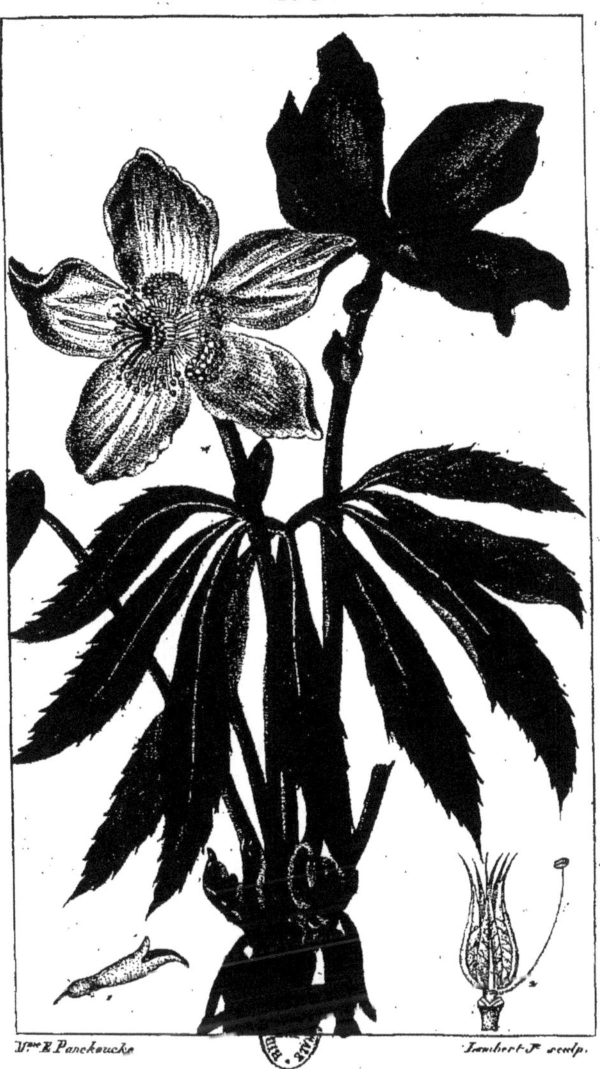

Mme E Panckoucke — Lambert Je sculp.

ELLÉBORE.

a. l. l.

CLV.

ELLÉBORE NOIR.

Grec.......... ελλεβορος μελας, μελαμποδιον, Dioscorides.

Latin.......... { HELLEBORUS NIGER, *flore roseo;* Bauhin, Πιναξ, lib. 5, sect. 4.
HELLEBORUS NIGER, *angustioribus foliis;* Tournefort, clas. 6, *rosacées.*
HELLEBORUS NIGER; *scapo subbifloro, subnudo, foliis pedatis;* Linné, clas. 13, *polyandrie polygynie.* Jussieu, clas. 13, ord. 1, *renonculacées.*

Italien.......... ELLEBORO NERO.

Espagnol.......... ELEBORO NEGRO; YERBA DE BALESTERO.

Français.......... ELLÉBORE NOIR; HELLÉBORE NOIR; ROSE DE NOEL.

Anglais.......... BLACK ELLEBORE; CHRISTMAS-ROSE.

Allemand.......... SCHWARZE NIESWURZ; CHRISTWURZ.

Hollandais.......... NIESKRUID; MAANKRUID; HERSSENKRUID.

Le nom d'*ellébore noir* donné à cette plante par les modernes l'a fait prendre pendant long-temps pour l'*ellébore* des *anciens* qui portait chez eux le même nom : nous devons à Tournefort la connaissance de cette dernière espèce, très-commune sur le mont Olympe, à Anticyre et le long des bords de la mer, tandis que celle dont il est ici question, croît sur les montagnes Alpines aux lieux pierreux, dans l'Autriche et sur les monts Apennins. Son caractère essentiel est facile à reconnaître. Il consiste dans un grand calice à cinq folioles pétaliformes; cinq pétales tubulés, très-courts; rétrécis à leur base[1]; un grand nombre d'étamines attachées sur le réceptacle; plusieurs ovaires supérieurs surmontés d'un style subulé, arqué; les stigmates simples; plusieurs capsules ovales-oblongues, comprimées, mucronées, à une seule loge polysperme.

Ses racines forment une grosse souche noirâtre, d'où partent des fibres épaisses, charnues, souvent chargées d'un duvet brun : elles produisent des hampes droites, longues de quatre à cinq pouces, nues, épaisses, cylindriques, simples ou bifurquées à leur sommet; à une ou deux fleurs terminales.

[1] Le calice est une corolle dans Linné, et les pétales des nectaires.

Les feuilles naissent peu après : elles sont toutes radicales, pétiolées, amples, glabres, coriaces, d'un vert foncé, divisées en sept ou huit lobes pédicellés, allongés-lancéolés, aigus, dentés en scie.

Les fleurs sont blanches, souvent lavées de rose, très-ouvertes, d'environ deux pouces de diamètre; les folioles du calice ovales, obtuses; les pétales tubulés, deux fois plus courts que le calice, terminés à leur bord extérieur par une languette spatulée, obtuse : les étamines un peu plus longues que la corolle; les pistils au nombre de cinq à six.

Le fruit consiste en cinq ou six capsules comprimées, ovales, mucronées latéralement à leur sommet, arquées à un de leurs bords, s'ouvrant en deux valves.

C'est à l'*helleborus orientalis*, Lin., qu'il faut rapporter cet *ellébore noir*, si renommé chez les anciens, et dont M. Desfontaines nous a donné une très-bonne description d'après l'herbier, les notes et le dessin de Tournefort qui l'avait observé dans son pays natal.

Il croît encore en France plusieurs autres espèces d'ellébore, telles que 1° l'*helleborus fœtidus*, vulg. le *pied de griffon*, assez commun aux lieux stériles et pierreux; 2° l'*helleborus viridis*, que j'ai recueilli dans la forêt de Villers-Coterets; 3° l'*helleborus hiemalis*, qu'on trouve dans les Alpes, à fleurs jaunes, solitaires, et que l'on cultive comme plante d'ornement, etc.

En citant les effets obtenus de l'*ellébore*, en les associant et en les comparant aux propriétés que les anciens lui attribuaient, n'est-il pas à craindre que l'on ait confondu notre *ellébore noir* avec celui des anciens, l'*helleborus orientalis*, dont les propriétés peuvent être très-différentes? Ce dernier est rare dans les herbiers : je ne le crois cultivé dans aucun des jardins de l'Europe. (P.)

Il est rare que la médecine fasse usage des feuilles de cet ellébore. Sa racine est presque uniquement employée. Dans l'état frais elle est d'un brun pâle à l'extérieur, et blanche intérieurement. Il s'en exhale une odeur nauséeuse. Sa saveur amère, un peu âcre, persistante, semble agir particulièrement sur la pointe et le milieu de la langue; lorsqu'on la mâche, elle détermine sur cet organe un sentiment de stupeur. En vieillissant dans les boutiques et par la dessiccation, elle devient rugueuse, cassante, d'un brun noirâtre, et perd avec ses qualités physiques, une grande partie de ses propriétés médicales. Lewis et Neumann en ont retiré un extrait gommeux et un extrait résineux. Elle paraît recéler en outre un principe volatil qui mériterait de fixer l'attention des chimistes modernes. Ce principe âcre, auquel Murray attribue presque toute l'énergie de l'ellébore, passe dans l'eau distillée, et l'on peut ainsi en priver cette racine par plusieurs ébullitions successives. D'après les expériences de M. Orfila, c'est dans la partie soluble dans l'eau que résident les propriétés vénéneuses de l'ellébore.

Aucune plante, peut-être, n'a joui de plus de réputation; de temps immémorial, elle a été célébrée comme le remède par excellence contre les lésions de l'entendement. C'est probablement à l'ellébore qui croissait en abondance dans les îles Anticyres, plutôt qu'à la prétendue guérison d'Hercule devenu furieux, opérée par un habitant de cette contrée, que ces îles dûrent leur antique célébrité pour la guérison de la folie. *Navigare Anticyras* est le précepte que l'on donnait parmi les Grecs à ceux qui avaient perdu la raison. L'ellébore n'était pas moins estimé des anciens par ses propriétés vomitive et purgative, et l'on voit à chaque instant dans les ouvrages d'Hippocrate combien ce grand homme y avait fréquemment recours. Toutefois les soins, les attentions minutieuses et les pratiques variées que les anciens faisaient concourir avec l'administration de ce médicament, semblent annoncer qu'ils comptaient beaucoup moins sur l'action directe de l'ellébore que sur les effets combinés de cette multitude de moyens accessoires plus ou moins énergiques, et peut-être mal-à-propos négligés de nos jours, qui constituaient l'elléborisme.

Il ne faut pas perdre de vue que les données qui nous ont été transmises par les anciens, et les faits qui ont été recueillis par les modernes sur les effets de l'ellébore noir, appartiennent souvent à l'ellébore blanc, et quelquefois même à plusieurs autres plantes avec lesquelles il a été confondu. Quoique les auteurs de matière médicale s'accordent à lui accorder des propriétés vomitive, purgative, diurétique, emménagogue, sternutatoire, altérante, anthelmintique, apéritive, antiphtisique, etc.; il faut se rappeler que la manière d'agir de cette plante héroïque varie selon son ancienneté, selon les lieux où elle a pris naissance, et selon les préparations qu'on lui a fait subir. Récente, elle est âcre, vénéneuse, et produit la rubéfaction et la vésication de la peau : modérément desséchée, elle fait vomir, elle purge, elle détermine l'éternuement, elle excite la sécrétion des urines, elle provoque l'écoulement menstruel, celui des hémorrhoïdes, et augmente en un mot la contractibilité insensible de nos organes : mais après avoir été entièrement desséchée, elle conserve à peine une légère vertu purgative. C'est faute d'avoir donné à ces différentes circonstances l'attention convenable, que les observateurs ont tant varié d'opinion sur la manière d'agir de l'ellébore, et que les résultats de son administration ont été si souvent contradictoires. Ainsi administrée dans des cas analogues, avec des conditions semblables et à la même dose, tantôt cette racine redoutable n'a produit aucun effet sensible, et d'autres fois elle a donné lieu aux accidens les plus graves, et a même occasioné la mort[1]. La superpurgation, des tranchées, l'anxiété, la syncope, un sentiment de strangulation, une vive chaleur d'entraillés, le refroidissement des extrémités, la rigidité des membres, des convulsions : tels sont les accidens qu'a produits, dans beaucoup de cas, la racine d'ellébore noir. L'illustre Morgagni a trouvé en outre l'estomac et les intestins fortement enflammés chez des sujets qui avaient succombé à l'action de ce redoutable médicament. Une manière d'agir aussi irrégulière et aussi violente a dû rendre extrêmement circonspect sur son emploi. Aussi, quoique des mains habiles puissent dans quelques cas en retirer de grands avantages, son usage médical est tombé en désuétude, et abandonné à l'art vétérinaire qui en fait un emploi fréquent, soit à l'intérieur, soit à l'extérieur, dans le traitement des animaux.

Ce n'est pas qu'on manque d'autorités en faveur de l'efficacité de l'ellébore noir contre un grand nombre de maladies. Ainsi on a vanté ses bons effets dans les fièvres intermittentes, contre les rhumatismes et la goutte. Les anciens ont spontanément préconisé ses vertus contre les dartres, la lèpre et l'éléphantiasis, et exagéré ses succès contre les névroses les plus rebelles, telles que la paralysie,

[1] C'est dans cette propriété léthifère que la plupart des étymologistes trouvent l'origine du mot *elleborus*, ελειν, tuer, et βορα, aliment, fourrage.

l'épilepsie. Sans remonter à la guérison fabuleuse de la folie des Prœtides, opérée par Mélampe au moyen de l'ellébore, les succès que Brassavole et Pechlin en ont obtenus dans la manie, Lorry et Vogel dans la mélancolie, les éloges que divers auteurs lui ont prodigués dans le traitement de la démonomanie, de l'hypocondrie et autres vésanies, semblent justifier la haute opinion que de temps immémorial on a eue des vertus de cette plante contre l'aliénation; cependant, loin d'en obtenir les mêmes avantages, Hartmann en a employé l'extrait à haute dose dans la manie, sans aucun succès. Cet ellébore a été également recommandé dans l'aménorrhée. Au rapport de Mead, il n'y a même pas de moyen plus certain pour ramener l'écoulement menstruel. Juncker et Schulzius lui donnent les mêmes éloges pour provoquer les hémorrhoïdes. A raison de sa vertu diurétique, plusieurs praticiens se louent de son emploi dans l'hydropisie. C'est même à cette racine que les fameuses pilules de Bacher doivent la grande réputation dont elles ont joui contre cette maladie. Si ce violent drastique a pu quelquefois favoriser la résorption de la sérosité épanchée dans des cas d'hydropisie essentielle du tissu cellulaire ou du péritoine, quel effet doit-on en espérer dans celles qui sont le résultat de l'inflammation des membranes séreuses, ou qui tiennent à l'existence de quelque lésion organique? La même réflexion s'applique directement aux autres maladies dans lesquelles l'ellébore a été préconisé. Ainsi on se gardera bien par exemple de l'employer comme vomitif ou diurétique, chez des sujets pléthoriques ou très-irritables. Dans les cas où l'aménorrhée tient à une concentration vicieuse des forces sur l'utérus, ne doit-on pas également se garder, sous peine des accidens les plus graves, d'un semblable médicament qui peut tout au plus agir comme emménagogue dans les cas d'atonie et de relâchement? Il n'y a pas de doute que la puissance drastique de l'ellébore ne soit utile dans quelques cas pour faire cesser l'état de torpeur et d'atonie qui frappe ordinairement le canal intestinal chez les hypocondriaques et les mélancoliques; mais lorsque ces vésanies et autres névroses sont accompagnées d'une vive sensibilité de l'estomac ou de l'état inflammatoire de quelque viscère de l'abdomen, ne doit-on pas s'en abstenir avec le plus grand soin?

ELLÉBORE NOIR.

Soit par ignorance, soit par cupidité, la racine de l'ellébore noir est souvent confondue et presque toujours mêlée avec plusieurs autres racines qui lui sont ainsi substituées dans les prescriptions, à l'insu du médecin. Telles sont celles de l'*Elleborus fœtidus*, de l'*Elleborus viridis*, de l'*Adonis vernalis*, de l'*Apennina*, du *Trollius europœus*, de l'*Actea spicata*, de l'*Astrantia major*, et de l'*Aconitum napellus*. Cette sophistication est encore une des causes de la différence des résultats obtenus sur l'action de l'ellébore noir et de l'extrême diversité qui règne dans la détermination des doses auxquelles il convient de l'administrer.

En substance, cette racine a été donnée soit en poudre, soit sous forme pilulaire, à cinq, dix, treize décigrammes (dix, vingt, vingt-quatre grains); Scopoli en a même porté la dose jusqu'à quarante grains (deux grammes). Selon Peyrilhe, on peut l'administrer comme purgatif, de treize à vingt-cinq décigrammes (un à deux scrupules) en substance, et de quatre à huit grammes (un à deux gros) en infusion. On l'emploie plus souvent sous forme d'extrait depuis huit décigrammes (quinze grains) jusqu'à quatre grammes (un gros) et plus. Au rapport de Bisset, les feuilles de cet ellébore en infusion, à la dose de quatre grammes (un gros), si elles sont fraîches, et de huit à treize décigrammes (quinze à vingt-quatre grains), dans l'état sec, sont un excellent fébrifuge pour les enfans, lorsqu'on en fait usage pendant plusieurs jours de suite. Cette racine entre dans la composition de la teinture d'ellébore composée, de la teinture de mélampe de la Pharmacopée de Londres, de la teinture martiale elléborée de la Pharmacopée de Wurtzbourg. Elle fait également partie de l'extrait panchymagogue de Crollius, des pilules polychrestes de Becker, des pilules toniques de Bacher, vantées contre l'hydropisie, et de plusieurs autres préparations galéniques justement enfouies dans la poussière des pharmacies d'où elles n'auraient jamais dû sortir.

ELLÉBORE NOIR.

CODRONCHI (Baptiste), *De elleboro commentarius.*

Ce commentaire termine l'ouvrage de Codronchi, intitulé : *De rabie*, etc., in-4°. Francfort, 1610.

HOLZHEIM (Pierre), *Essentia hellebori extracta ;* in-8°, *Coloniæ*, 1616.

— *Essentia hellebori rediviva, secundo extracta, sive rectificata et aucta in gratiam novorum hujus patriæ et sæculi medicorum, non minùs faceta quàm necessaria;* in-8°. *Coloniæ Agrippinæ*, 1623.

CAMERARIUS (Rodolphe-Jacques), *Helleborus niger medicè delineatus, Diss. inaug. præs. Georg. Balth. Metzger ;* in-4°. *Tubingæ*, 1684.

SCHULZE (Jean-Henri), *De elleborismis veterum, Diss.* in-4°. *Halæ*, 1717.

On retrouve cette thèse érudite dans le *Fasciculus dissertationum* du savant auteur.

WOLLEB (Luc), *De helleboro nigro, Diss. inaug. resp. Schobinger;* in-4°. *Basileæ*, 1721.

BACHOV (Gottlob-Charles), *de helleboro nigro, Diss.* in-4°. *Altdorfii*, 1733.

BUECHNER (André-Élie), *De salutari et noxio hellebori nigri ejusque præparatorum usu, Diss. inaug. resp. J. A. C. Stegmann ;* in-4°. *Halæ*, 1751.

LINKE (Paul-Chr.), *De hellebori nigri, et præsertim viridis usu medico, Diss. inaug. præs. Phil. Adolph. Bœhmer;* in-4°. *Halæ*, 1774.

— *Epistola de hellebori viridis in fluore albo venereo usu medico*, in-4°. *Servestæ*, 1775.

HARTMANN (Pierre-Emmanuel), *Virtus hellebori nigri hydragogi, hydragoga, Diss. inaug. resp. Chr. Gottl. Franz ;* in-4°. *Francofurti ad Viadrum*, 1787.

HAHNEMANN (Samuel), *De helleborismo veterum, Dissertatio historico-medica ;* in-8°. *Lipsiæ*, 1812.

EXPLICATION DE LA PLANCHE.

(La plante est réduite aux deux tiers de sa grandeur naturelle.)

1. Pétale tubuleux et bilabié.
2. Pistils au nombre de six, à la base desquels on a laissé une étamine.

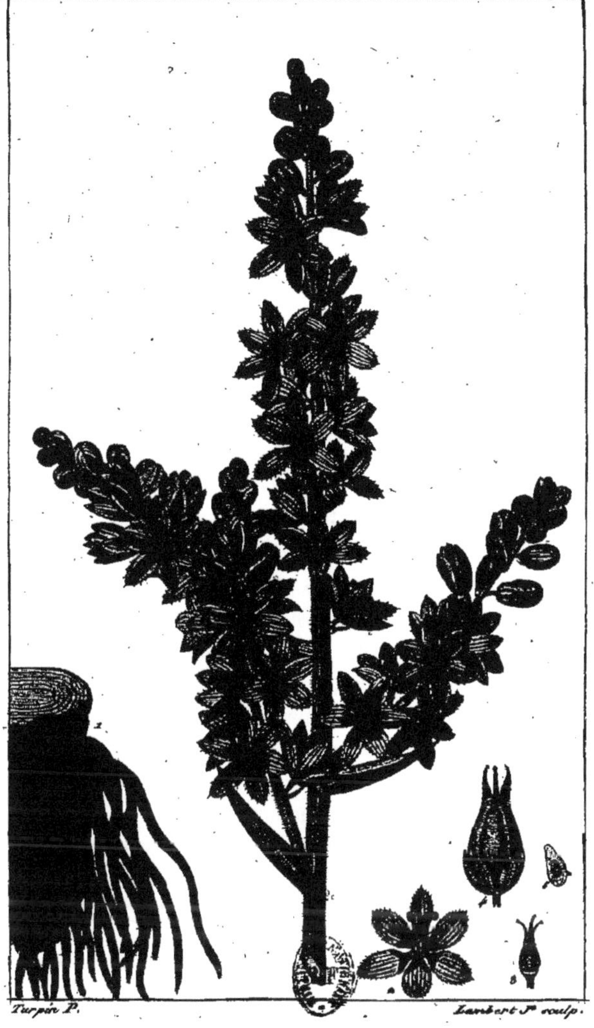

ELLÉBORE BLANC.

a. l. l.

CLVI.

ELLÉBORE BLANC.

Grec.	ελλεβορος λευκος.
Latin.	HELLEBORUS ALBUS, FLORE SUBVIRIDI; Bauhin, *Πιναξ*, lib. 5, sect. 4. VERATRUM FLORE SUBVIRIDI; Tournefort, clas. 6, *rosacées*. VERATRUM ALBUM; *racemo supradecomposito, corollis erectis*; Linné, clas. 23, *polygamie monœcie*. Jussieu, clas. 3, ord. 3, *joncs*.
Italien.	ELLEBORO BIANCO.
Espagnol.	ELEBORO BLANCO; VEDEGAMBRE-BLANCO.
Français.	ELLÉBORE BLANC; HELLÉBORE BLANC; VARAIRE
Anglais.	WHITE HELLEBORE.
Allèmand.	WEISSE NIESWURZ.
Hollandais.	WIT NIESKRUID.

QUELQUES auteurs ont cru reconnaître dans cette plante l'*ellébore blanc* de Théophraste et des anciens; mais ce que ces derniers en ont dit est insuffisant pour donner à cette opinion aucun degré de probabilité; cette plante, d'ailleurs, ne ressemble en rien à l'ellébore, ni dans sa forme, ni dans les caractères de ses fleurs : elle ne s'y rapporte que par les propriétés qui lui ont été attribuées par les anciens médecins, qui l'ont désignée sous un nom si peu convenable. Elle croît dans les pâturages des montagnes de nos départemens méridionaux, dans le Dauphiné, la Savoie, le Piémont, etc.; elle offre pour caractère essentiel : une corolle à six divisions égales, point de calice, six étamines, trois ovaires distincts qui avortent dans plusieurs fleurs, terminés par des styles très-courts; trois capsules bivalves, à plusieurs semences membraneuses.

Ses racines sont épaisses, un peu charnues, composées d'un grand nombre de fibres blanches, réunies en touffes.

Ses tiges sont droites, simples, cylindriques, hautes de trois à quatre pieds.

Les feuilles sont alternes, fort grandes, ovales-lancéolées, glabres, aiguës, munies de nervures nombreuses et parallèles; rétrécies à leur base en une gaine allongée qui embrasse la tige.

Les fleurs sont disposées en une ample panicule terminale, accompagnées de bractées membraneuses, lancéolées; d'autres plus petites, un peu concaves à la base de chaque pédicelle.

La corolle est d'un blanc verdâtre, à six découpures profondes, ovales, médiocrement étalées : les étamines un peu plus longues de la corolle.

Le fruit consiste en trois capsules droites, allongées, un peu acuminées, légèrement comprimées, s'ouvrant à leur bord intérieur presque en deux valves, contenant un grand nombre de semences presque imbriquées, membraneuses, attachées par un court pédicelle le long de la suture intérieure. (P.)

La racine de l'ellébore blanc se présente dans les officines en fragmens épais, de la longueur d'un pouce, rugueux, irréguliers et de consistance ligneuse; sa couleur cendrée à l'extérieur, blanchâtre intérieurement, est grisâtre au centre. Elle est inodore dans l'état sec, et dans l'état frais elle exhale une odeur nauséeuse. Sa saveur amère, très-âcre, agit spécialement sur les lèvres. Lorsqu'on la mâche, elle excite la salivation et détermine une impression brûlante qui reste long-temps dans l'arrière-bouche. De même que la racine de l'ellébore noir, elle renferme une matière extractive soluble dans l'eau, une matière résineuse qui se dissout dans l'alcool, et un principe volatil non déterminé.

A l'exemple de presque toutes les colchicacées, les différentes parties de cette plante sont douées de propriétés médicales très-énergiques : elles sont même vénéneuses pour la plupart des animaux. Ses semences tuent les poules et la plupart des oiseaux de basse-cour; ses feuilles sont funestes aux oies; les jeunes pousses que les troupeaux broutent quelquefois au printemps dans les pâturages, font périr les brebis et purgent violemment les chevaux, quoiqu'elles ne soient point nuisibles aux mulets. La racine dont nous devons nous occuper spécialement comme la seule partie employée en médecine, la racine, dis-je, est tellement vireuse qu'elle a empoisonné les chiens, les chats et les lapins sur les plaies desquels on en avait appliqué l'extrait. Mathiole rapporte que la plupart des animaux meurent des moindres blessures faites avec des instrumens imprégnés du suc de cette racine; les anciens Espagnols paraissent même s'en être servis pour empoisonner les flèches destinées à la chasse des bêtes sauvages. Un grand nombre de faits observés par Conrad Gessner, Bergius, Etmuller, Benivenius, attestent les effets délétères de la racine de l'ellébore blanc dans l'espèce humaine. Des vomissemens, des vertiges, des défaillances, le tremblement, l'aphonie, le hocquet, la suspension de la respiration, la distorsion des yeux, des convulsions, une sorte de strangulation sont les phénomènes les plus ordinaires de l'empoisonnement qu'elle produit. Dans beaucoup de cas elle a donné la mort, en laissant des traces d'inflammation et même des points gangréneux sur l'estomac et les intestins, et les poumons gorgés d'une grande quantité de sang noir. L'âcreté de cette racine vireuse est telle que, pour avoir simplement goûté de son infusion aqueuse, Bergius éprouva une impression brûlante au cardia, et une oppression de poitrine qui, ayant disparu par l'ingestion d'une cuillerée de vinaigre, furent suivies de douleurs lancinantes au bas-ventre.

Malgré l'extrême énergie et l'action redoutable de cette racine, plusieurs faits observés par les anciens et confirmés par les modernes, attestent qu'administrée à propos dans des conditions convenables et à petite dose, elle a, comme tous les poisons, produit quelquefois de bons effets. On lui reconnaît aussi des propriétés vomitive, drastique, diurétique, anthelmintique, sternutatoire, apéritive, très-manifestes : toutefois, à cause des accidens qu'elle peut produire, on y a rarement recours, surtout depuis que les progrès de l'histoire naturelle et de la chimie ont fait connaître aux médecins des substances susceptibles d'opérer les mêmes médications sans exposer les malades aux mêmes dangers.

Les anciens n'ignoraient pas que la racine d'ellébore blanc agit tantôt comme évacuant, tantôt comme stimulant, et quelquefois comme caustique. Ils connaissaient les accidens soit nerveux, soit inflammatoires qu'elle est susceptible de produire. Aussi ils ne l'employaient que dans les maladies chroniques les plus rebelles. Ils en proscrivaient l'usage chez les sujets faibles, chez les phtisiques, chez les enfans, les femmes et les vieillards. Ils ne l'administraient qu'à des individus robustes et après y avoir disposé les malades par un régime approprié et par des médications préliminaires; ils choisissaient un temps favorable pour son administration, et modifiaient diversement l'action de ce médicament héroïque par le concours des moyens variés et puissans de l'elléborisme. A l'exemple des anciens, les médecins modernes ont fait servir l'action purgative de l'ellébore blanc au traitement des vésanies et de plusieurs autres névroses. Etmuller, Mayerne, Heurnius, Lorry en ont fait usage dans la démonomanie, la mélancolie et la manie. On l'a également employé contre l'épilepsie, et même en Angleterre contre la rage. Ce médicament paraît avoir été quelquefois utile contre les névroses, d'autres fois il n'y a été d'aucun avantage, et, dans certains cas, il en est résulté des inflammations soit générales soit locales, qui ont obligé d'en suspendre l'emploi ou d'y renoncer. Les évacuations véhémentes que la racine de cet ellébore produit ont favorisé dans quelques cas la guérison de l'hydropisie; mais, ainsi que l'observe Murray d'après Gmelin, la violence de son action a donné la mort à plusieurs hydropiques. En Russie elle a été administrée contre les vers lombricoïdes et les tænias. L'illustre Conrad Gessner donne les plus grands éloges à son action altérante et apéritive, il lui attribue la propriété de faciliter l'exercice de toutes les fonctions, et d'activer jusqu'aux opérations de l'esprit; mais il ne l'employait qu'à très-petite dose, et, sous ce rapport, elle a pu être utile dans quelques dartres rebelles, dans la teigne, la lèpre et l'éléphantiasis. On l'a également vantée dans la vérole constitutionnelle. A l'extérieur, les Américains emploient avec succès sa décoction en lotions pour guérir la gale, et en tout temps on en a fait des applications contre les poux.

En substance, cette racine peut être administrée de deux à trois décigrammes (quatre à six grains). En décoction, on ne doit pas l'employer à plus de six décigrammes (douze grains) pour une dose; mais on peut ensuite en augmenter successivement la quantité avec prudence. On en prépare le miel et l'oxymel d'ellébore. Elle est la base de la teinture elléborée de la Pharmacopée de Londres, et entre dans la composition des pilules polychrestes de Starckey, et de l'onguent antiphtiriaque.

ELLÉBORE BLANC.

CASTELLI (Pierre), *Epistola ad Joannem Manelphum et Ætium Cletum condiscipulos suos, in quâ agitur nomine hellebori simpliciter prolato, tùm apud Hippocratem, tùm alios auctores intelligendum album, et ab hoc purgatas à Melampode Prœti regis Argivorum furentes filias, atque ab Anticyreo sanatum Herculem insanientem;* in-4°. *Romæ*, 1622; *Ibid.*, 1628.

— *Epistola secunda de helleboro, in quâ confirmantur ea quæ in priore allata fuerunt;* in-4°. *Romæ*, 1622; *Ibid.*, 1628.

Dans ces deux lettres, dit le savant naturaliste Du-Petit-Thouars, Castelli déploie beaucoup d'érudition et une grande connaissance des auteurs grecs, pour prouver que toutes les fois qu'il est parlé de l'ellébore dans les écrits d'Hippocrate et des autres médecins de l'antiquité, ce n'est pas de l'ellébore noir qu'il s'agit, mais du blanc, *veratrum album*, L. Le sentiment de Castelli prévalut sur l'opinion contraire, qui était auparavant généralement adoptée, et vivement défendue par le docteur Jean Manelfi : *Disceptatio de helleboro;* in-8°. *Romæ*, 1621. Toutefois, sans adopter l'opinion de ce dernier, je regarde celle de Castelli comme également fausse, et je rapporte avec MM. Lamarck, Pelletan, Poiret, l'ellébore des anciens à l'ellébore oriental recueilli par l'immortel Tournefort sur le mont Olympe et dans les îles Anticyres.

EXPLICATION DE LA PLANCHE.

(La plante est de grandeur naturelle.)

1. Racine réduite à moitié.
2. Fleur entière.
3. Pistil.
4. Fruit de grandeur naturelle.
5. Graine isolée.

167.

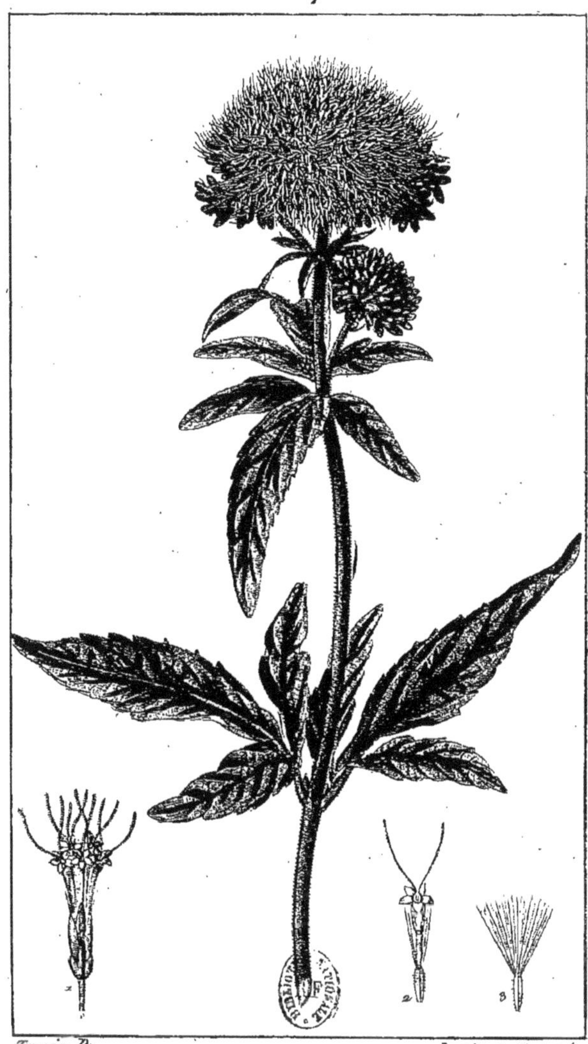

Turpin P. *Lambert J.e sculp.*

EUPATOIRE.

a.l.l

CLVII.

EUPATOIRE.

Latin.	EUPATORIUM CANNABINUM, Bauhin, Πιναξ, lib. 8, sect. 5. Tournefort, clas. 12, *flosculeuses*. EUPATORIUM CANNABINUM; *foliis digitatis;* Linné, clas. 19, *syngénésie polygamie égale*. Jussieu, clas. 10, ord. 3, *corymbifères*.
Italien.	EUPATORIO.
Espagnol.	EUPATORIO.
Français.	EUPATOIRE; EUPATOIRE COMMUN; EUPATOIRE A FEUILLES DE CHANVRE; EUPATOIRE D'AVICENNE; EUPATOIRE DE MESUÉ.
Anglais.	HEMP-AGRIMONY.
Allemand.	WASSERHANF; WASSERDOST; KUNIGUNDENKRAUT.
Hollandais.	KONINGINNE-KRUID; BOELKENS-KRUID.
Suédois.	FLOKS.

PARMI les plantes qui embellissent le bord des eaux tranquilles, s'élève l'eupatoire à feuilles de chanvre, vulgairement connu sous le nom d'*eupatoire de Mesué*, facile à distinguer par la hauteur de ses tiges, par ses belles fleurs nuancées de pourpre, de blanc et de rouge, réunies en un corymbe ample et touffu. Ces fleurs sont à fleurons, toutes hermaphrodites, réunies en petit nombre dans un calice oblong, cylindrique, imbriqué : cinq étamines syngénèses; un style très-saillant, profondément bifurqué : le réceptacle nu, les semences surmontées de poils capillaires simples ou plumeux : tels sont les attributs qui caractérisent le genre des eupatoires : très-nombreux en espèces, mais dont celle qui nous occupe ici est la seule connue en Europe.

Ses racines sont obliques, un peu épaisses, garnies de fibres blanchâtres : elles produisent une tige droite, haute de trois ou quatre pieds et plus, un peu velue, d'une teinte rougeâtre, pleine de moelle, un peu rameuse : les rameaux opposés et axillaires.

Les feuilles sont médiocrement pétiolées, opposées, divisées en en trois lobes lancéolés, longs de trois à quatre pouces, dentés à leurs bords, d'un vert cendré, un peu pubescens en dessous; quelquefois les feuilles supérieures sont simples.

Les fleurs sont nombreuses, disposées en corymbes à l'extrémité des rameaux et des tiges : leur calice composé d'écailles oblongues, obtuses, imbriquées, un peu colorées à leur sommet; chaque calice ne renferme ordinairement que cinq fleurons tubulés, à cinq lobes, peu saillans hors du calice : les semences surmontées d'une aigrette sessile, pileuse. (P.)

Ainsi que l'observe M. Guersent, « les racines et les tiges d'eupatoire d'Avicenne répandent, lorsqu'on les coupe ou qu'on les écrase dans l'état frais, une odeur qui se rapproche de celle de quelques ombellifères, et particulièrement de l'odeur du panais sauvage. Toutes les parties de cette plante, les racines surtout, ont une saveur amère, aromatique et piquante, un peu analogue à celle du poivre d'eau, *polygonum hydropiper*. L'amertume domine principalement dans les feuilles : les fleurs sont à peu près dépourvues de propriétés. » A l'exemple de toutes les corymbifères, cette plante renferme une petite quantité de résine qui s'y trouve unie à un mucilage âcre, amer, très-abondant, dissoluble dans l'eau bouillante, tandis que la partie résineuse est soluble dans l'alcool. M. Boudet, à qui l'on doit la séparation de ces deux principes, a reconnu, par une analyse exacte, que l'eupatoire renfermait en outre beaucoup de fécule amilacée, une matière de nature animale, de l'huile volatile qu'on obtient par la distillation, et plusieurs sels.

Gesner, voulant expérimenter sur lui-même les effets de la racine d'eupatoire, la fit infuser dans le vin, et, après avoir bu une certaine quantité de cette infusion, il éprouva des vomissemens et d'abondantes évacuations par les selles et par les urines. M. Boudet a été purgé avec énergie par une très-petite quantité d'extrait alcoolique de cette plante. Boerhaave avait également observé que le suc qu'on en retire détermine le vomissement et la purgation. Il est vrai que la même racine, administrée jusqu'à une once en infusion dans le vin, n'a pas eu les mêmes résultats entre les mains de Chomel; mais, selon la remarque judicieuse de M. Guersent, cette différence tient probablement à ce que la racine employée par cet auteur avait été récoltée à une époque trop avancée. On sait en effet qu'après la maturation des semences, les racines des plantes les plus actives sont dénuées de presque toutes leurs propriétés. Quoi qu'il en soit, ces faits établissent d'une manière incontestable la propriété purgative de la racine d'eupatoire, et les tiges ainsi que les feuilles de cette plante, à en juger au moins par leur saveur, agissent, selon M. Guersent, à la manière des toniques et des amers.

Toutefois les effets secondaires de l'eupatoire sont loin d'être aussi exactement constatés que ses effets primitifs. Il faut même avouer que l'influence qu'on lui a attribuée sur la guérison de diverses maladies ne repose que sur des assertions vagues ou sur des faits mal déterminés. Il est très-probable qu'à raison de son action purgative et tonique, elle a pu être quelquefois utile dans le traitement de l'hydropisie et de certains engorgemens du foie et autres viscères abdominaux; mais peut-on raisonnablement lui reconnaître d'une manière générale la propriété de guérir l'ascite et les obstructions suite des fièvres intermittentes? où sont les expériences comparatives qui prouvent qu'elle a été employée dans les catarrhes, la chlorose, l'œdème, le scorbut, la cachexie, etc., avec plus de succès qu'une multitude de substances pompeusement et vainement décorées des mêmes vertus? Les effets emménagogues de l'eupatoire ne paraissent pas avoir été mieux constatés que ses prétendus avantages dans le traitement des maladies chroniques de la peau. Les éloges qu'on a prodigués à ses applications externes pour la guérison de l'hydrocèle, de la leucophlegmatie et des ulcères de mauvais caractère, ne sont-ils pas exagérés? Ce qu'on rapporte de l'avantage du suc de cette plante, surtout associé au vinaigre et au muriate de soude, dans le traitement de la gale, paraît plus conforme à l'observation journalière, lorsqu'on réfléchit que les lotions faites avec la décoction de presque toutes les plantes amères et aromatiques suffisent pour guérir cette affection.

Les feuilles d'eupatoire desséchées peuvent être administrées en infusion théiforme. On a plus souvent recours à leur suc, dont la dose est de soixante à cent trente grammes (environ deux à quatre onces). Leur extrait ainsi que celui des tiges se donne seul ou uni au sucre, depuis quatre jusqu'à huit grammes (un à deux gros) et plus. La racine est ordinairement administrée de trente à soixante-cinq grammes (une à deux onces), soit en décoction dans l'eau, soit en infusion dans le vin ou dans la bière.

EXPLICATION DE LA PLANCHE.

(La plante est de grandeur naturelle.)

1. Fleur détachée d'un corymbe, composée d'un calice commun, dans lequel se trouvent quatre à cinq fleurons hermaphrodites.
2. Fleuron isolé.
3. Graine aigrettée.

Ces trois détails sont le double de la grandeur naturelle.

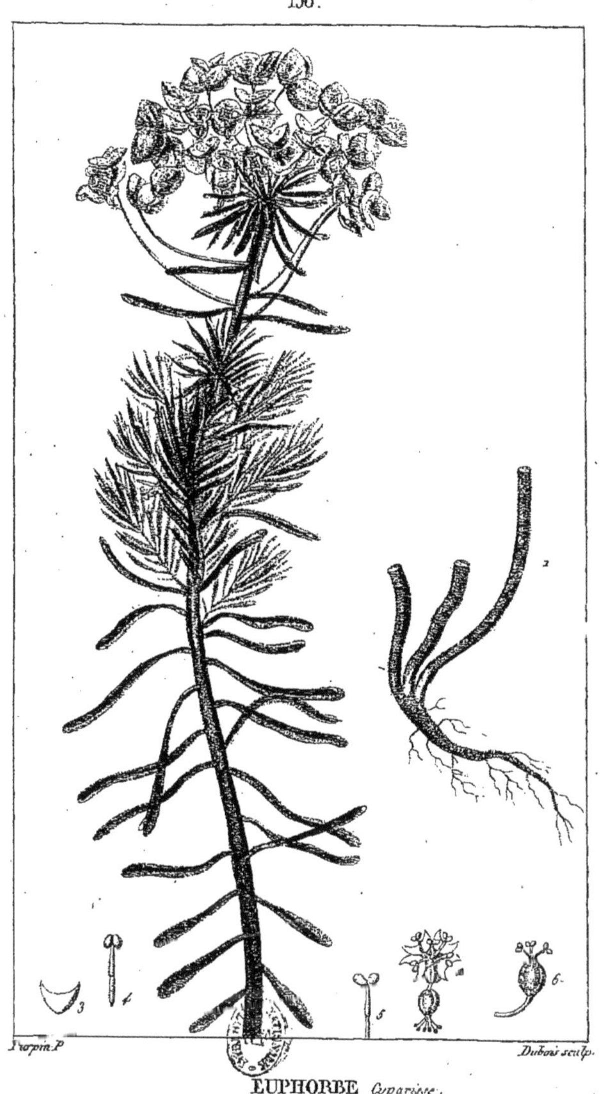

Turpin P. Dubois sculp.

EUPHORBE *Cyparisse*.

CLVIII.

EUPHORBE PETITE ÉSULE.

Grec.	υμαλος κυπαρισσιας.
Latin.	TITHYMALUS CYPARISSIAS ; Bauhin, Πιναξ, lib. 7, sect. 6. Tournefort, clas. 1, *campaniformes.* EUPHORBIA CYPARISSIAS ; *umbellâ multifidâ, dichotomâ, involucellis subcordatis, ramis sterilibus, foliis setaceis, caulinis lanceolatis ;* Linné, clas. 11, *dodécandrie trigynie ;* Jussieu, clas. 15, ord. 1, *euphorbes*
Italien.	ESULA ; ESULA MINORE.
Espagnol.	ESULA.
Français.	EUPHORBE PETITE ESULE ; EUPHORBE CYPARISSE, Lamarck.
Anglais.	CYPRUS-SPURGE.
Allemand.	CYPRESSENEUPHORBIE, Gmelin ; CYPRESSEN-WOLFSMILCH.
Hollandais.	KLEINE SPURGE.

TOURNEFORT, et avant lui la plupart des anciens, avaient donné aux plantes que Linné a rangées parmi les *euphorbes*, le nom de *tithymale*, nom sous lequel elles sont encore aujourd'hui connues vulgairement. Ce genre est très-nombreux en espèces, toutes remarquables par le suc propre laiteux, âcre et corrosif, qui découle abondamment de toutes leurs parties à la moindre piqûre. Ce genre est devenu le type de la famille des *euphorbiacées* ; il offre pour caractère essentiel : un calice à huit ou dix découpures profondes, dont quatre ou cinq sont droites ; quatre ou cinq autres alternes, très-ouvertes, plus extérieures, souvent dentées, colorées, de forme variable : des étamines en nombre indéfini ; un ovaire supérieur, pédicellé, surmonté de trois styles bifides : une capsule à trois coques, à trois loges monospermes, s'ouvrant intérieurement en deux valves.

L'espèce dont il s'agit dans ce premier article, connue sous le nom vulgaire de *petite ésule* (*euphorbia cyparissias*, Lin.), est commune en Europe sur le bord des bois, le long des chemins, aux lieux sablonneux.

Ses racines sont un peu grêles, presque simples ; elles produisent une tige rarement simple, droite, herbacée, longue de huit à dix pouces, hérissée d'aspérités occasionées par l'attache des feuilles tombées, quelquefois poussant vers son sommet des rameaux stériles, chargés de feuilles nombreuses très-fines.

Les feuilles des tiges sont éparses, linéaires, très étroites, sessiles, glabres, entières, très-rapprochées, d'un vert un peu foncé, longues d'un pouce ét plus.

Les fleurs sont disposées en une ombelle à huit ou dix rayons bifides, longs d'environ un pouce, entourés à leur base de folioles linéaires en forme d'involucre : les involucres partiels ou les bractées presque en cœur, d'un vert jaunâtre, un peu aiguës : les quatre découpures extérieures du calice, petites, en demi-lune.

Le fruit consiste en une capsule à trois coques, légèrement verruqueuses sur leurs angles; les semences lisses, ovales, grisâtres.

Cette espèce présente deux variétés, ou plutôt deux monstruosités très-remarquables. Dans l'une piquée par un insecte, elle produit au sommet de ses rameaux un gros bouton rouge qui s'épanouit en partie, et forme une sorte de rose assez agréable, souvent d'un rouge vif. Dans l'autre entièrement déformée, elle offre presque l'aspect d'un polypode, garnie sous les feuilles de petits points jaunâtres, en forme de coupe, très-souvent disposés sur deux rangs; c'est une petite plante parasite, décrite par M. Decandolle (*Flor. franç.*), sous le nom d'*œcidium cyparissiœ*. Schrank l'avait nommée *lycoperdon euphorbiœ*. (P.)

La racine de cette espèce d'euphorbe n'a pas d'odeur sensible. Sa saveur est âcre, piquante, un peu nauséeuse. Celle des feuilles un peu styptique, mais sans amertume et sans âcreté, se rapproche du goût des amandes privées par expression de leur liquide émulsif. A l'exemple des autres tithymales, presque toutes les parties de cette plante contiennent un suc lactiforme qui s'en écoule goutte à goutte, lorsqu'on les coupe ou qu'on les déchire. Ce suc, à ma connaissance, n'a pas encore été exactement analysé par les chimistes. Toutefois il paraît être de nature gommo-résineuse comme celui de toutes les euphorbiacées, et, au rapport de M. Decandolle, son âcreté et sa propriété purgative résident surtout dans la partie résineuse.

Non-seulement ce suc purge avec violence, il produit en outre l'inflammation et même des ulcérations profondes sur le canal intestinal. Appliqué sur la peau, il la rougit et y détermine la vésication et des ulcérations. Les mendians s'en servent quelquefois dans cette vue pour se procurer à volonté des ulcères sur différentes parties du corps. Haller a vu une ophthalmie suivie de cécité résulter de l'application de ce suc à la face externe des paupières. J'ai eu moi-même occasion d'observer un phymosis très-intense chez un jeune garçon que des conseils perfides avaient porté à s'en frotter le pénis. Murray rapporte qu'un jeune homme mourut misérablement d'une inflammation gangréneuse après s'être frotté le ventre avec ce suc caustique pour se soustraire au service militaire.

La racine d'ésule avalée, même en très-petite quantité, produit un sentiment d'âcreté brûlante au voile du palais, le long du pharynx, de l'œsophage, et jusque dans l'estomac. Elle excite de violens vomissemens, mais elle est surtout éminemment purgative. C'est même à sa vertu drastique et au fréquent usage que les habitans de la campagne en font sous ce rapport, qu'elle doit le nom de rhubarbe des paysans, sous lequel on la désigne en quelques contrées. Mais ses effets ne se bornent pas à exciter le vomissement et d'abondantes excrétions alvines. Elle enflamme, corrode et ulcère la membrane muqueuse de l'estomac et de l'intestin. C'est ainsi qu'elle devient une arme meurtrière entre les mains des médicastres et de cette foule d'ignares et audacieux charlatans qui, au mépris des lois, et forts de l'incurie coupable des magistrats et de la haute protection de certains puissans du jour, spéculent de toutes parts sur l'aveugle crédulité du peuple.

Malgré les propriétés médicales qu'on a attribuées à cette plante contre l'hydropisie, contre les obstructions résultats des fièvres intermittentes et contre les fièvres elles-mêmes lorsqu'elles sont rebelles, ses effets secondaires ont été trop incomplètement observés, et sont par conséquent trop peu connus pour être mis au rang des vérités constatées. Dans l'odontalgie on a quelquefois appliqué avec succès, comme révulsif, la racine d'ésule sur la partie de la gencive qui correspond à la dent douloureuse; son suc jouit aussi d'une certaine réputation contre les verrues : mais les médecins prudens s'abstiennent de son usage intérieur à cause de sa causticité. Toutefois son âcreté peut être corrigée soit en la faisant macérer pendant vingt-quatre heures dans le vinaigre ou toute autre liqueur acide, soit en la faisant dessécher selon le procédé de MM. Coste et Willemet. Dans cet état, on peut l'administrer comme drastique, en substance, d'un demi-gramme à un gramme (neuf à dix-huit grains) ; Geoffroy en porte même la dose de treize décigrammes (un scrupule) à quatre grammes (un gros). On a quelquefois administré les feuilles en décoction dans le lait, à la dose de huit grammes (deux gros). Les fruits, au nombre de dix à douze, purgent avec violence les sujets les plus robustes. La racine d'ésule fait partie de l'extrait panchymagogue de Rolfinck, de l'hydragogue de Renou, et des pilules d'ésule de Fernel : préparations dignes d'être ensevelies pour jamais dans la poussière des officines.

EXPLICATION DE LA PLANCHE.

(La plante est de grandeur naturelle.)

1. Racines.
2. Fleur entière grossie.
3. Un pétale détaché.
4. Une étamine avant l'épanouissement de l'anthère.
5. Une autre représentée après l'émission du pollen.
6. Pistil composé d'un ovaire stipité, surmonté de trois styles à stigmate bifide.

Cette espèce est polygame ; des trois fleurs contenues dans chacune des collerettes bifides, une est simplement mâle.

159.

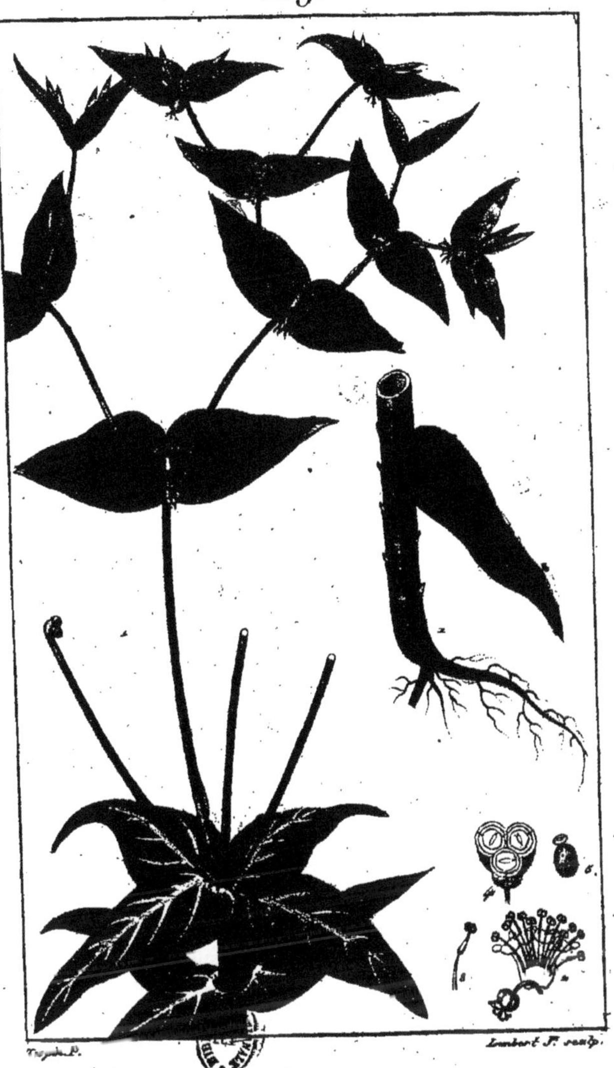

EUPHORBE EPURGE.

a. l. l.

CLIX.

EUPHORBE ÉPURGE.

Grec. . . . . λαθυρις.

Latin. . . . .
- LATHYRIS MAJOR; Bauhin, Πιναξ, lib. 7, sect. 6.
- TITHYMALUS LATIFOLIUS, CATAPUTIA *dictus;* Tournefort, clas. 1, *campaniformes.*
- EUPHORBIA LATHYRIS; *umbellâ quadrifidâ, dichotomâ, foliis oppositis, integerrimis,* Linné, clas. 11, *dodécandrie trigynie.* Jussieu, cl. 15, ord. 1, *euphorbes.*

Italien. . . . . CATAPUZZA.
Espagnol. . . . . TARTAGO.
Français. . . . . EUPHORBE ÉPURGE; CATAPUCE.
Anglais. . . . . SPURGE.
Allemand. . . . . SPRINGKRAUT.
Hollandais. . . . . . . SPURGIE; SPRINGKRUID.

CETTE euphorbe, connue vulgairement sous le nom d'*épurge*, une des plus belles espèces parmi celles de l'Europe, est facile à distinguer par son port. Linné lui a conservé le nom spécifique de *lathyris* qu'elle porte dans Dioscorides.

Ses racines, à peine plus grosses que les tiges, sont droites, fusiformes, divisées latéralement en quelques rameaux alternes.

Ses tiges sont droites, cylindriques, très-lisses, d'un vert un peu rougeâtre, surtout vers leur base, longues au moins de trois pieds, ramifiées à leur sommet.

Les feuilles nombreuses, sessiles, disposées en croix sur quatre rangs, très-lisses, d'un vert bleuâtre, linéaires-lancéolées, obtuses, longues de quatre à cinq pouces, larges de six lignes.

Une ombelle à quatre rayons très-étalés, plusieurs fois bifurqués; un involucre à quatre grandes folioles sessiles, ovales, lancéolées, un peu aiguës; les involucres partiels à deux folioles de même forme.

Les fleurs sont presque sessiles, solitaires, placées à l'extrémité et dans la bifurcation des rayons. Les quatre divisions externes du calice à deux cornes obtuses; les filamens articulés vers leur milieu.

Les capsules sont très-glabres, verdâtres ou cendrées, assez grosses, à trois coques conniventes, renfermant des semences ovales, brunâtres, tronquées à leur sommet, marquées extérieurement de rides très-fines, réticulées.

Cette plante croît en France, en Allemagne, dans les terrains sablonneux et boisés. On la rencontre aussi dans les lieux cultivés.

(P.)

D'abord douces ou insipides, et ensuite d'une saveur âcre, les semences d'épurge doivent cette âcreté à un principe vénéneux qui est renfermé dans leur embryon et dans leur partie corticale, mais dont leur périsperme est entièrement dépourvu. Dans l'état frais, presque toutes les parties de cette plante, lorsqu'on les coupe, laissent couler goutte à goutte ou en larmes plus ou moins rapprochées, un suc épais lactescent de nature gommo-résineuse, ainsi que celui de toutes les euphorbiacées, et dont les propriétés corrosives résident essentiellement dans la partie résineuse.

Les propriétés médicales de ce suc âcre sont analogues à celles de l'écorce et des feuilles de la plante d'où il provient. Comme elles, il irrite singulièrement la langue, et enflamme l'intérieur de la bouche. Appliqué à l'extérieur, il rougit la peau, y détermine des boutons, des ampoules, et souvent même une inflammation qui, dans quelques cas, s'étend au tissu cellulaire sous-jacent et aux parties voisines. Introduit dans l'appareil digestif, il agit d'une manière analogue sur l'estomac et les intestins, et détermine des vomissemens, des selles abondantes, la superpurgation, et souvent même différens accidens consécutifs qui dénotent l'activité virulente de cette plante. Mais écoutons à ce sujet M. Barbier, qu'on ne saurait trop citer quand il s'agit de la détermination des effets immédiats des médicamens. « Il est évident que les feuilles ou les fruits de l'épurge, administrés à l'intérieur, susciteront sur la membrane muqueuse de l'estomac et des intestins une irritation forte et profonde; l'action immédiate de ces substances sur l'estomac peut déterminer le vomissement; sur les intestins elle donnera lieu à une sécrétion abondante de mucosités, à une exhalation considérable de sérosités : le foie, le pancréas, excités eux-mêmes par sympathie, fourniront une grande quantité de bile et de liqueur pancréatique. L'impression de l'épurge sur la surface interne des intestins agira sur leur tunique musculeuse, excitera sa contractilité, et rendra le mouvement péristaltique du canal intestinal plus rapide, ce qui donnera des évacuations fréquentes. Des contractions anomales auront lieu dans la masse intestinale, et des coliques violentes se feront sentir. L'irritation deviendra si vive sur la membrane muqueuse, que l'exhalation qu'elle fournit acquerra une nature sanguinolente; souvent aussi les selles seront tellement copieuses, tellement répétées, qu'elles fatigueront l'individu, qu'elles épuiseront les forces; on dit alors qu'il y a superpurgation. Enfin, si l'on prend une forte dose d'épurge, son action occasione un état de maladie, la fièvre, des convulsions, une entérite, une diarrhée rebelle, etc.; elle provoque une inflammation, une ulcération à la surface intestinale que l'on combat avec les saignées, les mucilagineux, les opiacés, en un mot avec les moyens que l'on emploie contre les empoisonnemens par des matières irritantes. »

Quelles que soient les assertions des auteurs en faveur des vertus de l'épurge, il est fort douteux que cette plante vénéneuse ait eu les succès qu'on lui a attribués contre l'hydropisie. L'utilité de son emploi dans la vérole constitutionnelle ne me paraît pas mieux démontrée. Il paraît qu'elle a été administrée quelquefois avec avantage comme topique dans le traitement de la teigne, contre l'odontalgie, et pour faire disparaître les verrues; on sait aussi que son suc est propre à déterminer l'évulsion des poils. Selon les vœux du sage Peyrilhe, il serait à desirer, à cause des accidens auxquels elle peut donner lieu par son âcreté extrême, de ne l'employer qu'à des usages extérieurs.

Toutefois si, à l'exemple de certains médecins, on voulait l'administrer comme vomitive ou purgative, il serait prudent de modérer son énergie, soit par la dessiccation, soit par une légère torréfaction préalable. On peut la donner alors avec sûreté en substance à la dose d'un gramme (dix-huit grains) : sans cette précaution, il serait dangereux d'en porter la dose au-delà d'un demi-gramme (environ dix grains). Dans quelques contrées de la France, les paysans se purgent avec douze ou vingt fruits de cette euphorbiacée, mais souvent avec beaucoup trop de violence.

Peyrilhe rapporte que du pain a contracté la vertu purgative en cuisant dans un four chauffé avec cette plante, que l'on emploie quelquefois à cet usage dans les pays où elle croît en abondance.

EXPLICATION DE LA PLANCHE.

(La plante est un peu plus petite que nature.)

1. Racine.
2. Fleur ouverte.
3. Étamine grossie afin de faire voir l'articulation du filet.
4. Fruit coupé horizontalement.
5. Graine isolée, surmontée d'une caroncule pédonculée.

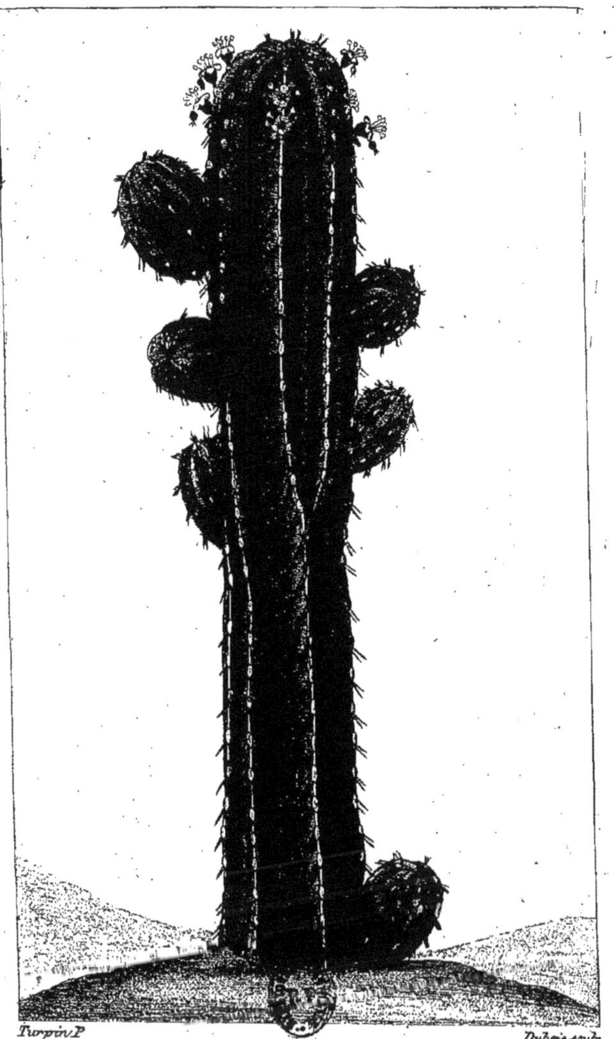

Turpin P. Dubois sculp.

EUPHORBE. Officinal.

a. Il.

CLX.

EUPHORBE OFFICINAL.

Grec. . . . . ευφορβιον [1].

Latin. . . . . EUPHORBIUM ; Bauhin, Πιναξ, lib. 10, sect. 6. Tournefort, clas. 1, *campaniformes*.
EUPHORBIA OFFICINARUM ; *aculeata*, *nuda*, *multangularis*, *aculeis geminatis* ; Linné, clas. 11, *dodécandrie trigynie*. Jussieu, clas. 15, ord. 1, *euphorbes*.

Italien. . . . . EUFORBIO.

Espagnol. . . . . EUFORBIO.

Français. . . . . EUPHORBE OFFICINAL ; EUPHORBE OFFICINALE.

Anglais. . . . . EUPHORBIUM.

Allemand. . . . . EUPHORBIENSTRAUCH.

Hollandais. . . . . . . EUPHORBIUM.

Le nom d'*euphorbe* chez les anciens était appliqué exclusivement à cette espèce et à la suivante ; ils nommaient *tithymale* la plupart des autres plantes laiteuses du même genre. Au rapport de Pline, l'euphorbe tire son nom d'Euphorbius, médecin de Juba, roi de Mauritanie, qui, le premier, employa, pour la guérison d'Auguste, la gomme-résine qui découle de l'euphorbe. Ainsi cette plante était connue des anciens, mais Dioscorides en parle en termes si obscurs qu'il n'est pas possible de savoir si l'on doit rapporter ce qu'il en dit à l'*euphorbia officinarum* où à l'*euphorbia antiquorum* : cette dernière espèce croît particulièrement dans l'Inde, au Malabar, d'après Rhéede qui l'a décrite et figurée sous le nom de *schadida calli* ; cependant Forskhal les cite toutes deux comme se trouvant dans l'Arabie ; mais il paraît que la dernière lui a été communiquée, et qu'il

[1] Je pense, avec M. Poiret, que la description ébauchée par Dioscorides est trop incomplète pour décider avec certitude si l'ευφορβιον de ce naturaliste est l'euphorbe des anciens ou l'officinal. Je l'ai rapporté à celui-ci, d'abord pour me conformer à l'opinion du savant Sprengel, qui paraît très-vraisemblable à M. Poiret lui-même ; ensuite, parce que cette espèce s'est offerte à moi la première.

ne l'a point recueillie en place. Quant à l'*euphorbia officinarum*, on pourrait plutôt la soupçonner être l'euphorbe des anciens : elle croît, d'après Pline, Dioscorides et plusieurs autres, dans la Libye, le mont Atlas et l'Arabie; mais elle a échappé aux recherches de M. Desfontaines et aux miennes dans la Mauritanie et sur le mont Atlas.

Ses racines sont très-épaisses, oblongues, charnues, divisées en grosses branches à leur partie inférieure.

Ses tiges s'élèvent à la hauteur de trois ou quatre pieds, semblables à celles d'un *cactus*. Elles sont droites, très-grosses, charnues, cannelées profondément dans toute leur longueur, formant des angles très-saillans, hérissés sur leur tranchant d'aiguillons géminés, roides, blanchâtres, subulés, tirant leur origine d'un petit tubercule ovale. Il n'y a point de feuilles. Il sort des tiges, de distance à autre, de gros boutons ovales, obtus, sillonnés, qui se prolongent ensuite en branches.

Les fleurs sont petites, sessiles, d'un vert jaunâtre, situées sur les angles vers le sommet des tiges et des rameaux. Leur calice se divise en dix parties; les cinq divisions extérieures arrondies ou obtuses; les étamines un peu plus longues que la corolle; les anthères petites, à deux lobes. (P.)

La gomme-résine connue dans les pharmacies sous le nom d'euphorbe, n'est autre chose que le suc laiteux de cet arbrisseau desséché et concrété par l'action de l'air et de la chaleur. Toutefois cette substance, observe Murray, provient également du suc analogue de l'*euphorbia antiquorum*, de l'*euphorbia canariensis*, et peut-être aussi de plusieurs autres espèces exotiques de la famille naturelle des tithymales. Quoi qu'il en soit, le suc qui découle en plus ou moins grande abondance de l'écorce de cet arbrisseau, par les incisions qu'on y pratique, est un liquide épais, blanc, lactiforme, âcre et vénéneux. En se desséchant il forme de petits globules de forme variée et tuberculeux que les naturels du pays recueillent avec soin pour les livrer au commerce. Dans cet état, l'*euphorbe* se présente en grains solides ou en larmes irrégulières, arrondies, ovales, bosselées, quelquefois branchues et caverneuses : les plus grosses ont le volume d'un pois; sa couleur jaune, pâle ou dorée à l'extérieur, est blanchâtre intérieurement. Son odeur est nulle. Sa saveur, d'abord insensible, devient chaude, âcre, brûlante et légèrement nauséeuse lorsqu'on le mâche, et persiste long-temps même après que l'on s'est rincé la bouche avec différens liquides. Outre une matière extractive et un principe volatil qui se dégage par l'action de la chaleur, et irrite vivement l'organe de l'odorat, l'*euphorbe* contient de la gomme et de la résine à peu près en égales quantités. Son âcreté et sa causticité résident essentiellement dans cette partie résineuse, ce qui fait que sa teinture alcoolique et son extrait spiritueux sont d'une âcreté dont sa solution aqueuse n'approche pas.

Exposée à la flamme d'une bougie, cette gomme-résine brûle avec une belle flamme. Lorsqu'on la mâche long-temps, elle pique et irrite vivement la langue; elle détermine un sentiment d'âcreté brûlante dans toutes les parties de la bouche et de l'arrière-bouche, et enflamme même celles de ces parties avec lesquelles elle est long-temps en contact. Portée sur les fosses nasales, soit directement, soit par l'intermédiaire de l'air des appartemens, où elle est quelquefois disséminée, dans ces jeux dangereux que se permettent les gens grossiers, elle excite de violens éternuemens, et produit le coryza, des hémorrhagies et même l'hémoptysie, ainsi que cela arrive fréquemment dans les pharmacies aux ouvriers qu'on emploie à la pulvérisation de cette substance, malgré toutes les précautions que l'on prend pour préserver les voies aériennes de son contact. Appliqué immédiatement sur la peau, l'euphorbe y détermine le prurit, la rougeur, l'inflammation, une vive douleur et le soulèvement de l'épiderme, ce qui fait qu'on l'emploie avec avantage dans certains cas comme vésicant. Murray rapporte qu'une servante, dans le lit de laquelle on avait méchamment répandu de cette poudre, fut prise d'une démangeaison insupportable, de douleurs vives et d'une violente inflammation de la vessie, qui fut suivie du gonflement des pieds. Si de semblables accidens résultent de la simple application de l'euphorbe à l'extérieur, que ne doit-on pas redouter de son administration intérieure? Des observateurs recommandables ont vu d'atroces douleurs d'estomac, des coliques déchirantes, des vomissemens, des déjections sanguinolentes, l'ardeur de la gorge, une soif inextinguible, le hoquet, des syncopes, des sueurs froides, être le résultat de son action sur l'appareil digestif. Un homme auquel un empirique avait administré de cette substance mourut le même jour, au rapport d'Alexandre Bénédict, dans les tourmens d'une dysenterie des plus aiguës. Il est vrai qu'on a proposé de mitiger l'action de l'euphorbe en l'associant à différentes substances; mais, selon la remarque de Murray, ou ces mélanges s'opposent à l'application de l'euphorbe, ou ils la laissent subsister : dans le premier cas ce remède est donc inutile, et dans le second, dangereux.

Toutefois cette gomme-résine a été recommandée comme sternutatoire dans certains anciens coryzas entretenus par un embarras muqueux dans le sinus des fosses nasales; mais quelle prudence n'exige pas l'emploi d'un errhin aussi dangereux? Elle paraît avoir été quelquefois employée avec succès, comme cathérétique, pour réprimer les chairs fongueuses dans les ulcères anciens et atoniques. L'euphorbe a joui de beaucoup de réputation contre la carie des os. Fabrice de Hilden, Falloppe, Heister, Platner et autres chirurgiens le regardent surtout comme très-utile dans les caries anciennes et profondes, pour favoriser la séparation des parties osseuses entièrement nécrosées. Sous forme de liniment, différens auteurs en recommandent l'emploi dans la paralysie, l'amaurose, l'atrophie et les rhumatismes chroniques. L'on connaît en effet qu'il peut être avantageux comme rubéfiant dans ces affections, mais seulement dans les cas où les autres irritans sont indiqués. On a également prétendu qu'il convenait dans l'hydropisie, le scrophule et les obstructions viscérales. Toutefois l'usage de l'euphorbe est trop dangereux pour qu'on puisse se permettre de l'administrer intérieurement, et la prudence commande en quelque sorte de le reléguer dans la matière médicale vétérinaire, où il est quelquefois employé avec avantage au traitement de la gale et autres maladies des chevaux.

On ne peut guère se permettre d'employer l'euphorbe en substance au delà de cinquante centigrammes (dix grains), et encore ne doit-on commencer que par de petites doses (un ou deux grains). Il fait partie de l'huile d'euphorbe de la pharmacopée de Wurtzbourg, des pilules de Quercetan, des pilules fétides, du grand philonium, de plusieurs onguens épispastiques, et entre autres de la pommade de Grandjean.

EXPLICATION DE LA PLANCHE.

(La plante est réduite au tiers de sa grandeur naturelle.)

161.

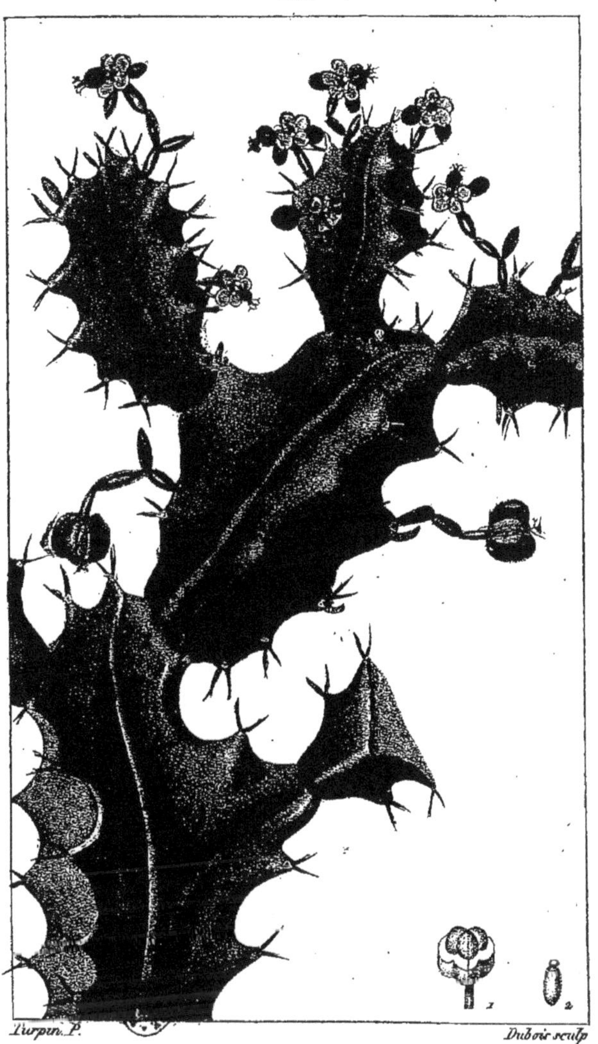

Turpin. P. Dubois sculp

EUPHORBE. *des anciens.*

a 11.

CLXI.

EUPHORBE DES ANCIENS.

Latin..........	EUPHORBIAS ANTIQUORUM; *aculeata*, *subnuda*, *triangularis*, *articulata*, *ramis patentibus*; Linné, clas. 11, *dodécandrie trigynie*. Jussieu, clas. 15, ord. 1, *euphorbes*.
Italien..........	EUFORBIO DEGLI ANTICHI.
Français.........	EUPHORBE DES ANCIENS.

D'APRÈS ce qui a été dit dans l'article précédent, l'euphorbe officinal paraît être plutôt l'espèce mentionnée par les anciens, que celle-ci.

Ses tiges sont articulées, épaisses, très-charnues, à trois ou quatre angles saillans, presque foliacées, amincies et ondulées, ou fortement échancrées à leurs bords; les lobes des échancrures terminés presque en une pointe obtuse, surmontée de deux fortes épines courtes, droites, subulées, divergentes, les rameaux articulés de même forme que les tiges.

Les fleurs sont petites, d'un vert jaunâtre, pédonculées, placées sur le bord tranchant des angles, vers le sommet des rameaux. Les pédoncules sont ou courts et simples, uniflores, ou bien articulés, plus allongés, à deux ou trois fleurs.

Le calice est découpé en dix parties; les cinq divisions extérieures arrondies et obtuses; les étamines au nombre de cinq à six beaucoup plus courtes que le calice; trois styles bifides à leur sommet.

Le fruit est une capsule au moins de la grosseur d'un très-gros pois, à trois coques conniventes, renfermant chacune une semence ovale, surmontée d'un caroncule.

Cette plante a été observée dans l'Arabie par Forskhal : elle croît aussi dans les Indes, au Malabar. (P.)

Le suc âcre, blanc et laiteux qui découle de la tige de cet euphorbe présente les mêmes propriétés physiques, la même nature chimique et la même acrimonie que celui des autres espèces de tithymales que nous avons précédemment examinées. Ce suc, ainsi que celui de l'*euphorbia officinarum*, desséché et concrété en larmes jaunâtres, irrégulières, friables sous la dent, constitue la gomme-résine désignée dans le commerce et employée en médecine sous le nom d'*euphorbe* ou de *gomme d'euphorbe*.

Cette plante, du reste, est douée des mêmes propriétés médicales que nous avons précédemment signalées dans les autres euphorbiacées; mais elle a peut-être encore plus d'activité qu'aucune autre. Les médecins arabes et ceux du moyen âge se servaient de son suc laiteux, comme d'un hydragogue énergique, selon la théorie de l'humorisme, pour purger le corps de l'excès de pituite ou de la sérosité exubérante. Ce suc agit en effet soit en opérant une puissante dérivation des humeurs sur le canal intestinal, soit en déterminant une abondante sécrétion de mucosités gastriques et leur expulsion par le vomissement. On en a fait usage à l'extérieur pour opérer la dépilation de certaines parties du corps, pour ronger les verrues, détruire les durillons, et pour faire disparaître les taches de la peau. On a recommandé l'application directe de ce suc gommo-résineux sur les dents cariées, pour calmer l'odontalgie. Au rapport de Geoffroy, les fumigations ou la vapeur de la décoction des tiges et des feuilles de cette tithymale dirigées sur les parties affectées, sont très-propres à apaiser les douleurs de goutte. Mais de funestes métastases arthritiques ne sont-elles pas à craindre de l'emploi d'un semblable moyen? Enfin, cet euphorbe a été préconisé par différens auteurs dans beaucoup d'autres affections. Toutefois les praticiens les plus célèbres, tels que Mesué, Hoffmann, Fernel, Ludovic, etc., ou l'ont proscrit de la matière médicale, à cause des accidens graves auxquels son usage peut donner lieu, ou bien ils font une loi de ne l'employer intérieurement qu'après avoir affaibli son âcreté extrême, par la macération dans l'huile, dans le vinaigre, ou toute autre substance propre à lui enlever avec une partie de son principe résineux, la plupart de ses propriétés vénéneuses. Les anciens n'administraient jamais l'euphorbe que dans l'oxycrat ou dans l'hydromel.

Du reste tout ce qui a été dit sur la manière d'agir des autres euphorbes et sur les accidens qui peuvent résulter de leur action sur l'économie animale, est entièrement applicable à l'euphorbe des anciens; ce qui nous fait un devoir de ne pas nous arrêter plus longtemps aux propriétés médicales et vénéneuses d'une plante, dont l'usage est à peu près tombé en désuétude, depuis que les sciences naturelles ont mis entre les mains des médecins un grand nombre de substances, susceptibles de remplir les mêmes indications, sans exposer les malades aux mêmes inconvéniens.

En substance on n'a guère administré cet euphorbe qu'à la dose de dix à quinze centigrammes, et rarement on en a porté la quantité jusqu'à trente ou quarante grammes (six à huit grains). Son suc, ou plutôt la gomme-résine qui en provient (euphorbe), se retrouve dans diverses préparations pharmaceutiques plus ou moins fastidieusement composées et généralement inusitées.

WIMAN (Jean), *Euphorbia, Diss. inaug. præs. Car. Linné*, in-4°. *Upsaliæ*, 6 mai 1752.
On reconnaît la touche du prince des naturalistes dans cette excellente monographie, qui orne le troisième volume des *Amœnitates academicæ*.

EXPLICATION DE LA PLANCHE.

(La plante est de grandeur naturelle.)

1. Fruit de grosseur naturelle, dont on a enlevé circulairement une partie de la chair, afin de mettre à découvert les trois coques cartilagineuses.
2. Graine armée d'une caroncule.

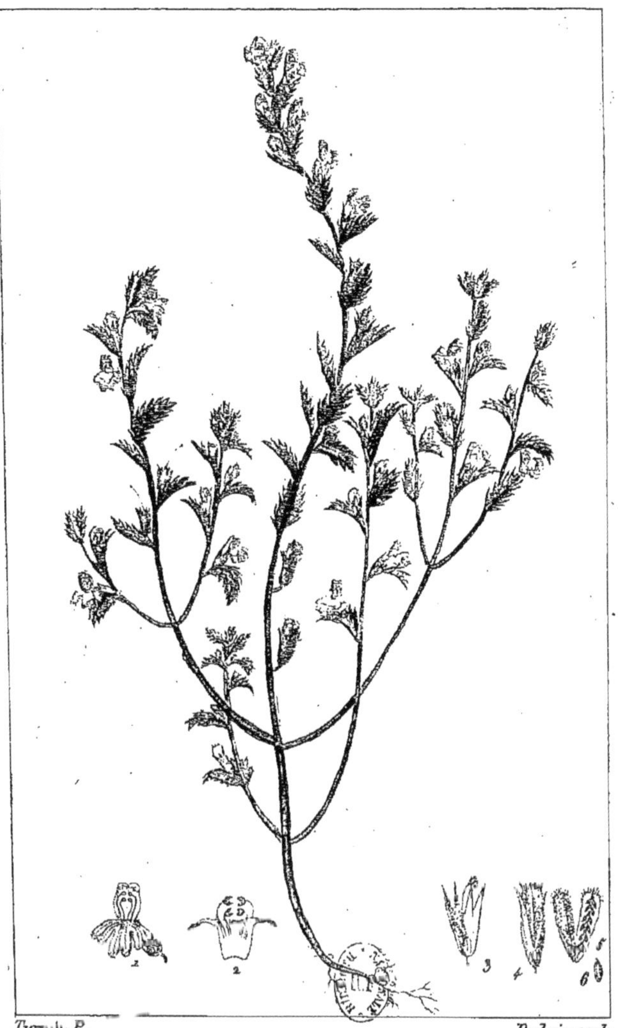

Turpin P. — Dubois sculp.

EUPHRAISE

a. b. l.

CLXII.

EUPHRAISE.

Latin. . . . . EUPHRASIA OFFICINARUM; Bauhin, Πιναξ, lib. 6, sect. 5; Tournefort, clas. 3, *personnées*.
EUPHRASIA OFFICINALIS; *foliis ovatis*, *lineatis*, *argutè dentatis*; Linné, clas. 14, *didynamie angiospermie*; Jussieu, clas. 8, ord. 2, *pédiculaires*.

Italien. . . . . EUFRAGIA; EUFRASIA.
Espagnol. . . . . EUFRASIA.
Français. . . . . EUPHRAISE; EUFRAISE.
Anglais. . . . . EYE-BRIGHT.
Allemand. . . . . AUGENTROST.
Hollandais. . . . . . . OOGENTROOST; KLAAROOG.
Suédois. . . . . OEGENTRÆST.

Cette jolie petite plante se montre avec élégance le long des routes, dans les bois; sur les pelouses qu'elle tapisse par ses fleurs d'un blanc de lait, rayé de pourpre, tacheté de jaune. Elle appartient à la famille des rhinanthoïdes, et se caractérise par un calice à quatre lobes; une corolle à deux lèvres; l'inférieure à trois lobes égaux, souvent bifides; la supérieure concave, plus ou moins échancrée; quatre étamines didynames; les deux anthères inférieures munies à leur base de deux pointes épineuses; un style; une capsule comprimée; bivalve, à deux loges polyspermes.

Ses racines sont composées de fibres nombreuses, blanchâtres, fort menues.

Ses tiges s'élèvent à la hauteur de quatre à cinq pouces; elles sont très-rameuses, quelquefois simples; un peu velues, d'un brun foncé, presque cylindriques.

Les feuilles sont petites, alternes, quelquefois opposées, presque sessiles, ovales, glabres, striées, bordées de dents aiguës et profondes. Les fleurs sont solitaires, presque sessiles dans les aisselles des feuilles supérieures, un peu plus longues que les feuilles, les étamines plus courtes que la corolle; une capsule renfermée dans le calice, ovale, comprimée : les semences fort petites, striées, d'un brun foncé. (P.)

L'odeur de l'euphraise est à peu près nulle; sa saveur un peu amère, légèrement aromatique, imprime un faible sentiment d'astriction sur la langue; effet dû à un principe astringent, dont le sulfate de fer manifeste la présence dans la décoction aqueuse de cette plante, en la colorant en noir. Du reste, le peu de développement des qualités physiques de l'euphraise semblerait annoncer de bien faibles propriétés médicales dans cette rhinanthoïde. La tache jaune qu'on observe sur ses fleurs est remarquable. On lui a trouvé « la forme d'un œil, dit M. Chaumeton, et à une époque où l'absurde système des signatures était en vigueur, on en a conclu que l'euphraise devait être un remède infaillible contre les maladies des yeux. Des observateurs inexacts, quelques hommes célèbres entraînés par le préjugé dominant, se sont constitués les apologistes de cette plante, et je pourrais citer divers praticiens qui, de nos jours, regardent encore l'euphraise comme un précieux anti-ophthalmique. » Comme tel, Fabrice de Hilden et Lanzoni lui ont attribué des merveilles chez des vieillards septuagénaires qui avaient perdu la vue par de longues études et des veilles prolongées. Fuchs et Arnaud de Villeneuve lui ont prodigué de fastueux éloges pour la guérison de la cataracte, du larmoiement, de l'inflammation et autres maladies des yeux. Camerarius, C. Hoffman, Lobel et beaucoup d'autres ont proclamé ses vertus contre l'obscurité de la vue et autres vices de la vision qui tiennent à un défaut de sensibilité de la rétine [1]. Toutefois le dernier de ces auteurs avoue qu'un de ses amis atteint d'épiphora vit son état s'aggraver après trois mois consécutifs de l'usage de cette plante. La cécité et les diverses maladies de l'appareil oculaire ne sont pas les seules contre lesquelles on ait préconisé la toute-puissance de l'euphraise. Au rapport de Schroeder, cette plante aurait la faculté de rétablir la mémoire affaiblie; J. Rai lui attribue la propriété de guérir les vertiges; divers auteurs se louent de ses bons effets contre les maux de tête; C. Hoffmann la croit même utile

[1] L'euphraise doit à ces vertus supposées le joli nom qu'elle porte : ευφρασια, joie, gaîté.

contre la jaunisse. Mais, pour quiconque a fait une étude particulière de ces affections et des causes aussi nombreuses que variées qui peuvent leur donner naissance, quelle confiance méritent de semblables assertions? Il faut donc convenir avec Spielmann et Peyrilhe que cette plante, incapable de produire les effets qu'on lui attribue gratuitement, ne sert qu'à surcharger la matière médicale, ou attendre avec le sage Murray que de nouvelles expériences viennent confirmer ou détruire les faits équivoques qui ont été publiés sur sa manière d'agir.

On administre cette plante en poudre, à la dose de quatre à douze grammes (un à trois gros), soit seule, soit associée à différentes substances aromatiques. Le vin d'euphraise que l'on prépare soit par infusion dans le vin, soit par macération dans le moût de raisins, se donne depuis trente grammes (une once) jusqu'à cent trente grammes (environ quatre onces) par jour. Son eau distillée, conservée encore dans quelques pharmacies comme un précieux anti-ophthalmique, est à peu près inerte. Son suc, long-temps employé dans les collyres, n'est plus en usage.

On a introduit autrefois l'euphraise dans la pâte, et on la faisait ainsi cuire dans le pain pour communiquer à cette base de la nourriture des peuples européens, les vertus imaginaires dont on s'est plu à la décorer.

FRANK (Jean), *Spicilegium de euphragiâ herbâ, medicinâ polychrestâ, veroque oculorum solamine, plurimis veterum medicorum monumentis locupletatum*; in-8°. *Francofurti et Lipsiæ*, 1717.

EXPLICATION DE LA PLANCHE.

(La plante est de grandeur naturelle.)

1. Fleur entière grossie.
2. Corolle ouverte, afin de faire voir les quatre étamines.
3. Calice ouvert, à la base duquel on voit l'ovaire surmonté de son style.
4. Fruit entier inclus dans le calice persistant.
5. Le même ouvert naturellement, dépouillé de son calice.
6. Graine striée, isolée.

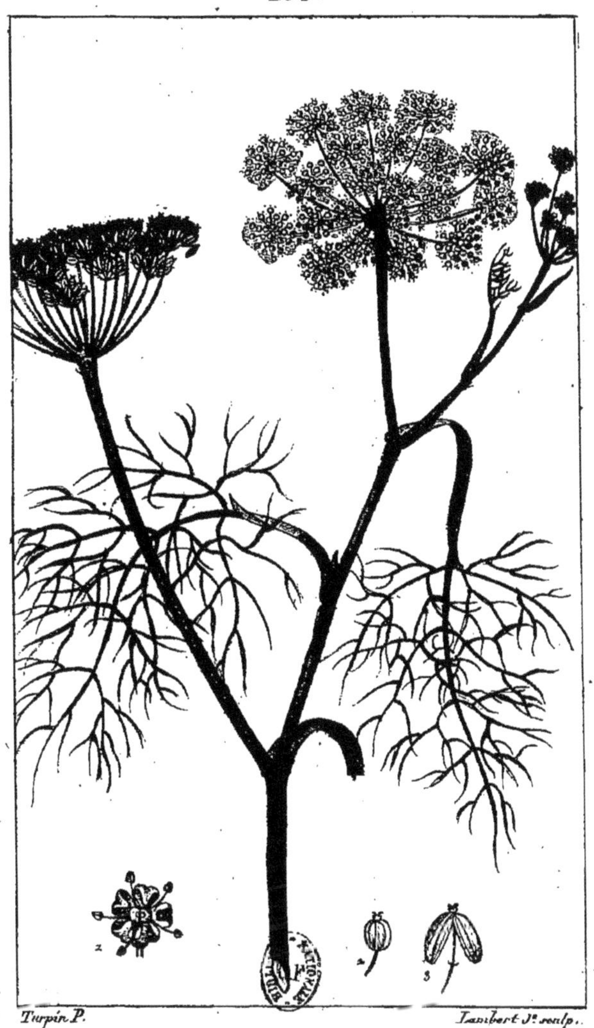

FENOUIL.

a.l.l.

CLXIII.

FENOUIL.

Grec.	*μαραθρον.*
Latin..........	FOENICULUM DULCE; Bauhin, Πιναξ, lib. 4, sect. 4. Tournefort, clas. 7, *ombellifères.* ANETHUM FOENICULUM; *fructibus ovatis*; Linné, clas. 5, *pentandrie digynie.* Jussieu, clas. 12, ord. 2, *ombellifères.*
Italien..........	FINOCCHIO.
Espagnol..........	HINOJO.
Français..........	FENOUIL; ANETH DOUX.
Anglais..........	FENNEL.
Allemand..........	FENCHEL.
Suédois..........	FÆNKAHL.

L'ODEUR agréable et particulière qu'exhale le fenouil suffirait presque seule pour le faire reconnaître parmi les autres plantes ombellifères dont il fait partie[1]. Il s'en distingue par ses ombelles dépourvues d'involucre, par son calice entier; les pétales entiers, presque égaux, courbés en dedans; les semences presque ovales, comprimées, striées.

Sa racine est épaisse, fusiforme, blanchâtre : elle produit une tige droite, striée, rameuse, cylindrique, haute de quatre à six pieds, d'un vert glauque.

Ses feuilles sont amples, glabres, deux et trois fois ailées; leurs découpures nombreuses et presque capillaires; les pétioles amplexicaules, membraneux à leurs bords.

Les fleurs sont jaunes, petites, disposées en ombelles terminales, fort amples, étalées; les rayons nombreux, très-allongés, soutenant des ombellules courtes et ouvertes.

[1] Le fenouil doit-il sa dénomination (*fœniculum*, diminutif de *fœnum*) à son odeur aromatique, comparée à celle qu'exhale le foin, comme le présume avec beaucoup de vraisemblance le docte Théis; ou bien à ce que, desséché, il ressemble à du foin, comme le prétendent Ménage, Littleton, Blankaart?

La corolle est jaune, composée de cinq pétales réguliers; cinq étamines, deux styles courts.

Le fruit consiste en deux semences un peu comprimées, petites, ovales, appliquées l'une sur l'autre, nues, marquées de trois nervures en dehors.

Cette plante croît dans les terrains pierreux, les décombres, en France, en Italie, etc. (P.)

L'odeur forte, aromatique et très-suave qu'exhale le fenouil, est beaucoup plus développée dans les feuilles et dans les semences que dans les autres parties; elle s'y prononce même plus fortement par la dessiccation. Sa saveur chaude, douce, aromatique, très-agréable, est surtout développée dans les semences dont les propriétés médicales sont aussi plus énergiques. Au rapport de Matthiole, quand on coupe les tiges de cette plante, il en découle dans les pays chauds un suc gommo-résineux que les habitans de l'Espagne occidentale recueillent, lorsqu'il a été concrété par l'action de l'air, sous le nom de gomme de fenouil. L'analyse chimique a constaté dans cette ombellifère, ainsi que dans la plupart des espèces de la même famille, la présence d'une huile volatile aromatique et très-suave, d'une petite quantité d'huile grasse qui se fige par l'action du froid, d'un extrait résineux aromatique, un peu amer, et d'un extrait aqueux à peu près inerte.

Le fenouil était déjà en usage parmi les anciens. Hippocrate paraît l'avoir employé pour activer la sécrétion du lait. Les Anglais en ont long-temps fait usage dans les coliques des enfans, quoique Cullen ne lui accorde que bien peu de confiance sous ce rapport. On lui a généralement reconnu les propriétés de provoquer la sécrétion des urines, d'exciter l'écoulement des règles, d'arrêter le hoquet, le vomissement, et même de guérir les fièvres intermittentes. Comme topique, on a souvent appliqué la décoction ou des cataplasmes de cette plante sur des tumeurs indolentes et des engorgemens atoniques pour en favoriser la résolution. On a surtout préconisé son usage intérieur pour activer les fonctions digestives, et pour expulser les vents qui s'accumulent fréquemment dans le canal intestinal. Toutefois quand on réfléchit sur la manière d'agir de cette plante aromatique, il est facile de reconnaître que les vertus carminative, stomachique, diurétique, galactopoiétique, emménagogue, antispasmodique, résolutive, fébrifuge, etc., dont elle a été décorée, loin d'être des propriétés absolues, ne sont que des effets secondaires, nécessairement subordonnés à l'état actuel des organes, et qui découlent immédiatement de l'excitation directe que cette plante détermine sur l'économie animale : excitation dont on peut se faire une idée exacte, ainsi que le remarque M. Chaumeton, par l'impression que le fenouil détermine sur l'organe du goût et sur celui de l'odorat. Suivant la remarque de ce savant, le fenouil est sans contredit très-propre à combattre la dyspepsie, la chlorose, la leucorrhée, et en général les affections cachectiques. Mais lorsque le trouble des fonctions digestives, l'accumulation des gaz dans les intestins, sont le résultat d'une irritation locale ou d'un état de phlogose de l'appareil digestif, ainsi que cela arrive le plus souvent, comme l'a très-bien vu un de nos meilleurs observateurs, M. Broussais, il est évident que le fenouil, loin de modérer ces accidens, ne ferait que les aggraver, et que les substances adoucissantes et relâchantes sont alors les seuls stomachiques et les seuls carminatifs. Il en est de même à l'égard des reins, des mamelles, de l'utérus et du reste de l'organisation. Lorsque le mode d'action de ces organes est en deçà de l'état normal et au dessous du rhythme habituel de leurs mouvemens, nul doute que l'impression stimulante de cette plante aromatique ne soit propre à exciter la sécrétion des urines, celle du lait, ou l'écoulement des règles. Mais si l'altération de ces fonctions tenait à un état général d'irritation, à une phlogose locale, à la concentration vicieuse ou à l'exubérance des forces vitales, on conçoit que les véritables diurétiques, galactopoiétiques et emménagogues, doivent être pris dans la classe des adoucissans, des émolliens et des délayans. Appliquez ces considérations à tous les cas dans lesquels on a le plus recommandé l'emploi du fenouil, et toujours vous trouverez que cette ombellifère n'a d'autres vertus que celles qui résultent de son action excitante; qu'utile sous ce rapport dans toutes les circonstances où il faut augmenter l'activité des organes, elle est nuisible toutes les fois que les propriétés vitales de ces mêmes organes sont trop exaltées, et qu'alors elle est incapable de produire les effets qu'on lui attribue.

Intérieurement on administre les semences de fenouil, en substance, à la dose de quatre grammes (un gros), ou en infusion aqueuse, depuis trente jusqu'à cent trente grammes (environ une à quatre onces) pour un kilogramme (deux livres d'eau). Macérées dans le vin dans les mêmes proportions, elles forment un vin aromatique qui se donne de trente à cent trente grammes (environ une à quatre onces) en vingt-quatre heures. Leur huile essentielle est fréquemment employée d'une à quatre gouttes. L'eau distillée de fenouil entre dans la composition de plusieurs collyres résolutifs. On prépare des fomentations et des cataplasmes avec ses sommités, ses feuilles et ses graines. Ces dernières font partie des quatre semences chaudes majeures, et la racine est une des cinq racines apéritives majeures. Enfin le fenouil entre dans la composition de la thériaque d'Andromaque, du Mithridate, du *philonium romanum*, du diaphœnic, des pilules dorées, de la confection Hamech.

Sous la puissante influence du soleil vivifiant du midi, le fenouil devient beaucoup plus aromatique, et acquiert une saveur beaucoup plus suave que dans les contrées moins favorisées de la nature. C'est ce qui arrive en Italie, où les racines tendres, les jeunes tiges et les drageons de cette ombellifère, fournissent un aliment savoureux que l'on sert soit crû en salade, soit cuit, et préparé à la manière du céleri. En Allemagne on aromatise le pain et plusieurs espèces de mets avec ses semences. Parmi nous, les confiseurs en préparent des liqueurs très-agréables et des dragées d'excellent goût.

SCHENCK (Jean-Théodore), *Μαραθρολογια, sive de fœniculo, Diss. inaug. resp. Frid. Kaltschmied;* in-4°. *Ienæ*, 1665.

BOECLER (Jean), *De fœniculo ejusque usu, Diss. inaug. resp. Ehrmann;* in-4°. *Argentorati*, 1732.

EXPLICATION DE LA PLANCHE.

(La plante est réduite à la moitié de sa grandeur naturelle.)

1. Fleur entière grossie.
2. Fruit de grosseur naturelle.
3. Le même tel qu'il s'ouvre dans la maturité, grossi.

164.

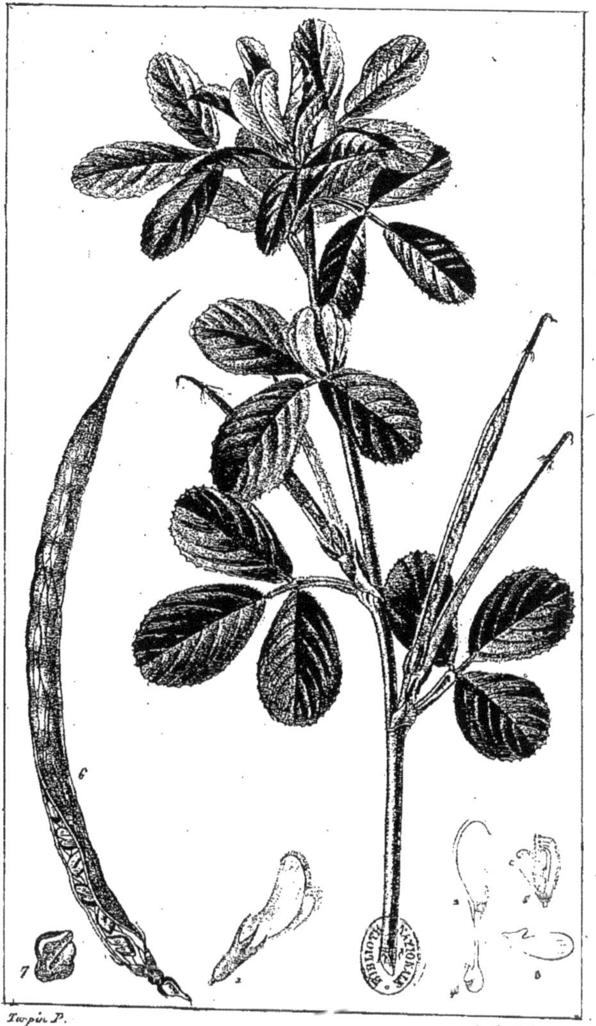

FENU-GREC.

CLXIV.

FENUGREC.

Grec.	*βουκερας* ; Théophraste, Hippocrate ; *τηλις*, Dioscorides.
Latin.	FOENUM GRÆCUM SATIVUM, Bauhin, Πιναξ, lib. 9, sect. 4. Tournefort, clas. 10, *papillonacées*. TRIGONELLA FOENUM GRÆCUM ; *leguminibus sessilibus, strictis, erectiusculis, subfalcatis, acuminatis, caule erecto* ; Linné, clas. 17, *diadelphie décandrie*. Jussieu, clas. 14, ord. 11, *légumineuses*.
Italien.	FIEN-GRECO ; FIENOGRECO.
Espagnol.	FENOGRECO ; ALHOLBA.
Français.	FENUGREC.
Anglais.	FENUGREEK.
Allemand.	BAKSHORN.

Cette plante légumineuse, à fleurs papillonacées, remarquable par ses longues gousses arquées, terminées par une pointe subulée, est connue depuis un grand nombre de siècles. Théophraste, comparant ses fruits à une corne de bœuf, l'avait nommée *βουκερας* : Dioscorides lui donne le nom de *τηλις*, et les Romains l'appelèrent *fœnum-græcum* (foin de la Grèce). Elle est en effet très-commune dans les contrées de l'ancienne Grèce, en Égypte où on la cultive. Je l'ai également recueillie sur les côtes de Barbarie et dans plusieurs de nos départemens méridionaux, dans les champs, sur le bord des chemins.

Ses racines sont grêles, allongées, garnies de fibres nombreuses, étalées. Il s'en élève une tige droite, fistuleuse, presque simple, longue d'un à deux pieds, légèrement velue.

Ses feuilles sont médiocrement pétiolées, composées de trois folioles ovales, assez grandes, rétrécies à leur base, un peu crénelées à leur sommet ; les stipules subulées, pubescentes.

Les fleurs sont jaunâtres, axillaires, solitaires ou géminées ; le calice, presque diaphane, a cinq découpures subulées et ciliées, presque égales. La corolle est papillonacée, un peu plus longue que le calice; la carène très-petite; les ailes et l'étendard un peu ouverts[1]; dix étamines diadelphes; un style.

Le fruit consiste en une gousse glabre, étroite, longue d'environ quatre pouces, comprimée, renfermant douze à quinze semences brunes ou jaunâtres, bosselées à leur surface. (P.)

Les semences de cette papillonacée répandent une odeur fragrante analogue à celle du mélilot. Leur saveur, mucilagineuse, quand on les mâche, se rapproche de celle des pois. La grande quantité de mucilage qu'elles contiennent, et qui s'élève jusqu'aux trois huitièmes de leur poids, fait qu'à l'aide de l'ébullition une once de ces semences peut donner la consistance mucilagineuse à une livre d'eau. Elles recèlent en outre, en petite quantité, un principe légèrement actif qui paraît être la cause de leur odeur, qui est soluble dans l'alcool, mais dont la nature chimique n'est pas connue.

Cette qualité éminemment mucilagineuse des graines de fenugrec justifie pleinement les propriétés adoucissante, émolliente, lubréfiante, invisquante, qu'on a successivement données à cette plante, dans l'esprit des différentes doctrines qui ont régné tour à tour dans les écoles. On a fait ainsi usage de sa décoction pour agir localement dans l'ophthalmie, contre les aphtes, les gerçures des lèvres et autres inflammations externes. On s'en est également servi en lavemens pour lubréfier la membrane interne du canal intestinal et pour apaiser l'irritation dont l'appareil digestif est le siége dans les coliques bilieuses et inflammatoires, dans la diarrhée, la dysenterie et dans les empoisonnemens produits par des substances corrosives. Ces mêmes semences sont encore employées avec succès en cataplasmes pour calmer la douleur et favoriser la résolution ou la suppuration des bubons, des phlegmons, des panaris, des furoncles et autres tumeurs inflammatoires; c'est même à ces sortes d'applications locales que l'usage du fenugrec paraît avoir été borné jusqu'ici. Suivant la remarque de Murray, on l'a très-rarement administré par la bouche, quoique le principe légèrement actif qui se trouve uni à son muci-

[1] L'égalité des ailes et de l'étendard, la petitesse de la carène, donnent à cette fleur un aspect triangulaire, auquel est dû le nom générique, *trigonella;* de τρεις, trois, et γωνια, angle.

lage semble porter à croire qu'on pourrait quelquefois l'employer utilement à l'intérieur. C'est sans doute la présence de ce principe actif qui a fait penser à quelques auteurs que cette plante était contraire aux femmes hystériques.

Le sirop de marrube, l'huile de mucilage, le looch de santé de Mesué, les farines émollientes de Plenk, l'onguent d'althæa, l'emplâtre diachylum, le mondificatif de résine, l'onguent *martiatum*, sont les principales compositions pharmaceutiques où l'on fait entrer le fenugrec.

Cette plante est beaucoup plus célèbre par ses usages économiques que par ses propriétés médicales. Les Égyptiens et les Grecs la plaçaient au rang des plantes fourragères. Les Romains l'employèrent en outre à différens usages culinaires. De nos jours on la cultive comme fourrage dans certaines parties du Languedoc et du Dauphiné.

EXPLICATION DE LA PLANCHE.

(La plante est de grandeur naturelle.)

1. Fleur entière de grandeur naturelle.
2. Étendard détaché d'une corolle, vu de côté.
3. Aile.
4. Carène.
5. Pistil et étamines.
6. Fruit de grandeur naturelle.
7. Graine grossie.

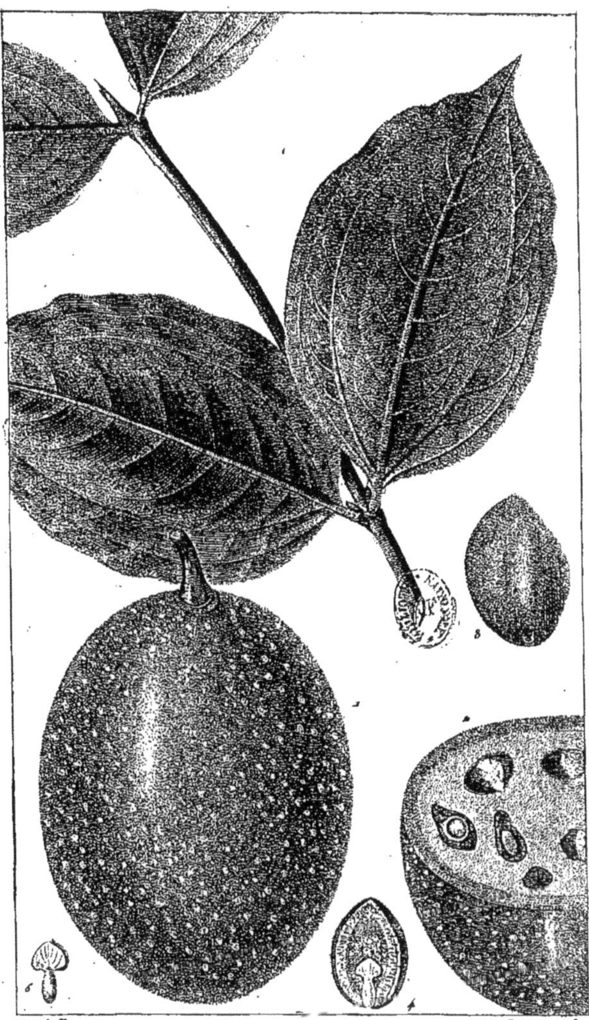

FÈVE DE St IGNACE.

a. l. l.

CLXV.

FÈVE DE SAINT-IGNACE.

Latin..........	IGNATIA AMARA ; Linné, clas. 5, *pentandrie monogynie*. STRYCHNOS ; Jussieu, clas. 8, ord. 14, *apocynées*.
Italien..........	FAVA DI SANT'IGNAZIO.
Français..........	FÈVE DE SAINT-IGNACE.
Anglais..........	JESUIT'S-BEAN.
Allemand..........	IGNATIUSBAUM.
Hollandais..........	SINT IGNATIUS BOON.

CETTE plante portait d'abord le nom d'*igasur* aux îles Philippines : elle reçut ensuite celui de *fève de Saint-Ignace* par les Jésuites espagnols qui croyaient honorer le fondateur de leur ordre en attachant son nom à une plante dont les graines étaient alors considérées comme une panacée universelle : ces graines furent, pour la première fois, envoyées en Europe au célèbre Rai, par le père Camelli. Rai, conjointement avec Petiver, en fit le sujet d'un mémoire publié, en 1699, dans les transactions de la *Société royale de Londres*. Depuis, Linné fils la décrivit comme un genre particulier, sous le nom d'*ignatia*, que M. de Lamarck a réuni avec raison au genre *strychnos*, malgré quelques différences dans la longueur du tube de la corolle, dans la forme des fruits et des semences. Ses fleurs n'offrent pas moins un calice à cinq découpures; une corolle tubulée, à cinq divisions; cinq étamines, un style, une baie uniloculaire, recouverte d'une enveloppe crustacée ou ligneuse, renfermant plusieurs semences; caractère essentiel du genre *strychnos*.

Cette plante est un arbre chargé de rameaux nombreux, glabres, cylindriques, sarmenteux.

Les feuilles pétiolées, opposées, glabres, ovales, très-entières, aiguës, veinées.

Les fleurs répandent l'odeur du jasmin; elles sont longues, blanches, inclinées, disposées en petites panicules axillaires.

Leur calice est court, campanulé, à cinq dents obtuses, le tube de la corolle filiforme, long de six pouces.

Le fruit est une baie ovale, de la même forme et grosseur qu'une poire de bon chrétien, renfermant plusieurs semences de forme différente; les unes oblongues, presque anguleuses: d'autres plus courtes, à quatre faces; quelques-unes planes ou triangulaires, brunes, un peu ridées, raboteuses à leur surface. (P.)

Les semences que renferment les baies de l'ignatie ont le volume d'une noix lorsqu'elles sont fraîches, mais se réduisent par la dessiccation à celui d'une aveline. Leur figure varie singulièrement. Elles sont un peu ridées, d'une couleur fauve à l'extérieur, et comme saupoudrées d'une espèce de farine argentée très-adhérente. Intérieurement, leur couleur est brune-verdâtre, et leur substance, presque cornée.

« Les missionnaires Jésuites portugais, auxquels on doit l'introduction de ces graines en Europe, les désignent sous le titre impropre de fève; et, séduits par les vertus prodigieuses qu'on leur attribuait, ils les décorèrent de l'auguste nom de leur saint fondateur. En effet, elles sont, aux yeux des Indiens, une véritable panacée qu'ils emploient indifféremment de la manière la plus superstitieuse dans une foule de maladies qui présentent des indications curatives diamétralement opposées. Les éloges prodigués sans réserve par un peuple ignorant à une substance très active, ont été répétés presque avec aussi peu de discernement par quelques médecins européens trop amis de la nouveauté, et dépourvus du talent précieux de l'observation. Bien que je ne prétende pas adresser tout-à-fait ce reproche sévère à Loureiro, il me semble pourtant que cet habile botaniste a exagéré les vertus de la fève Saint-Ignace. Il assure s'en être servi plus de mille fois sans en éprouver d'accidens. Il l'administrait pulvérisée à la dose de six à douze grains, suivant l'âge et le tempérament. Une quantité plus considérable peut causer des vertiges et des convulsions qui, du reste, s'apaisent facilement par des boissons copieuses d'eau froide, à laquelle il est parfois convenable d'ajouter du jus de citron. Loureiro ajoute qu'il en a fait prendre la valeur d'une graine entière du poids de deux gros à des chevaux, des buffles et des cochons, sans qu'il soit survenu d'accidens. Sildren et Alm ont trouvé moins innocente l'ignatie, qui, cependant, devait avoir perdu, dans le cours d'un long voyage, une portion de son efficacité native. Il est vrai que leurs expériences n'ont pas été faites sur les mêmes animaux. Les chiens qui en ont été l'objet sont morts au bout de quelques heures, frappés de convulsions, après avoir pris l'un trente-six et l'autre dix-huit grains seulement de poudre d'ignatie incorporée dans de la mie de pain. Les docteurs Delille et Magendie ont également choisi des chiens pour victimes, et, parvenus à déterminer plus rigoureusement que les médecins suédois l'action immédiate de la fève ignatienne sur l'économie animale, ils ont prouvé que cette substance donnait la mort en excitant des convulsions tétaniques; ils se sont assurés en outre que tous les animaux qui succombent par les effets de ce poison, offrent la plupart des phénomènes propres à l'asphyxie; mais ils n'ont jamais trouvé aucune altération dans le conduit alimentaire, dans le cerveau ou dans le prolongement rachidien. »

Il résulte des faits exposés dans ce précis historique, emprunté à M. Chaumeton, que la faculté vénéneuse de la fève Saint-Ignace se rapproche infiniment de celle de l'upas et de la noix vomique, et qu'elle ne leur cède guère en énergie. Toutefois on peut distinguer deux ordres de phénomènes distincts dans l'action de cette substance vireuse : en effet, par sa qualité amère elle agit particulièrement sur la sensibilité et la contractilité organiques; elle excite les fonctions nutritives et les sécrétions; tandis que son principe vénéneux exerce directement sur le système nerveux une influence que Cullen comparait à celle des narcotiques, mais qui paraît être purement stupéfiante, puisqu'elle détruit l'action musculaire sans procurer le sommeil; propriété qui se retrouve, ainsi que l'observe M. Decandolle, dans un grand nombre de plantes de la dangereuse famille des apocynées. A l'excitation des fonctions organiques, se rattachent les effets vomitifs, purgatifs, diurétiques, emménagogues, que divers observateurs attestent avoir été produits par l'administration de ces semences à petite dose. C'est aussi sous ce rapport qu'elles ont pu avoir été employées soit pour combattre d'anciens catarrhes, provoquer l'écoulement menstruel, arrêter des fièvres intermittentes rebelles; soit pour expulser les vers lombricoïdes; et peut-être aussi pour opérer sur le canal intestinal une dérivation salutaire, dans certains engorgemens atoniques des viscères abdominaux. On doit rapporter au contraire à l'action spéciale du principe vireux de la fève Saint-Ignace, sur les fonctions de relation ou de la vie animale, les vertiges, les tremblemens, la paralysie, les convulsions, soit générales, soit locales, les défaillances et même la mort instantanée qui suivent l'emploi de ce poison. Les effets avantageux qu'on a obtenus parfois de son usage, dans les affections comateuses, l'asthme, la paralysie, l'épilepsie et autres névroses, appartiennent évidemment à cette dernière influence. Cependant l'action secondaire de l'ignatie sur la marche et la terminaison des maladies, n'étant pas encore déterminée par un assez grand nombre d'expériences cliniques, on ne doit l'employer qu'avec beaucoup de circonspection.

En poudre, cette substance a été administrée de vingt-cinq à soixante centigrammes (cinq à douze grains). On l'emploie également en infusion dans le vin, en macération dans l'alcool ou en décoction dans l'eau. Infusée dans l'huile, elle donne à ce liquide la propriété de guérir la gale.

CAMELLI (Georges-André), *De fabâ sancti Ignatii, excerpta ex epistolâ ad Joannem Rey et Jacobum Petiver*, insérée dans les *Transactions philosophiques*, 1669, n° 250, art. 6; 2°. Dans les *Acta erud. Lipsiæ*, *Dec.* 1700, pag. 252; 3°. Dans la *Bibliotheca scriptorum mediçorum*, de Manget, 1731, tom. 1, part. 2, pag. 6.

VALENTINI (Michel-Bernard), *Polychresta exotica in curandis affectibus contumacissimis probatissima, fabæ scilicet sancti Ignatii*, etc.; in-4°. fig. *Francofurti ad Menum*, 1700.

EXPLICATION DE LA PLANCHE.

1. Fruit entier réduit à la moitié de sa grandeur naturelle.
2. Le même coupé horizontalement pour faire voir que les graines sont éparses dans une pulpe blanchâtre.
3. Graine de grosseur naturelle.
4. La même coupée dans sa longueur pour faire voir que l'embryon est situé à la base du périsperme.
5. Embryon isolé.

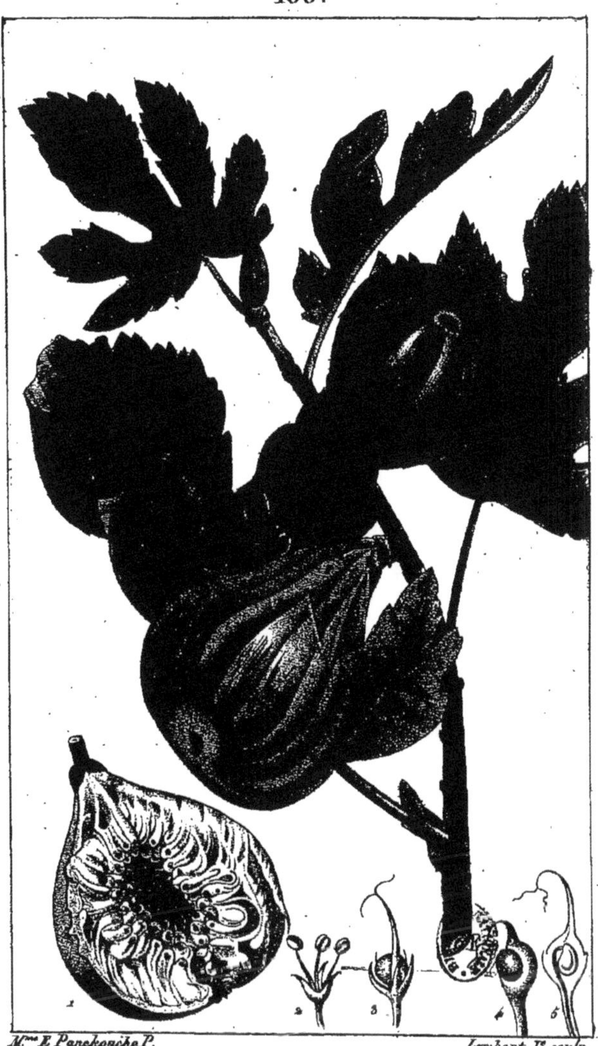

FIGUIER,

n. 22

CLXVI.

FIGUIER.

Grec. . . . . συκη; ερινεος, Homère.

Latin. . . . . FICUS COMMUNIS; Bauhin, Πιναξ, lib. XII, sect. I, Tournefort, clas. 19, *arbres amentacés*.
FICUS CARICA, *foliis palmatis*, Linné, clas. 23, *polygamie triœcie*. Jussieu, clas. 15, ord. 3, *orties*.

Italien. . . . . FICO; FIGO.

Espagnol. . . . . HIGUERA.

Français. . . . . FIGUIER.

Anglais. . . . . FIG-TREE.

Allemand. . . . . FEIGENBAUM.

Hollandais. . . . . . . VYGENBOOM.

Suédois. . . . . FIKON-TRÆ.

Une cime étalée et touffue, d'amples et larges feuilles rendent le figuier, surtout dans les contrées du midi, un arbre précieux pour l'ombrage et la fraîcheur; mais son principal mérite consiste dans la bonté et la saveur délicieuse de ses fruits. C'est à ce titre que les Athéniens le regardaient comme un présent des dieux; ils l'avaient consacré à Mercure; les Cyrénéens couronnaient de figues fraîches les statues de Saturne; les Lacédémoniens pensaient que le premier figuier de leur territoire avait été planté par Bacchus.

Le figuier n'est pas moins remarquable aux yeux du naturaliste, par la singularité de sa fructification. Elle est tout-à-fait cachée dans ce réceptacle charnu, en forme de poire, que l'on prend ordinairement pour le fruit, mais dont il n'est que le support. Il est percé à son sommet d'une ouverture en forme d'ombilic, et entouré de petites écailles disposées sur plusieurs rangs : les fleurs sont nombreuses, monoïques, attachées à la surface interne du réceptacle; les fleurs mâles occupent la partie supérieure voisine de l'ombilic, et sont souvent mêlées inférieurement avec les femelles : elles ont un calice à cinq divisions profondes, en alène, point de corolle; trois à cinq étamines, les anthères à deux loges; dans les fleurs femelles, un ovaire supérieur, un style, deux stigmates. Les semences sont petites, recouvertes par le calice presque à moitié, entourées d'une enveloppe charnue : elles constituent le véritable fruit.

Le figuier est un arbre qui s'élève à la hauteur de quinze à vingt pieds et plus, sur un tronc lisse, souvent tortueux; les rameaux chargés de poils rudes, très-courts; le bois spongieux et blanc; le suc propre laiteux, très-âcre.

Les feuilles sont grandes, pétiolées, alternes, épaisses, rudes et couvertes de poils courts, profondément divisées en trois ou cinq lobes obtus, sinueux.

Les figues, dans lesquelles sont renfermées les fleurs et les semences, sont presque sessiles, placées le long des rameaux de l'année. Elles se montrent, surtout les premières, avant les feuilles : on en distingue un très-grand nombre de variétés : la plus délicate est celle connue sous le nom de *figue marseillaise*. (P.)

Toutes les parties tendres du figuier, lorsqu'elles sont fraîches, renferment un suc laiteux, amer et très-âcre. C'est même à ce suc blanc et corrosif que les réceptacles charnus, auxquels on donne le nom de figues, doivent l'odeur nauséeuse et la saveur repoussante que ces productions offrent avant leur maturité. A cette époque, la figue éprouve un mouvement interne, une sorte de fermentation latente qui y développe une grande quantité de sucre, change son goût vireux en une saveur douce extrêmement agréable, et convertit son parenchyme amer en une pulpe succulente d'excellent goût.

La grande quantité de matière saccharine et de mucilage que renferment les figues bien mûres, en fait un des alimens les plus nutritifs et les plus savoureux que l'homme puisse trouver dans la nature. L'abondance de ce dernier principe assure en outre à ce fruit un rang distingué parmi les médicamens émolliens, adoucissans, lubréfians, relâchans, etc., et le rend d'une utilité incontestable dans le traitement de la plupart des maladies inflammatoires. La figue, ainsi que le remarque M. Barbier, « affaiblit la tonicité des fibres vivantes, elle relâche les tissus organisés, elle diminue l'énergie, la vigueur des mouvemens des organes. Cet effet rend utile dans les phlegmasies aiguës la décoction légère de figues. On les recommande dans les toux sèches avec irritation et même dans les pleurésies et les péripneumonies. Elles produisent de bons effets dans les douleurs néphrétiques, dans le premier temps du catarrhe vésical, dans les ardeurs d'urine. On s'en sert aussi dans la petite vérole, dans la rougeole. On conseille la décoction de figues dans le lait, contre l'esquinancie, contre les fluxions aiguës des gencives, lorsqu'il y a tension, gonflement, douleur. On en fait des cataplasmes émolliens que l'on applique avec avantage sur les tumeurs inflammatoires. En un mot, dans toutes les affections pathologiques contre lesquelles on veut diriger une puissance médicinale émolliente, on peut, avec confiance, se servir de figues. »

Le suc âcre et lactiforme du figuier a des propriétés médicales entièrement opposées. Les anciens paraissent l'avoir employé à l'extérieur comme irritant dans le traitement de la lèpre et autres exanthèmes chroniques. Plusieurs auteurs recommandent d'en frotter les cors et les verrues pour faire disparaître ces excroissances gênantes et parfois très-douloureuses.

A cause de leur action relâchante, les figues, comme aliment, sont peu convenables aux personnes faibles, aux cachectiques, aux femmes chlorotiques, aux vieillards décrépits. Les sujets dont les forces digestives sont entravées par des chagrins profonds; la vie sédentaire, des excès d'étude; les individus d'un tempérament lymphatique, ceux qui habitent des contrées froides et pluvieuses, des pays bas et humides, en général, les digèrent mal. En revanche, leur usage est très-salutaire aux hommes secs et ardens, surtout dans les pays chauds, où l'on éprouve sans cesse le besoin des alimens doux, sucrés et acides. Les figues sont surtout un excellent aliment pour les estomacs robustes. Comme elles abondent en principes assimilables, elles donnent beaucoup de force et augmentent l'embonpoint : aussi formaient-elles chez les anciens la plus grande partie de la nourriture des athlètes. Lorsqu'on en mange modérément, leur digestion, exempte de l'irritation générale qui accompagne l'assimilation des matières animales, et n'exigeant point le travail organique que nécessite la digestion des matières fibreuses et extractives des végétaux, laisse au cerveau toute son activité, à la pensée toute sa force, aux facultés intellectuelles toute leur énergie, et à la raison toute sa puissance; de sorte que plusieurs grands hommes de l'antiquité ont regardé les figues comme un des alimens les plus propres aux méditations philosophiques, et les plus convenables à ceux qui veulent pénétrer dans la profondeur des sciences, ou régler leurs mœurs sur les principes éternels de la morale. Aussi les pythagoriciens en faisaient beaucoup de cas, et Zénon le stoïcien s'en nourrissait exclusivement. Cependant les figues cèdent leurs principes nutritifs avec beaucoup plus de facilité lorsqu'elles sont fraîches que lorsqu'elles ont été desséchées. Dans cet état, leur parenchyme devient dur et coriace, elles fatiguent l'intestin, et deviennent même parfois laxatives.

De nos jours on fait un grand usage des figues en Provence, en Languedoc, en Espagne, en Italie, en Sicile, en Grèce, etc. On les dessèche dans ces différentes contrées en les exposant sur des claies, soit aux rayons du soleil, soit à la chaleur du four ou d'une étuve, et de là on les expédie dans les pays septentrionaux, où le climat ne permet pas au figuier de croître. Lorsqu'elles sont trop anciennes, leur principe saccharin se sépare du mucilage auquel il était uni; il se concrète à la surface de la figue, et le parenchyme qui en est aussi privé, prend une saveur désagréable, et ne tarde pas à se corrompre. Ces fruits sont susceptibles d'éprouver la fermentation vineuse, et l'on pourrait en retirer de l'alcool.

Le suc du figuier peut servir à coaguler le lait; il entre dans la composition de plusieurs encres sympathiques. Lorsqu'on s'en sert pour écrire sur du papier, les caractères s'effacent instantanément, mais ils reparaissent dès que l'on expose le papier sur lequel ils sont tracés à l'action du feu.

HEIDEGGER (JEAN-HENRI), *De ficu à Christo maledictâ.* — Cette dissertation est la quinzième de celles qui forment le troisième tome de l'*Historia sacra patriarcharum*, de l'auteur; in-4°. *Amstelodami*, 1667 - 1671.

HOFMANN (CHRÉTIEN), *Ficus arbor philologicè considerata*, *Diss.* in-4°. *Ienæ*, 1670.

STURM (JEAN-CHRISTOPHE), *De curatione Hiskiæ morbi per ficum*, *Diss.* in-4°. *Altdorfii*, 1691. — *Ib.* 1698.

NOUVELLE Instruction facile pour la culture des figuiers, où l'on apprend la manière de les élever, multiplier et conserver, etc.; in-12, Paris, 1692.

Cet opuscule, publié sous le voile de l'anonyme, est attribué par divers bibliographes, et notamment par l'érudit Barbier, à Ballon et Garnier.

LIGER (LOUIS), Traité facile pour apprendre à élever les figuiers; in-12. Paris, 1705.

JUSLEN (DANIEL), *De ficu arefactâ*, *Diss. inaug. præs. Henr. Helsing;* in-4°. *Aboæ*, 1724.

FIGUIER.

HEGARDT (corneille), *Historia naturalis et medica ficûs, Diss. inaug. præs. Car. Linné;* in-4°. fig. *Upsaliæ*, 15 septembre 1744.

Cette excellente monographie est insérée dans le premier volume des *Amœnitates academicæ* de l'immortel naturaliste suédois.

LABROUSSE, Traité de la culture du figuier, suivi d'observations et d'expériences sur la meilleure manière de le cultiver, sur les causes de son dépérissement, et sur les moyens d'y remédier; in-12. fig. Amsterdam et Paris, 1773.

L'auteur critique assez gratuitement Tournefort, et n'ajoute aucune confiance à ce que dit l'illustre voyageur, de la caprification. Il est singulier de voir le docteur Labrousse démentir un fait authentique, et donner, quelques pages après, des preuves d'une crédulité puérile.

(La plante est réduite à la moitié de sa grandeur naturelle.)

1. Coupe longitudinale d'un fruit ou involucre piriforme.
2. Fleur mâle.
3. Fleur femelle.
4. Fruit.
5. Le même coupé dans sa longueur.

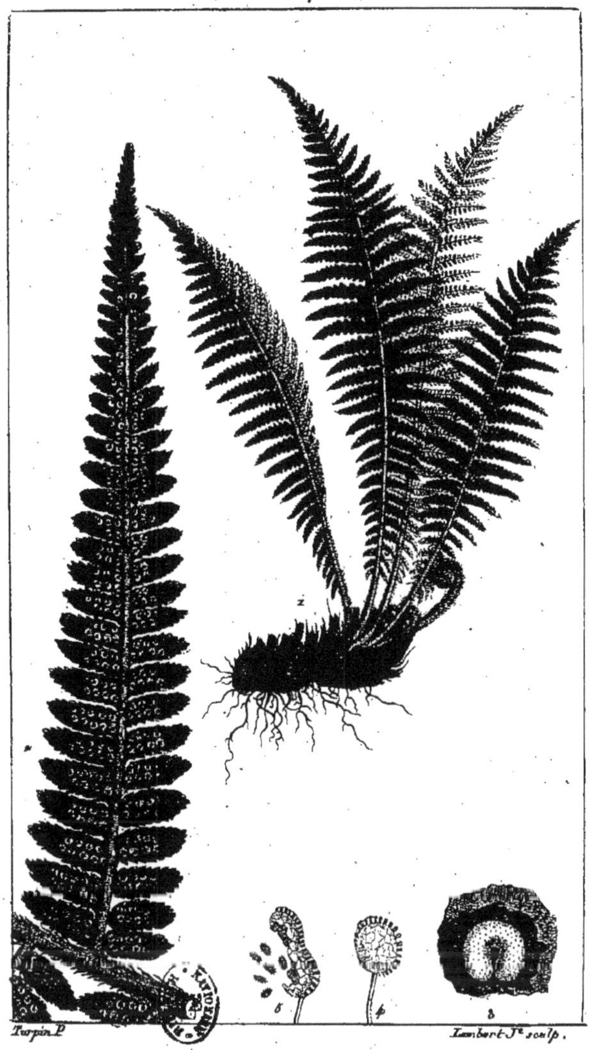

FOUGÈRE-MALE.

a. l. l.

CLXVII.

FOUGÈRE MALE.

Grec.	πτερις, Dioscorides.
Latin.	FILIX NON RAMOSA, DENTATA; Bauhin, Πιναξ, lib. X, sect. 2. Tournefort, clas. 16, *apétales sans fleurs.* POLYPODIUM FILIX MAS; *frondibus bipinnatis, pinnis obtusis, crenulatis, stipite paleaceo;* Linné, clas. 24, *cryptogamie, fougères.* Jussieu, clas. 1, ord. 5, *fougères.*
Italien.	FELCE MASCHIO.
Espagnol.	HELECHO MACHO.
Français.	FOUGÈRE MALE.
Anglais.	MALE FERN; MALE POLYPODY.
Allemand.	FARNKRAUT.
Hollandais.	VAREN-KRUID.
Suédois.	TRÆJON.

Les fougères se distinguent des autres végétaux par un grand nombre de caractères qui les rendent faciles à reconnaître; leur tige est une souche souvent souterraine semblable à une racine, d'où partent des feuilles roulées en crosse à leur naissance; elles n'ont ni fleurs ni fruits proprement dits, mais elles portent sur le dos de leurs feuilles de très-petites capsules groupées plusieurs ensemble de diverses manières, souvent munies d'un anneau élastique qui facilite leur ouverture, et d'où s'échappent des semences pulvérulentes, de formes variables. On les a distribuées en plusieurs genres.

L'espèce dont il est ici question, placée d'abord parmi les *polypodes*, appartient aujourd'hui aux *aspidium*, dont le caractère générique consiste dans des capsules réunies en groupes arrondis, éparses sur le dos des feuilles, recouvertes par un tégument qui se fend longitudinalement par un seul ou par ses deux côtés.

La fougère mâle a pour tige une souche ligneuse, rampante, d'un brun foncé en dehors, garnie d'écailles fines et membraneuses.

Les feuilles sont amples, vertes, lisses, deux fois ailées, longues d'un à deux pieds, placées sur un pétiole muni dans sa longueur d'écailles roussâtres, caduques; les pinnules alternes, lancéolées, aiguës; les folioles nombreuses, à peine confluentes à leur base, linéaires, obtuses, dentées à leurs bords.

Les capsules sont réunies en paquets réniformes, très-rapprochés, disposées sur deux rangs au dos des folioles.

Cette plante croît dans les bois, aux lieux stériles et incultes. (P.)

La racine de fougère mâle est d'une couleur brune fauve à l'extérieur, et d'un blanc jaunâtre intérieurement. Son odeur, quoique très-faible, est un peu nauséeuse. Sa saveur présente d'abord quelque chose de styptique; mais quand on la mâche, elle est douceâtre, un peu aromatique et légèrement amère. En vieillissant dans les boutiques, elle perd presque toutes ces qualités physiques, et avec elles une grande partie de ses propriétés médicales. L'extrait aqueux qu'on en retire a la saveur douce amère et légèrement astringente de la racine elle-même : son extrait alcoolique, beaucoup moins abondant que le précédent, est aussi beaucoup plus amer. Du reste, elle renferme, comme les racines de presque toutes les fougères, une petite quantité de mucilage, de l'acide gallique et du tannin.

Les matériaux immédiats de cette racine donnent raison de l'impression tonique et légèrement astringente qu'elle exerce sur nos organes. Mais cette impression est-elle assez énergique pour donner au polypode la faculté d'activer la sécrétion du lait, de rappeler l'écoulement des règles, et de provoquer l'avortement? Suffit-elle pour décorer cette plante de la vertu qui lui a été gratuitement attribuée contre la goutte, le rachitis, le scorbut, la mélancolie, les obstructions et les vieux ulcères? Les propriétés médicales de cette fougère, enfin, sont-elles assez développées pour justifier les éloges fastueux qui lui ont été prodigués depuis des siècles comme vermifuge? Galien, Avicenne, Pline, Dioscorides parlent de la racine du polypode comme d'un anthelminthique tout-puissant; et les assertions de ces auteurs anciens, admises sans examen, consacrées par le temps, et amplifiées même par les modernes, semblent établir les propriétés vermifuges de la racine de fougère mâle sur les faits les plus authentiques. Sim. Pauli, Fréd. Hoffman, Nic. Andry, Marchant et beaucoup d'autres observateurs assurent avoir administré cette racine avec succès, soit contre les ténias, soit contre les lombrics. Toutefois, au lieu d'avoir été administrée seule, cette substance a été presque toujours associée aux purgatifs résineux les plus actifs, et par conséquent les plus propres à produire par eux-mêmes les effets vermifuge et purgatif que l'on a bénévolement attribués au polypode. Or il est évident que pour déterminer avec précision les véritables propriétés curatives de cette cryptogame, il eût fallu l'administrer isolément, ainsi que le remarque très-judicieusement l'illustre Murray. Mais cette manière simple et rationnelle d'employer les substances médicamenteuses, que tous les bons esprits reconnaissent comme le seul et unique moyen de parvenir à des notions précises sur l'action des remèdes, et de faire faire des progrès réels à la thérapeutique, n'a été suivie que par un petit nombre d'hommes supérieurs. La tourbe médicale sans cesse dominée par une dangereuse et déplorable pharmacomanie, a toujours associé cette racine aux drastiques les plus violens : la cupidité et le charlatanisme se sont emparés de ces mélanges plus ou moins fastidieux, et de là sont nés cette multitude de recettes vantées, d'arcanes tout-puissans, et de merveilleux spécifiques contre les vers, depuis le remède de l'Allemand Herrenschwand jusqu'à celui de la veuve du chirurgien suisse Nuffer. Ce dernier remède, acheté dix-huit mille francs en 1775, par le ministère français, se compose de trois drachmes de poudre de racine de fougère mâle, par dessus lesquelles on fait avaler au malade un mélange de calomel, douze grains; des cammonée, douze à quinze grains; de gomme gutte, cinq à huit grains; et parfois on administrait encore par dessus toutes ces drogues une certaine quantité de sulfate de magnésie. Or, je le demande, comment distinguer dans l'action d'un drastique aussi puissant ce qui appartient au polypode, et ce qui est l'effet du sel et des autres purgatifs? Quelques observations de Wendt rapportées par Gmelin, semblent attester, il est vrai, que cette racine, administrée seule à la dose de deux ou trois gros, a expulsé de longs fragmens de ténias chez différens individus. Mais d'autres observateurs, non moins recommandables, parmi lesquels on pourrait citer M. Alibert, n'en ont point obtenu les mêmes avantages; et, lorsqu'un des plus zélés partisans de ce vermifuge, Andry, convient que cette racine tue les vers, mais qu'elle ne suffit pas pour les expulser, n'est-ce pas avouer tacitement que ses propriétés anthelminthiques sont illusoires? Concluons donc avec M. Guersent « que si on veut observer sans prévention la manière d'agir de la plupart des fougères seules, soit en poudre, soit en décoction, on sera convaincu qu'elles ne déterminent d'autre médication que celle des astringens et des toniques; le quinquina, par exemple, est un spécifique bien plus puissant contre les vers que toutes les fougères connues. »

La racine de fougère mâle se donne en substance, sous forme pulvérulente dans du vin, de l'eau ou du lait, ou incorporée avec le miel, de quatre à douze grammes (un à trois gros) et en décoction, à la dose de seize à trente-deux grammes (demi à une once).

On mange quelquefois les jeunes pousses de cette cryptogame, en guise d'asperges. Au rapport de Gesner, les feuilles desséchées servent de fourrage aux bestiaux pendant les longs hivers qui règnent dans les parties septentrionales de l'Europe. On s'en sert aussi pour faire des coussins et des matelas beaucoup plus sains que ceux qui sont faits avec la plume, et que Van Swiéten recommande surtout aux rachitiques. Cette plante contient beaucoup d'alcali végétal, ce qui fait que ses cendres sont recherchées par les blanchisseurs pour les lessives. On l'emploie aussi dans quelques pays pour brûler et pour chauffer le four.

EXPLICATION DE LA PLANCHE.

1. Plante entière, réduite.
2. Portion de feuille, de grandeur naturelle.
3. Portion de pinnule sur laquelle on a représenté un involucre réniforme, échancré (*indusium*), autour duquel on voit un grand nombre de capsules (*sori*) qui sortent de dessous. Cette figure est très-grossie.
4. Capsule (*conceptacle*, Mirbel) isolée, grossie.
5. La même laissant échapper ses séminules, lorsque l'anneau élastique, articulé, se rompt.

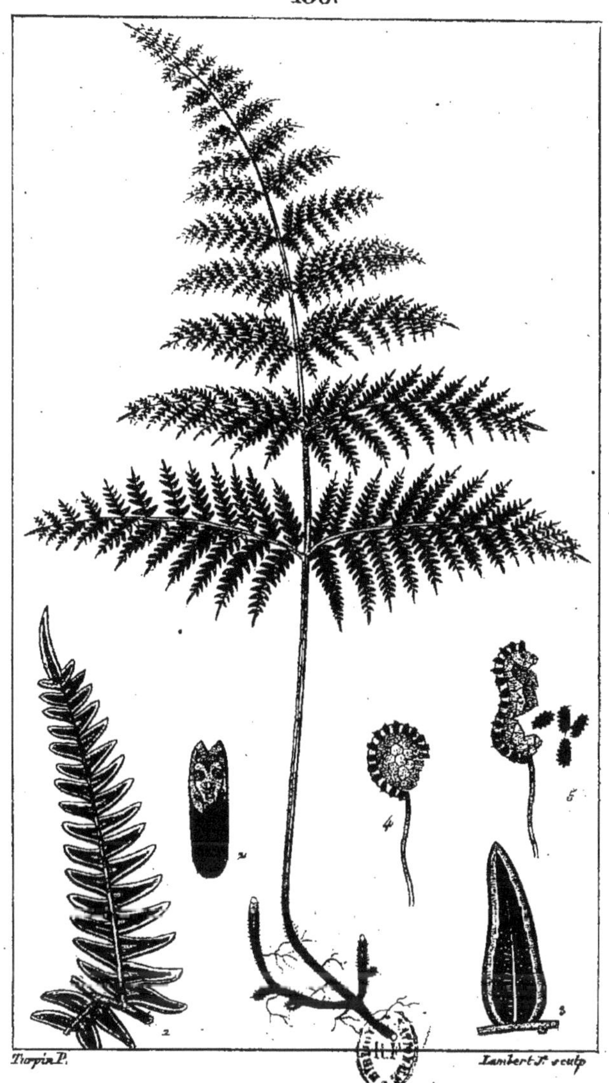

FOUGÈRE-FEMELLE.

a. l. l.

CLXVIII.

FOUGÈRE FEMELLE.

Grec.	Θηλυπτερις, Dioscorides.
Latin.	FILIX RAMOSA MAJOR, *pinnulis obtusis non dentatis;* Bauhin, Πιναξ, lib. x, sect. 2. Tournefort, clas. 16, *apétales sans fleurs.* PTERIS AQUILINA; *frondibus supradecompositis, foliolis pinnatis, pinnis lanceolatis, infimis pinnatifidis, superioribus minoribus;* Linné; clas. 24, *cryptogamie, fougères.* Jussieu, clas. 1, ord. 5, *fougères.*
Italien.	FELCE FEMMINA.
Espagnol.	HELECHO HEMBRA.
Français.	FOUGÈRE FEMELLE.
Anglais.	FEMALE FERN.
Allemand.	FARRENKRAUTWEIBLEIN; GEMEINER SAUMFARREN.
Hollandais.	VAREN WYFJE.
Suédois.	ORMBUNCKE.

Cette fougère, si commune partout dans les bois, aux lieux stériles, n'est pas du même genre que la précédente. Elle appartient aux *pteris*, et se distingue par ses capsules réunies en lignes marginales non interrompues, recouvertes par un tégument qui s'ouvre de dedans en dehors, formé par le bord de la feuille replié en dessous.

Ses souches, en forme de racines, sont longues, traçantes, brunes ou roussâtres en dehors, remarquables, lorsqu'on les coupe en travers, par deux lignes noirâtres qui se croisent, et représentent en quelque sorte l'aigle de l'Empire.

Les feuilles sont longues de deux à trois pieds et plus, droites, fort amples, au moins trois fois ailées, les pinnules lancéolées, entières et alongées à leur extrémité; les folioles linéaires, obtuses ou à peine aiguës, glabres en dessus, un peu pubescentes en dessous.

La fructification est placée sur le bord interne de chaque foliole, en une ligne non interrompue de petits grains nombreux, confluens roussâtres, presque tomenteux. (P.)

D'un brun noirâtre à l'extérieur et blanchâtre intérieurement, la racine de fougère femelle est parsemée de taches brunes qui, lorsqu'on la coupe très-obliquement vers son origine, représentent assez bien l'image d'un aigle à deux têtes. Elle exhale une odeur fade particulière. Sa saveur est très-visqueuse, un peu amère, légèrement styptique, et non point douceâtre comme celle du polypode. La quantité de mucilage visqueux qu'elle renferme est si considérable, que son suc acquiert facilement la consistance du miel par l'évaporation.

Cette racine contient en outre de l'acide gallique, du tannin, et fournit, comme celle de fougère mâle, un extrait aqueux et un extrait résineux.

La réputation dont la racine de cette fougère a joui contre le ténia ne le cède en rien à celle du polypode. Haller, Alston, Andry, élèvent même sa vertu anthelmintique au dessus de celle de cette dernière, que la plupart des auteurs de matière médicale préfèrent néanmoins. On ne s'est pas borné à préconiser les succès de la racine du *pteris aquilina* contre les vers plats, on lui a prodigué les plus grands éloges contre les ascarides lombricoïdes. Elle a été, en outre, libéralement décorée de plusieurs autres vertus, également accordées au polypode, pour la guérison du rachitis, pour exciter l'écoulement des règles, et provoquer l'expulsion du fœtus. Malheureusement l'expérience n'a point confirmé de semblables assertions. Bien plus, les effets anthelminthiques de cette racine sont encore à constater. Presque jamais en effet on ne l'a administrée seule, et l'on peut croire raisonnablement que l'action purgative et vermifuge qu'on lui a accordée, n'est due qu'aux substances drastiques, salines ou résineuses qui lui sont constamment associées. L'identité des principes constituans de la racine de fougère femelle et ce celle de fougère mâle, l'analogie de leurs propriétés physiques et médicales, ne permettent pas de supposer plus d'énergie à l'une qu'à l'autre. Bornons-nous donc à regarder la racine du *pteris aliquina* comme une substance médiocrement tonique et faiblement astringente, incapable par conséquent de produire les puissans effets anthelmintiques qu'on lui a trop légèrement attribués. D'après cela on peut apprécier à leur juste valeur ces secrets chèrement vendûs, ces poudres, ces pilules, ces confections tant vantées, ou autres merveilleux spécifiques dont cette racine est la base, et que les charlatans de place, d'avides boutiquiers, et d'ignares médicastres débitent de toutes parts au peuple : à ce peuple malheureux et crédule que son ignorance et son aveuglement déplorable semblent condamner à être éternellement victime des imposteurs qui le trompent avec impudence, et souvent avec permission?

La racine de fougère femelle peut être administrée en poudre dans de l'eau, du miel ou du lait, de huit à douze grammes (deux à trois gros) : en décoction on en porte la dose jusqu'à trente-deux et soixante-quatre grammes (une et deux onces), et même au delà.

Dans les contrées granitiques, dans les pays montueux et peu fertiles où cette fougère croît en abondance, sa racine sert d'aliment aux cochons pendant l'hiver : ils en sont très-avides et savent très-bien la trouver en fouissant la terre qui la recouvre. Séchée et moulue, on en fait, avec de la farine de seigle, un pain grossier, mais précieux dans des temps de disette. Dans les campagnes elle sert souvent de litière aux bestiaux. On l'emploie comme combustible en plusieurs contrées. Ses cendres abondantes en carbonate de potasse sont employées dans les verreries pour favoriser la fusion du silex et du sable quartzeux. Dans plusieurs de nos provinces, l'Auvergne, les Cévennes, le Limousin, la Bretagne, etc., le charbon qu'on retire de cette plante sert à fertiliser les champs. Pour cela, on coupe les fougères pendant les chaleurs de l'été; quand elles sont sèches, on les transporte sur les terres labourées, où on les étend en couches plus ou moins épaisses, ensuite on y met le feu après le coucher du soleil; ce qui fait paraître souvent, dans les pays où cette pratique est en usage, de vastes contrées comme embrasées pendant la nuit.

EXPLICATION DE LA PLANCHE.

(La plante est de grandeur naturelle.)

1. Portion de feuille vue du côté de la fructification.
2. Tronçon dans la coupe duquel on voit le simulacre d'un aigle à deux têtes.
3. Foliole grandie.
4. Capsule.
5. La même telle qu'elle s'ouvre pour laisser échapper les séminules.

[illegible]

[illegible]

[illegible]

[illegible]

169.

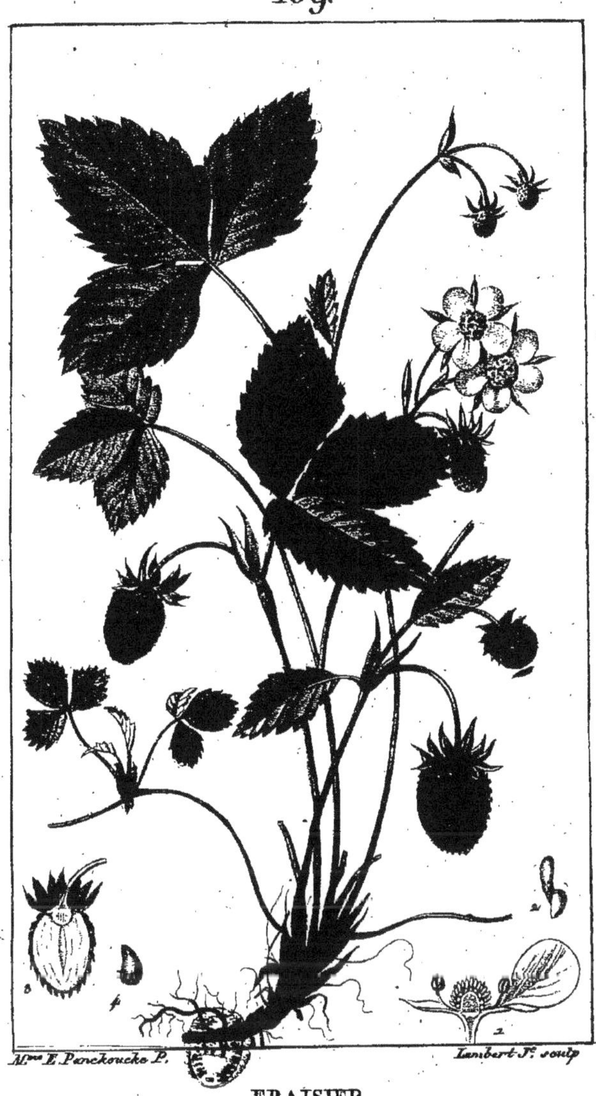

Mme E. Panckoucke P. Lambert Je sculp

FRAISIER.

a. l. l.

CLXIX.

FRAISIER.

Grec.	Φραγουλι, Myrepsus.
Latin.	FRAGARIA VULGARIS; Bauhin, Πιναξ, lib. VII, sect. 6. Tournefort, clas. 6, *rosacées*.
	FRAGARIA VESCA; *flagellis reptantibus*; Linné, clas. 12, *icosandrie polygynie*. Jussieu, clas. 14, ord. 10, *rosacées*.
Italien.	FRAGARIA.
Espagnol.	FRESA.
Français.	FRAISIER.
Anglais.	STRAWBERRY.
Allemand.	ERDBEERKRAUT.
Hollandais.	AARDBEZIEN-KRUID; AARDBEZIESTAM.
Suédois.	JORDGUBBAR; SMULTRON.
Polonais.	POZIEMKA.

Le fraisier est une plante humble et rampante qui végète parmi les mousses, sur les coteaux boisés, qu'on regarderait à peine sans le parfum délicieux de ses fruits, qu'elle produit dans toute leur perfection sans le secours de l'art, et qu'elle met à notre disposition, sans que la main qui veut les cueillir soit arrêtée par le droit exclusif de propriété. Il est étonnant que le fraisier ne soit cité ni par les botanistes des premiers siècles, ni par les anciens agriculteurs : Pline ne fait que le nommer; les poètes n'en parlent que comme d'un fruit champêtre : nous avons depuis amplement réparé cet oubli injurieux. Ses fruits font les honneurs des meilleures tables, et les délices des repas champêtres.

Malgré les nombreuses variétés obtenues par la culture, le fraisier des bois est presque la seule espèce de son genre, très-voisin des *potentilles;* il n'en diffère essentiellement que par le réceptacle de ses semences, qui s'agrandit après la floraison, et devient pulpeux, succulent, coloré et caduc. Son calice est ouvert, à dix découpures, cinq alternes plus petites; la corolle à cinq pétales; un grand nombre d'étamines insérées sur le calice; des styles nombreux.

Ses racines sont noirâtres et fibreuses; elles produisent des rejets ou coulans qui rampent sur terre et poussent de nouvelles racines.

De chaque nœud enraciné sortent des tiges grêles, velues, et des feuilles longuement pétiolées, composées de trois folioles ovales, presque soyeuses en dessous, profondément dentées.

Les fleurs sont blanches, pédonculées, terminales; les pétales arrondis; le fruit est une sorte de baie pulpeuse. (P.)

Le fraisier est inodore, sa racine est légèrement styptique dans l'état frais, et devient un peu amère par la dessiccation. Les feuilles ont un goût herbacé légèrement austère. Les fruits remarquables par leur forme globuleuse, leur belle couleur rouge, leur odeur fragrante[1] très-suave, et par une saveur aromatique, douce, acidulée, extrêmement agréable, flattent à la fois, selon l'expression de M. Chaumeton, la vue, le goût et l'odorat. Cette odeur suave des fraises est cependant nuisible à certaines personnes : mais il en est de ce phénomène particulier comme des éruptions variées, de diverses inflammations locales et de certaines fièvres passagères que ce fruit délicieux produit dans quelques cas rares; accidens insolites qu'il faut attribuer à l'idiosyncrasie de quelques sujets, et dont on ne doit point accuser un fruit éminemment salubre.

La chimie ne s'est point encore convenablement occupée de l'analyse du fraisier. Ses racines et ses feuilles contiennent cependant du tannin, dont la présence est indiquée par la couleur noire que le sulfate de fer détermine dans leur décoction. Quant aux fraises, le plus simple examen suffit pour y constater la présence d'un principe aromatique qui passe avec l'eau distillée, d'une grande quantité de sucre et de mucilage, et d'un peu d'acide.

Les racines et les feuilles de cette plante ont été préconisées comme apéritives, diurétiques, désobstruantes, etc. D'après l'idée vague qu'on attachait à ces expressions, on s'en est long-temps servi dans la jaunisse, contre les maladies des voies urinaires et pour combattre les obstructions. Au rapport de Spielmann, Nebel a fait usage des feuilles pilées dans le traitement des ulcères. Toutefois, la propriété astringente d'où dérivent toutes les vertus dont on a décoré le fraisier, est trop peu développée dans cette rosacée, pour

[1] C'est à ce suave parfum qu'est due la dénomination du fraisier, qui se nommait autrefois fragier, tandis que le fruit s'appelait frage : *fragranti fructus odore.*

qu'on puisse la préférer à une foule de plantes de la même famille, beaucoup plus énergiques, et beaucoup plus propres, par conséquent, à produire la médication tonique avec astriction.

Quoique d'un caractère entièrement opposé, les qualités des baies du fraisier sont bien plus prononcées et bien plus utiles. Leur pulpe mucilagineuse, acide et sucrée, dissoute dans l'eau, forme une boisson parfumée, adoucissante, relâchante, tempérante, laxative; elle nourrit légèrement, apaise la soif, et convient dans presque toutes les maladies aiguës et dans un grand nombre de maladies chroniques. Cette boisson est recommandable surtout dans les fièvres inflammatoires, bilieuses et putrides, dans les embarras gastriques, dans le premier temps des catarrhes, dans les phlegmasies des viscères, et dans les exanthèmes aigus. Elle jouit d'une réputation méritée dans les maladies de l'appareil urinaire : telles que la néphrite, la blennorrhagie. Elle n'est pas moins avantageuse dans les dartres, la phthisie pulmonaire et autres affections pathologiques accompagnées de chaleur, de soif, de sécheresse à la peau et de fréquence du pouls.

Comme substance alimentaire, les fraises constituent un des alimens médicamenteux les plus utiles. Prises en grande quantité et pendant long-temps, elles sont susceptibles de produire, dans certaines maladies graves et rebelles, les changemens les plus favorables et les plus inattendus. Elles ont souvent guéri des affections qui avaient résisté à tous les moyens illusoires de la pharmacie. Schulz a vu chez plusieurs sujets la fièvre hectique disparaître par leur usage. Van Swiéten atteste que la manie furieuse a souvent cédé à leur emploi alimentaire long-temps continué. Les observations de Gesner, confirmées par celles de Lobb, prouvent également que l'usage des fraises a été singulièrement utile à des calculeux. Plusieurs goutteux en ont fait long-temps avec succès leur principale nourriture, et l'illustre Linné parvint à se garantir des attaques douloureuses de l'arthritis par ce moyen. Hoffmann attribue même à l'ample usage des fraises la guérison de plusieurs phthisies pulmonaires qui, selon la remarque de M. Chaumeton, n'étaient probablement que des catarrhes bronchiques accompagnés de fièvre hectique. Que d'avantages ne retirerait-on pas de ces fruits dans le traitement du scorbut!

Toutefois en payant aux baies du fraisier le juste tribut d'éloges qu'elles méritent, doit-on leur accorder la faculté de dissoudre les concrétions tophacées qui se forment chez certains goutteux, autour des articulations? De ce que Lobb a vu des pierres extraites de la vessie se ramollir et diminuer de poids par une longue macération dans le suc de fraises, doit-on en conclure que ces fruits analeptiques et rafraîchissans sont doués de la vertu lithontriptique? Sans doute l'impression relâchante qu'elles exercent sur nos organes les rend propres à calmer la douleur que détermine la présence d'un calcul. En faisant cesser le spasme des uretères et du col de la vessie qui accompagne souvent la lithiasis, nul doute qu'elles ne puissent favoriser dans quelques cas l'expulsion des graviers d'acide urique qui se forment dans les reins; elles peuvent enfin, en augmentant la sécrétion de l'urine, prévenir la formation de ces calculs : mais ont-elles la propriété de les dissoudre? C'est ce à quoi on peut répondre négativement.

Soit qu'on mange les fraises telles qu'elles se présentent dans la nature, soit qu'on les associe au sucre, avec un peu d'eau, de crême ou de vin, elles forment un aliment aussi agréable que salubre. Toutefois, un tempérament éminemment lymphatique, une puissance digestive très-affaiblie, une température froide et humide, pourraient les rendre accidentellement peu salutaires, ou même en contre-indiquer l'emploi. La mollesse de leur pulpe ne permet pas de les conserver long-temps; elles passent rapidement à la fermentation vineuse, et ensuite à la fermentation acéteuse. Elles peuvent servir à la fabrication du vin et de l'alcool.

On emploie quelquefois les jeunes feuilles du fraisier en infusion théiforme. Les feuilles, ainsi que les racines, soit fraîches, soit sèches, entrent dans la composition d'un grand nombre de bouillons et d'apozèmes décorés du titre d'apéritifs. Les fraises elles-mêmes fournissent à la pharmacie une eau distillée aromatique qui a été souvent employée dans des gargarismes et autres médicamens liquides. On en prépare un sirop très-agréable, des glaces délicieuses et des sorbets d'excellent goût.

FRAISIER.

FRENZEL (Simon-Frédéric), *De suavissimo fragariæ fructu, fragá, Diss. inaug. resp. Carp. Schœn;* in-4°. *Wittembergæ*, 1662.

DUCHESNE (Antoine-Nicolas), Histoire naturelle des fraisiers, contenant les vues d'économie réunies à la botanique, et suivies de remarques particulières sur plusieurs points qui ont rapport à l'histoire naturelle; in-12. Paris, 1766.

Par une coutume aussi absurde qu'elle est commune, divers exemplaires de cette monographie sont intitulés *Traité des fraisiers.* Je crois inutile de répéter les éloges outrés qu'on a prodigués de toutes parts à cet ouvrage. Je désirerais que l'auteur se fût exprimé d'une manière plus concise, et en style plus correct.

LINNÉ (Charles), *De fragá vescá, Diss. inaug. resp. S. A. Hedin;* in-4°. *Upsaliæ*, 26 mai 1772.

On retrouve cette précieuse dissertation dans le huitième vol. des *Amœnitates academicæ* du législateur de l'histoire naturelle.

Les Allemands ont recueilli et traduit dans leur langue ce que l'illustre agronome Duhame Dumonceau a écrit sur le fraisier dans son *Traité des arbres fruitiers :* il en est résulté un opuscule très-estimé, de quarante-deux pages in-4°, orné de neuf planches en taille-douce, et imprimé à Nuremberg, en 1775.

EXPLICATION DE LA PLANCHE.

(La plante est de grandeur naturelle.)

1. Coupe verticale d'une fleur.
2. Pistil isolé.
3. Fruit coupé dans sa longueur.
4. Graine détachée, grossie.

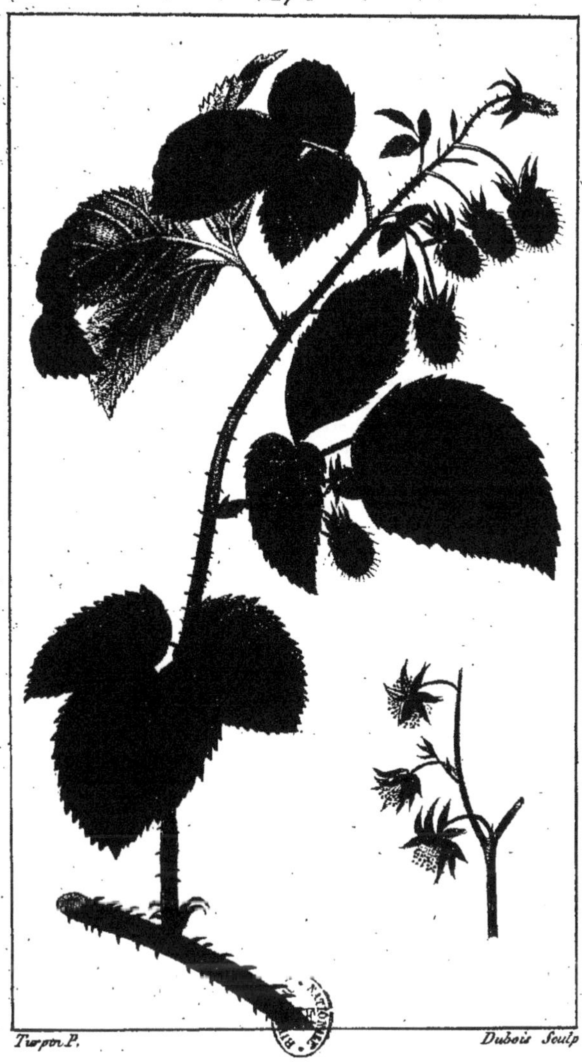

FRAMBOISIER.

a. l. l.

CLXX.

FRAMBOISIER.

Grec.	*βατος ιδαια*, Dioscorides.
Latin.	RUBUS IDÆUS SPINOSUS; Bauhin, Πιναξ, lib. XII, sect. 4. Tournefort, clas. 21, *arbres rosacés*. RUBUS IDÆUS; *foliis quinato-pinnatis ternatisque, caule aculeato, petiolis canaliculatis;* Linné, clas. 12, *icosandrie polygynie.* Jussieu, clas. 14, ord. 10, *rosacées.*
Italien.	ROVO IDEO.
Espagnol.	FRAMBUESO.
Français.	FRAMBOISIER.
Anglais.	RASPBERRY-BUSH; HINDBERRY-BUSH.
Allemand.	HIMBEERSTRAUCH.
Hollandais.	FRAMBOOS-BOOM; HINNEBEZIEN BOOM.
Suédois.	HALLON.
Polonais.	MALINA.

Ce que je viens de dire du fraisier pourrait s'appliquer en partie au framboisier. Cette plante nous offre également ses fruits parfumés sans le secours de la culture, et, lorsque l'homme s'en empare, il ne lui coûte d'autres soins que de placer dans ses possessions un arbrisseau qui croît naturellement parmi les rochers des hautes et basses Alpes, ainsi que dans les grandes forêts de l'Europe. Il était autrefois si commun sur le mont Ida, que Dioscorides l'a distingué des autres ronces sous le nom de *ronce du mont Ida* : βατος ιδαια.

Le framboisier est donc une espèce de ronce qui, comme toutes les autres, offre un calice ouvert, à cinq divisions; une corolle à cinq pétales; des étamines nombreuses placées sur le calice; un grand nombre de styles; le réceptacle des semences glabre, conique, recevant des semences enveloppées chacune par une pulpe molle, formant par leur réunion une baie composée.

Ses racines sont traçantes, médiocrement rameuses; il s'en élève plusieurs tiges droites, faibles, blanchâtres, armées de très-petits aiguillons.

Les feuilles inférieures sont composées de cinq folioles ovales, allongées, aiguës, blanchâtres en dessous, dentées à leurs bords; les feuilles supérieures sont ternées.

Les fleurs sont blanches, placées sur des pédoncules velus, un peu rameux, munis de petits aiguillons : les fruits blancs ou plus souvent rougeâtres, velus, d'une odeur très-suave, connus sous le nom de *framboises*.

Il est plusieurs autres espèces de *ronces* très-communes dans les bois, et en même temps très-incommodes; leurs fruits offrent le caractère des framboises, mais ils n'en ont point le parfum : ils portent le nom de *mûres*, surtout ceux du *rubus fruticosus*, Lin.

(P.)

Les feuilles du framboisier sont inodores et légèrement styptiques. Les fruits dont la couleur peut être blanche, grise ou rouge, exhalent une odeur suave très-fragrante, et offrent une saveur aromatique, acide, fort agréable. Cette saveur toutefois est moins douce, et plaît généralement beaucoup moins que celle des fraises, à cause de l'impression désagréable de sécheresse et d'aridité que détermine d'abord sur l'organe du goût le duvet cotonneux dont la framboise est recouverte. Du reste, ces baies contiennent, comme presque tous les fruits rouges, beaucoup d'acide et de mucilage, du sucre et un principe aromatique fragrant, dont l'eau, le vin, l'alcool et le vinaigre peuvent également s'emparer, soit par distillation, soit par infusion.

Les propriétés médicales des framboises se rapprochent beaucoup de celles des fraises, des cerises et des groseilles. Comme ces fruits rouges, elles sont nutritives, délayantes, adoucissantes, tempérantes et laxatives; de plus elles agissent sur le système nerveux par leur arome. Leur pulpe succulente et parfumée, dissoute dans l'eau, forme une boisson très-propre à éteindre la soif, à diminuer la chaleur fébrile, à favoriser la transpiration et le cours des urines dans les maladies aiguës, surtout dans le premier temps des affections pyrétiques, et dans tous les cas où il y a de l'irritation. Seulement il est quelquefois nécessaire d'y ajouter du sucre ou du miel pour diminuer leur trop grande acidité.

Les feuilles du framboisier sont légèrement astringentes, comme celles de toutes les ronces; et, d'après cette propriété, elles ont été employées jadis comme détersives. Toutefois leur action est si peu énergique, qu'elles sont tombées en désuétude. Il en est de même des fleurs de cet arbrisseau, auxquelles Macquart attribue des vertus analogues à celles du sureau.

On prépare en pharmacie une eau de framboises qui est quelquefois associée à divers médicamens liquides. On en compose un rob qui peut être avantageusement substitué à l'oxymel.

Les framboises se corrompent fort vite, observe M. Chaumeton, et sont prodigieusement sujettes aux vers, ainsi que le remarque Murray. « Il serait d'ailleurs imprudent de les manger comme les fraises en grande quantité; elles détermineraient des coliques et la diarrhée. Quoi qu'il en soit, on mêle souvent ces deux excellens fruits; on en fait des confitures, des gelées, des conserves, des compotes, des glaces; elles entrent dans la composition de plusieurs ratafias. Digérées dans le vin, elles lui communiquent un goût et un fumet délicieux; elles forment la base d'un très-bon sirop, et donnent à celui du vinaigre une qualité supérieure. On en obtient par la fermentation une liqueur alcoolique. » Les Russes les emploient à la fabrication du vin, et les Polonais, au rapport de Peyrilhe, en composent un excellent hydromel.

On sait que les jeunes pousses et les feuilles du framboisier sont avidement broutées par les chèvres.

CAMERARIUS (Rodolphe-Jacques), *De rubo idæo, Diss. inaug. Theoph. Henr. Survey*; in-4°. *Tubingæ*, 1721.

SCHUL (Jean Henri), *De rubo idæo officinali, Diss. inaug. resp. Meyer*; in-4°. *Halæ*, 1744.

EXPLICATION DE LA PLANCHE.

(La plante est réduite à la moitié de sa grandeur naturelle.)

1. Rameau de fleurs.

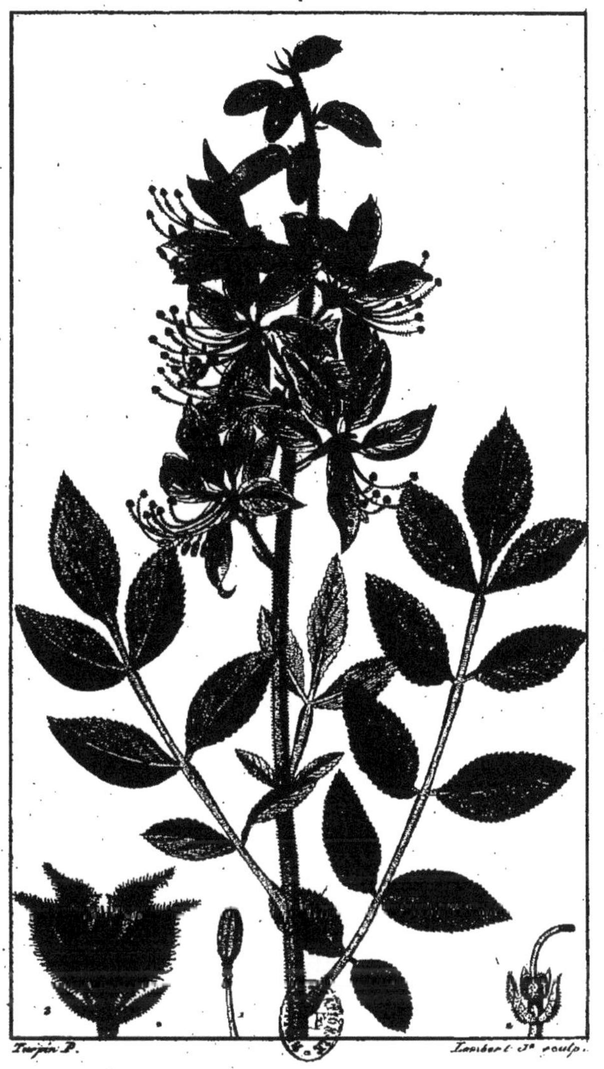

Turpin P. Lambert J. sculp.

FRAXINELLE.

a. l. l.

CLXXI.

FRAXINELLE.

Grec.	δικταμνος λευκη.
Latin.	DICTAMNUS ALBUS *vulgò*, *sive* FRAXINELLA; Bauhin, Πιναξ, lib. XI, sect. 4. FRAXINELLA; Tournefort, clas. 11, *anomales.* DICTAMNUS ALBUS; Linné, clas. 10, *décandrie monogynie.* Jussieu, clas. 13, ord. 21, *rutacées.*
Italien.	FRASSINELLA; DITTAMO BIANCO.
Espagnol.	FRESNILLO; DICTAMO BLANCO.
Français.	FRAXINELLE; DICTAME BLANC.
Anglais.	FRAXINELLA; BASTARD DITTANY; WHITE DITTANY.
Allemand.	WEISSER DIPTAM; ÆSCHERWURZ.
Hollandais.	WITTE DIPTAM; EFFENKRUID.

Le nom de *fraxinelle*, donné à cette plante à cause d'une sorte de ressemblance de ses feuilles avec celles du frêne, méritait d'être conservé, tandis que celui de *dictame*, rappelé par Linné, était plus généralement appliqué au *dictame de Crète*, que Linné a placé comme espèce parmi les origans. La fraxinelle n'appartient ni au même genre, ni à la même famille. Elle se distingue par un calice caduc, fort petit, à cinq découpures profondes; sa corolle est composée de cinq pétales inégaux, renfermant dix étamines; les filamens inclinés de côté, hérissés de tubercules glanduleux; l'ovaire supérieur médiocrement pédicellé; le style incliné; le stigmate simple. Son fruit est composé de cinq capsules soudées ensemble par leur bord intérieur, comprimées, terminées par une pointe dirigée en dehors, s'ouvrant avec élasticité par leur angle interne en deux valves : deux semences dans chaque capsule enveloppée par une arille cartilagineuse.

Ses racines sont blanches, épaisses, rameuses, aromatiques, d'une saveur amère : ses tiges hautes de deux ou trois pieds, simples, rougeâtres, velues, glanduleuses.

Ses feuilles sont alternes, pétiolées, ailées avec une impaire; les folioles sessiles, ovales, luisantes, denticulées, parsemées de points transparens.

Ses fleurs sont alternes, pédonculées, disposées en une belle grappe terminale : la corolle grande, blanche ou purpurine, s'ouvrant irrégulièrement; le calice et les pédoncules visqueux, d'un rouge noirâtre.

Cette belle plante croît dans les forêts des contrées méridionales de l'Europe, en France, en Italie, etc. Il s'en exhale, dans les temps chauds, une vapeur inflammable qui prend feu lorsqu'on en approche une bougie allumée. (P.)

« La fraxinelle répand une odeur forte et pénétrante, analogue à celle du citron, sans être aussi agréable. Cet arome est dû à l'huile volatile contenue dans les innombrables glandes ou vésicules dont toutes les parties de la plante sont chargées. Il résulte de cette singulière disposition un phénomène extrêmement curieux. La fraxinelle siège en quelque sorte au milieu d'un fluide éthéré qui, surtout à l'aurore et vers le crépuscule d'une belle journée d'été, s'enflamme à l'approche d'une bougie, et offre le spectacle d'une atmosphère ou d'une auréole lumineuse qui n'endommage point la plante. »

Sa racine, introduite dans l'usage médical par les modernes, est constamment désignée, suivant la remarque du professeur Pinel, sous le nom de racine du dictame, tandis que les feuilles du dictame, en matière médicale, indiquent toujours les feuilles du dictame de Crète. Cette racine exhale, dans l'état frais, une odeur forte, analogue à celle du bouc, et offre une saveur aromatique amère. Sa partie ligneuse est insipide et inerte; on la sépare de la partie corticale qui, seule, est conservée pour les usages pharmaceutiques. Telle qu'on la rencontre dans les officines, l'écorce de la racine de fraxinelle sèche est roulée sur elle-même, comme la cannelle, en morceaux de la longueur d'un pouce, de couleur blanchâtre, d'une odeur aromatique faible, et d'une saveur un peu amère.

Ces qualités physiques placent naturellement la racine de dictame blanc ou de fraxinelle parmi les toniques diffusibles. C'est en vertu de l'excitation vive et passagère qu'elle imprime à l'économie animale, qu'on l'a décorée des titres de stomachique, cordiale, anthelminthique, emménagogue, etc. On lui attribue des succès contre la chlorose et la leucorrhée, dans les convulsions des enfans, et même dans le traitement des fièvres pestilentielles. Les observations de Stoerck semblent attester qu'elle a été employée avec succès chez plusieurs malades pour expulser les vers lombrics, et qu'elle a rétabli l'écoulement menstruel chez une femme leucorrhéique. La teinture spiritueuse de cette racine paraît avoir été administrée avec non moins d'avantage par le même auteur à deux épileptiques, et dans un cas de mélancolie; mais ces faits, trop peu nombreux, ont besoin d'être confirmés par de nouveaux essais et par de nouvelles observations cliniques.

La racine du dictame blanc a été administrée en substance de quatre à seize grammes (un à quatre gros). Sa teinture alcoolique se donne depuis vingt jusqu'à cinquante gouttes dans un véhicule approprié. On en préparait jadis une poudre composée qui a joui d'une certaine réputation contre l'épilepsie, mais dont la pharmacopée de Wittemberg a fait justice. Elle est la base de l'essence ou teinture de dictame et du vin martial de la pharmacopée d'Édimbourg.

L'eau distillée de fraxinelle, qu'on prépare avec les fleurs de cette plante aromatique, fournit aux Italiennes un cosmétique parfumé, que M. Chaumeton regarde comme très-innocent.

BERTUCH (Henri-chrétien), *De fraxinellâ, Diss. inaug. præs. Andr. El. Buechner;* in-4°. *Erfordiæ*, 1742.

EXPLICATION DE LA PLANCHE.

(La plante est de grandeur naturelle.)

1. Étamine grossie afin de faire voir les glandes qui garnissent la partie supérieure du filet.
2. Calice et pistil de grandeur naturelle.
3. Fruit de grandeur naturelle.

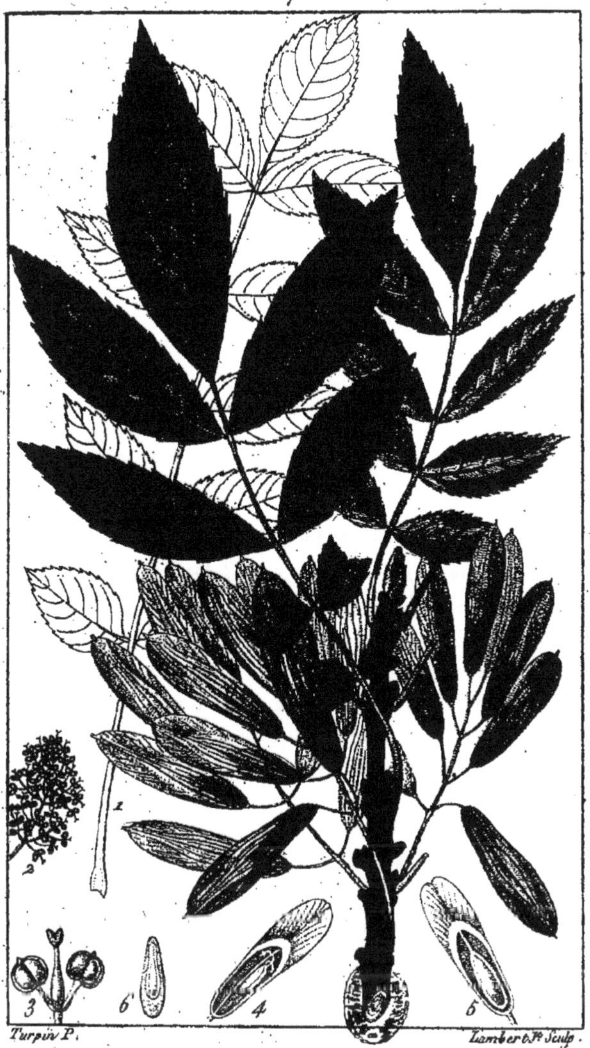

FRÊNE *Commun.*

à l.l.

CLXXII.

FRÊNE.

Grec. . . . . μελια, Homère.

Latin. . . . . FRAXINUS EXCELSIOR; Baubin, Πιναξ, lib. XI, sect. 4. Tournefort, clas. 18, *arbres apétales*.
FRAXINUS EXCELSIOR; *foliolis serratis*, *floribus apetalis*; Linné, clas. 23, *polygamie diœcie*. Jussieu, clas. 8, ord. 4, *jasminées*.

Italien. . . . . FRASSINO.

Espagnol. . . . . FRESNO.

Français. . . . . FRÊNE.

Anglais. . . . . ASH; ASH-TREE.

Allemand. . . . . ESCHE; ESCHENBAUM.

Hollandais. . . . . . . ESSENBOOM.

Polonais. . . . . IESION.

Ornement de nos forêts, le frêne y rivalise avec les arbres les plus élevés : il croît avec rapidité depuis le fond des vallées jusqu'au sommet des montagnes, dans les terrains légers, traversés par des eaux courantes : mais, voisin dangereux, son ombre est mortelle pour tous les végétaux qui en reçoivent l'influence ; s'il est surmonté dans sa jeunesse par d'autres arbres, il ne tarde pas à les dominer, et dès lors tout périt ou languit autour de lui, effet que l'on attribue aux émanations délétères de son feuillage ; d'un autre côté, lui-même devient la proie des cantharides, qui, quelquefois, l'attaquent en si grand nombre, qu'elles laissent à peine à ses feuilles le temps de se développer.

Variable dans les différentes parties de ses fleurs, le caractère essentiel de ce genre est particulièrement établi sur son fruit qui est une capsule allongée, comprimée, indéhiscente, terminée par une aile membraneuse, ne renfermant très-souvent qu'une seule semence.

Ses fleurs sont polygames, dioïques ou hermaphrodites ; le calice nul ou très-petit ; point de corolle ou quatre pétales ; deux à cinq étamines, un style, un ou deux stigmates.

L'espèce de frêne dont il est ici question s'élève fort haut. Son tronc est droit, élancé, très-uni, soutenant une cime d'une belle forme.

Ses feuilles sont ailées avec impaire, composées de onze à treize folioles glabres, ovales, aiguës, dentées; les bourgeons courts, ovales, constamment noirâtres.

Les fleurs sont polygames, les unes mâles, stériles; d'autres hermaphrodites, un peu paniculées : elles sont dépourvues de calice et de corolle : l'ovaire est pyramidal dans les fleurs hermaphrodites, accompagné à sa base de deux petites étamines.

M. Dureau pense que cet arbre est celui qui porte, dans Théophraste, le nom de βουμελια; qu'il a ensuite reçu le nom d'*ornus* des Latins; que ce n'est pas le *fraxinus ornus* de Linné; qu'un autre frêne, mentionné dans Homère, Aristophane, Théophraste et Dioscorides, sous le nom de μελια, est le véritable *fraxinus* des Latins.

Ce frêne offre plusieurs variétés remarquables, que quelques auteurs ont converties en espèces, telles que *le frêne à une feuille*, variété occasionée probablement par l'avortement des deux folioles inférieures, ou par leur réunion en une seule; le *frêne à bois graveleux;* celui *à bois jaspé;* le *frêne à rameaux pendans*, d'un aspect très-pittoresque, etc.

Le frêne à manne est, d'après M. de Lamarck, celui qu'il a nommé *fraxinus rotundifolia* (Encycl. n°. 3), distingué par ses folioles pedicellées, ovales-arrondies, finement et régulièrement denticulées, inégales à leur base; la terminale plus obtuse au sommet. M. Desfontaines assure (*Hist. des arbr.*, vol. 1, page 107) que le frêne à fleurs (*fraxinus ornus*), Lin., et quelques autres espèces, fournissent également de la manne, surtout dans les pays chauds. (P.)

L'écorce de frêne, grisâtre à l'extérieur, d'un blanc jaunâtre intérieurement, est inodore, et présente une saveur amère et austère. Au rapport de Murray, son infusion soit aqueuse, soit alcoolique, placée au devant de la lumière du soleil ou d'une bougie, paraît d'un jaune pâle, tandis que, au devant d'un corps opaque, elle est d'un bleu d'azur. L'eau s'empare, au moyen de l'ébullition, de toute l'amertume de cette écorce, dont la décoction noircit par le sulfate de fer. Enfin on en retire un extrait aqueux et un extrait résineux amer et styptique comme l'écorce elle-même. Les feuilles fraîches sont amères et légèrement acerbes. Les semences joignent à cette même amertume une odeur particulière. Le suc épais qui découle du tronc et des branches de cet arbre, et qui se concrète quelquefois spontanément à la surface de ses feuilles et de son écorce, constitue la *manne*. Quoique très-doux, ce suc ne contient que très-peu de sucre. Il paraît formé de trois principes ; 1° l'un susceptible de se cristalliser, auquel le professeur Thénard a imposé le nom de *mannite*, et dans lequel réside la saveur sucrée; 2° l'autre incristallisable et muqueux; 3° un principe dont la nature chimique n'a pas encore été convenablement étudiée, et auquel la manne paraît devoir son odeur et sa saveur nauséabondes.

L'écorce de frêne, analogue au quinquina par ses qualités physiques, s'en rapproche encore par ses propriétés médicales. Avant la découverte du Nouveau Monde, elle était regardée comme un puissant fébrifuge. D'après les témoignages de plusieurs praticiens cités par Elwig, elle aurait été employée contre les fièvres intermittentes avec le même succès que l'écorce du Pérou; et le professeur poméranien ne balance pas à la regarder lui-même, sinon comme supérieure, au moins comme égale en vertus à cette dernière. Les essais plus récens de MM. Coste et Willemet ne sont point contraires à cette opinion, puisque sur douze malades atteints de fièvres intermittentes, auxquels ces médecins ont administré l'écorce de frêne, huit ont été guéris immédiatement. Cette substance se donne pendant l'apyrexie, de la même manière et avec les mêmes précautions que le quinquina, par doses fractionnées d'un gros, à des époques plus ou moins rapprochées, selon le type de la fièvre, et de manière que le malade en prenne une once ou une once et demie dans l'intervalle de deux accès. Plusieurs observateurs distingués n'ont point, sur les effets de l'écorce de frêne, une opinion aussi favorable. L'illustre Torti l'a employée sans succès, et M. Chaumeton n'a pas été plus heureux. Mais le quinquina lui-même guérit-il toutes les fièvres intermittentes? Ne voit-on pas chaque jour ce prétendu fébrifuge par excellence échouer contre des fièvres d'accès qui cèdent ensuite avec facilité à d'autres moyens? Cette écorce indigène a été préconisée en outre dans les hémorragies, les diarrhées et les dysenteries chroniques; et certes si la médication tonique avec astriction pouvait être utile dans ces maladies, nul doute que cette substance n'y fût employée avec avantage : mais la vive lumière que M. Broussais a répandue sur la nature de ces redoutables phlegmasies, n'a-t-elle pas suffisamment appris à se méfier, dans leur traitement, de toute médication excitante? Glauber et Bauhin ont également préconisé les bons effets de l'écorce de frêne, dans le lithiasis et dans la néphrite; comme si les toniques et les astringens ne devaient pas en général être exclus du traitement de ces affections. On peut croire, avec quelques auteurs, qu'elle a été employée quelquefois avec succès dans la goutte atonique, le scorbut, et contre les vers. On s'en est servi dans le traitement des obstructions et de la maladie vénérienne; quelques auteurs lui attribuent même, sous ce rapport, une puissance égale à celle du gayac : mais il est permis de douter de ces assertions, aussi bien que des succès que le docteur Gilibert pense en avoir obtenus contre le scrophule.

D'après les expériences de Tablet, les feuilles vertes du frêne seraient un purgatif aussi puissant et aussi certain que celles de séné. Seulement il en faut une dose à peu près triple de celle de ce dernier purgatif. MM. Coste et Willemet assurent qu'elles augmentent la sécrétion de l'urine. Ces feuilles ainsi que leur suc ont surtout joui d'une grande réputation contre la morsure des serpens venimeux. Dioscorides en parle comme d'un antidote puissant; et si l'on en croit Pline, cette vertu des feuilles du frêne serait si merveilleuse, que leur ombre seule suffit pour mettre les serpens en fuite. Cependant quelle confiance méritent de semblables assertions? et que deviennent toutes les histoires rapportées par Amatus, Beauregard, Montin et Alston, en faveur des effets miraculeux de ces feuilles contre les accidens produits par la piqûre de différens reptiles venimeux, lorsque les observateurs les plus modernes, et surtout les expériences récentes du docteur Mangili ont prouvé jusqu'à l'évidence que le danger des morsures des serpens venimeux d'Europe, et de la vipère en particulier, est toujours relatif au volume respectif du serpent et de l'animal blessé? De sorte que dans l'espèce humaine, si ce n'est peut-être chez de très-petits enfans ou des individus très-faibles, les malades guérissent spontanément, et sans aucun remède, de tous les accidens qui suivent ces sortes de piqûres.

Les semences du frêne n'ont pas été moins préconisées que les feuilles. Mais doit-on, avec certains auteurs, leur accorder des propriétés diurétique, hydragogue et apéritive? Peut-on, avec plus de raison, les regarder comme lithontriptiques et aphrodisiaques, et leur attribuer la vertu de rendre les femmes fécondes, dont elles ont été libéralement décorées dans des temps de ténèbres et de barbarie?

Le suc de ce végétal, concrété en grains, en fragmens ou en grumeaux plus ou moins considérables, est connu sous le nom de manne. Toutefois cette substance est fournie, en Calabre, en Sicile et en Toscane, par plusieurs arbres du même genre, tels que le *fraxinus ornus*, L., le *f. rotundifolia*, Lam., et le *f. parvifolia*, Lam. La manne de Briançon est retirée du mélèze, *pinus larix*, Lin. Dans certaines contrées, l'alhagi, le prunier, le chêne, le saule en fournissent également. Nulle doute que la manne des Israélites ne fût une substance semblable, exhalée et concrétée à la surface des feuilles de certains végétaux où l'on pouvait la recueillir le matin en plus ou moins grande quantité, avant que la chaleur du soleil ne l'eût liquéfiée et évaporée.

Les Italiens distinguent la manne, en *manna di fronde*, *manna di corpo* et *manna forzata*, selon qu'elle est recueillie sur les feuilles du frêne à la surface desquelles elle est quelquefois spontanément exhalée; selon qu'elle coule le long des baguettes que l'on introduit par une extrémité dans l'écorce; ou bien selon qu'elle coule le long du tronc jusqu'au pied de l'arbre, par des incisions profondes que l'on pratique chaque année pendant l'été à l'écorce du frêne, avec un instrument approprié. Les trois variétés que la manne présente dans le commerce se rapportent assez bien à celles admises par les Calabrois et les Siciliens. 1°. La manne en grains ou en larmes se présente en grains arrondis ou oblongs, d'une couleur blanche, d'une saveur sucrée. 2°. La manne cannelée ou en canons, ou manne en sorte, est en morceaux concaves d'un côté, de deux centimètres de largeur environ, sur quatre à six centimètres de long; elle est composée de couches lamelleuses, d'un blanc jaunâtre et d'un blanc sale. 3°. La manne grasse est en grumeaux irréguliers et cohérens, et souvent mêlée avec du gravier ou autres corps étrangers.

Il est difficile de déterminer si cette substance a été connue des anciens, et si l'on doit regarder comme telle le *μελι κεδρινον*, miel de cèdre, dont il est parlé dans Hippocrate, et la substance désignée par Galien sous les titres Δροσομελι et Διρομελι, miel de rosée, miel aérien. Toutefois la manne a été introduite dans la matière médicale par les Arabes, et depuis on n'a cessé d'en faire usage comme purgatif. Elle agit sur le canal intestinal avec une énergie modérée, et détermine d'abondantes évacuations alvines sans produire aucune excitation générale. Placée au rang des minoratifs les plus doux, la manne est employée avec avantage pour déterminer la médication purgative chez les sujets secs, ardens, irritables, et dans les tempéramens nerveux. On s'en sert avec succès dans la plupart des fièvres primitives, dans les phlegmasies aiguës, et dans tous les cas où la nécessité de purger coïncide avec le danger d'augmenter l'irritation. Cependant comme il faut une assez grande quantité de cette substance pour produire un effet marqué, elle fatigue souvent l'appareil digestif par sa masse. Elle y séjourne quelquefois fort long-temps, produit du malaise, des nausées, le vomissement, des coliques, le météorisme; quelquefois même des convulsions et la mort chez les jeunes enfans. Sous ce rapport, elle ne convient point aux tempéramens lymphatiques, aux personnes très-faibles, aux hypocondriaques, aux femmes chlorotiques, aux sujets vermineux ou cachectiques. Selon la remarque du judicieux Peyrilhe, l'usage où sont quelques mères de famille, de donner à leurs nourrissons de la manne dissoute dans le lait, est essentiellement mauvais, presque toujours nuisible et souvent funeste.

La dose de cette substance purgative est depuis seize jusqu'à quatre-vingt-seize grammes (demi-once à trois onces) dissoute dans l'eau. Elle est la base de la fameuse marmelade de Tronchin. On en prépare des pastilles, un électuaire, un looch, un sirop et autres médicamens encore en honneur parmi cette classe d'hommes routiniers qui font consister l'art de guérir dans l'art de purger, et qu'un célèbre critique a plaisamment qualifiés du titre de *medici stercorarii.*

La manne constitue un des plus précieux ingrédiens, et un élément nécessaire de ces potions dégoûtantes, et prolixement composées, dont les bonnes femmes, les médicastres, les guérisseurs officieux, etc., ne cessent d'abreuver les malades sans nécessité, et que, par une complaisance intéressée et servile, autant que coupable, certains docteurs prescrivent souvent contre toutes les règles de la thérapeutique à des personnages dignes de figurer à côté du malade imaginaire de Molière.

FRÊNE.

Le frêne n'est pas moins utile aux arts mécaniques et à l'économie rurale et domestique, qu'à la médecine. La dureté, la solidité et le beau poli de son bois, le font rechercher par les charrons, les menuisiers et les ébénistes. Les tonneliers, les armuriers et les tourneurs en font des cercles, des armes et différens ouvrages d'art. On en fabrique aussi de très-jolis meubles de toute espèce. Les feuilles que l'on accuse de détériorer le lait des animaux qui s'en nourrissent, sont broutées avec avidité par les chevaux, les bœufs, les chèvres et les moutons. Elles sont la nourriture favorite des cantharides qui préfèrent ainsi le frêne à tout autre végétal. Au rapport de Peyrilhe, les fruits avant leur maturité sont confits, à la manière des cornichons, avec le vinaigre et le sel, et employés comme assaisonnement par le peuple anglais.

SCHROER (Jean-Christophe), *Curiæse Beschreibung des Eschnebaums, oder fraxini, dessen Eigenschaft, und Nutzen, under medicin, under chirurgie;* c'est-à-dire, Description curieuse du frêne, avec l'énumération de ses propriétés médicinales et chirurgicales; in-8°. Francfort sur l'Oder, 1700.

HELWIG (Christophe), *De quinquinâ Europeorum*, *Diss. inaug.* in-4°. *Gryphyswaldiæ*, 1712.

SCHREGER (Bernard-Noël-Gottlob), *De corticis fraxini excelsioris naturâ et viribus medicis, Diss. inaug.* in-4°. *Lipsiæ*, 22 jul. 1791.

EXPLICATION DE LA PLANCHE.

(L'individu ou fruit représenté sur cette planche est réduit aux deux tiers de sa grandeur naturelle.)

1. Feuille complète, au trait.
2. Rameau de fleur.
3. Fleur grossie.
4. Capsule prise avant sa maturité, coupée dans sa longueur, pour faire voir qu'à cette époque elle est divisée en deux loges dont chacune contient un ovule pendant.
5. Capsule mûre, coupée comme la précédente, dans laquelle on ne voit plus qu'une graine et une seule loge, par avortement.
6. Coupe verticale d'une graine qui fait connaître que l'embryon est contenu dans un périsperme.

www.ingramcontent.com/pod-product-compliance
Ingram Content Group UK Ltd.
Pitfield, Milton Keynes, MK11 3LW, UK
UKHW021925210726
13857UKWH00008B/401

9 782012 868908